# 图解 对症刮痧拔罐百病消

李爱勇 编著

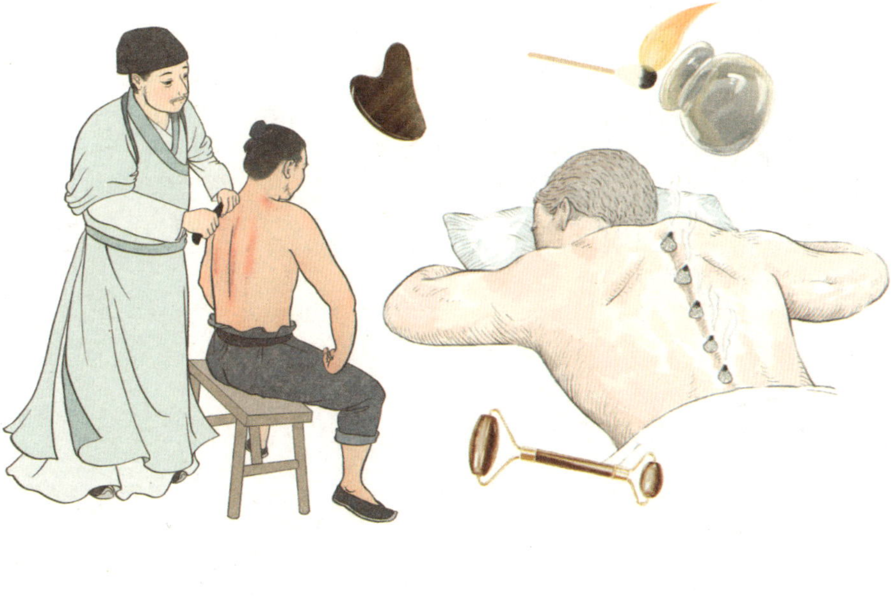

電子工業出版社
Publishing House of Electronics Industry
北京 · BEIJING

**图书在版编目（CIP）数据**
图解对症刮痧拔罐百病消 / 李爱勇编著. -- 北京 : 电子工业出版社, 2025. 5. -- ISBN 978-7-121-50062-6
Ⅰ. R244-64
中国国家版本馆 CIP 数据核字第 2025UG3354 号

责任编辑：王小聪
印　　刷：唐山富达印务有限公司
装　　订：唐山富达印务有限公司
出版发行：电子工业出版社
　　　　　北京市海淀区万寿路 173 信箱　　邮编：100036
开　　本：720×1000　1/16　印张：10　字数：189 千字
版　　次：2025 年 5 月第 1 版
印　　次：2025 年 5 月第 1 次印刷
定　　价：49.80 元

凡所购买电子工业出版社图书有缺损问题，请向购买书店调换。若书店售缺，请与本社发行部联系，联系及邮购电话：（010）88254888，88258888。
质量投诉请发邮件至 zlts@phei.com.cn，盗版侵权举报请发邮件至 dbqq@phei.com.cn。
本书咨询联系方式：（010）68161512，meidipub@phei.com.cn。

# 目录 Contents

## 第一章 刮痧，扫除病痛保健康



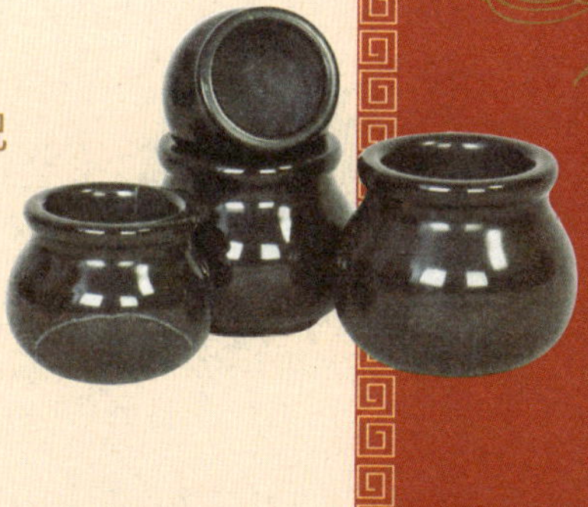

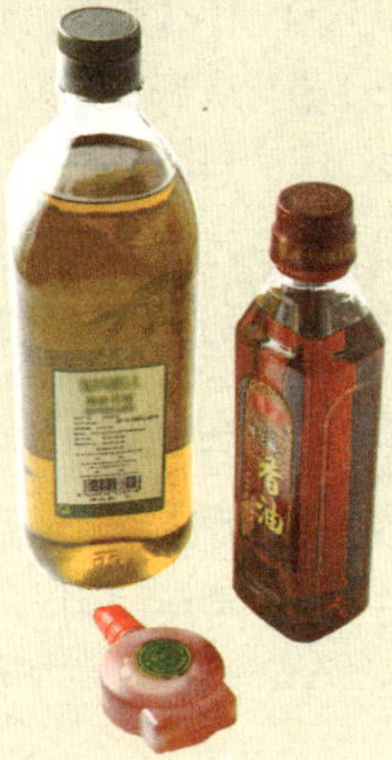

## 第二章 拔罐，为健康疏通道路

## 第三章 经穴是刮痧、拔罐作用于人体的基础



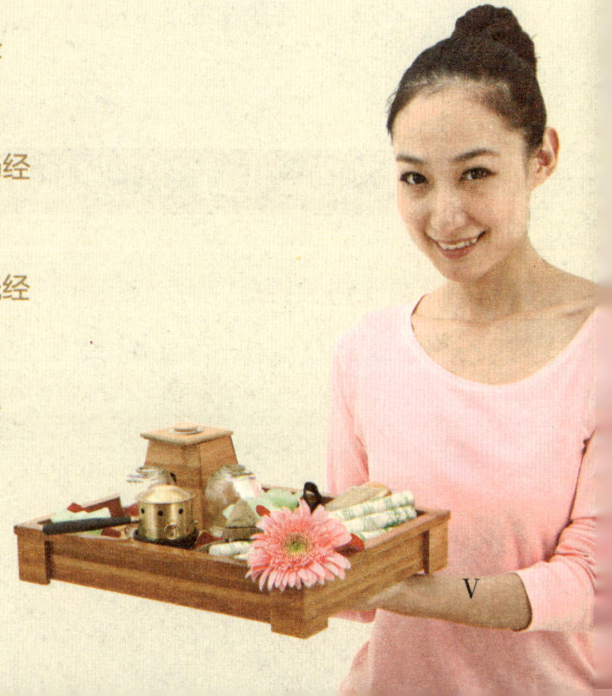

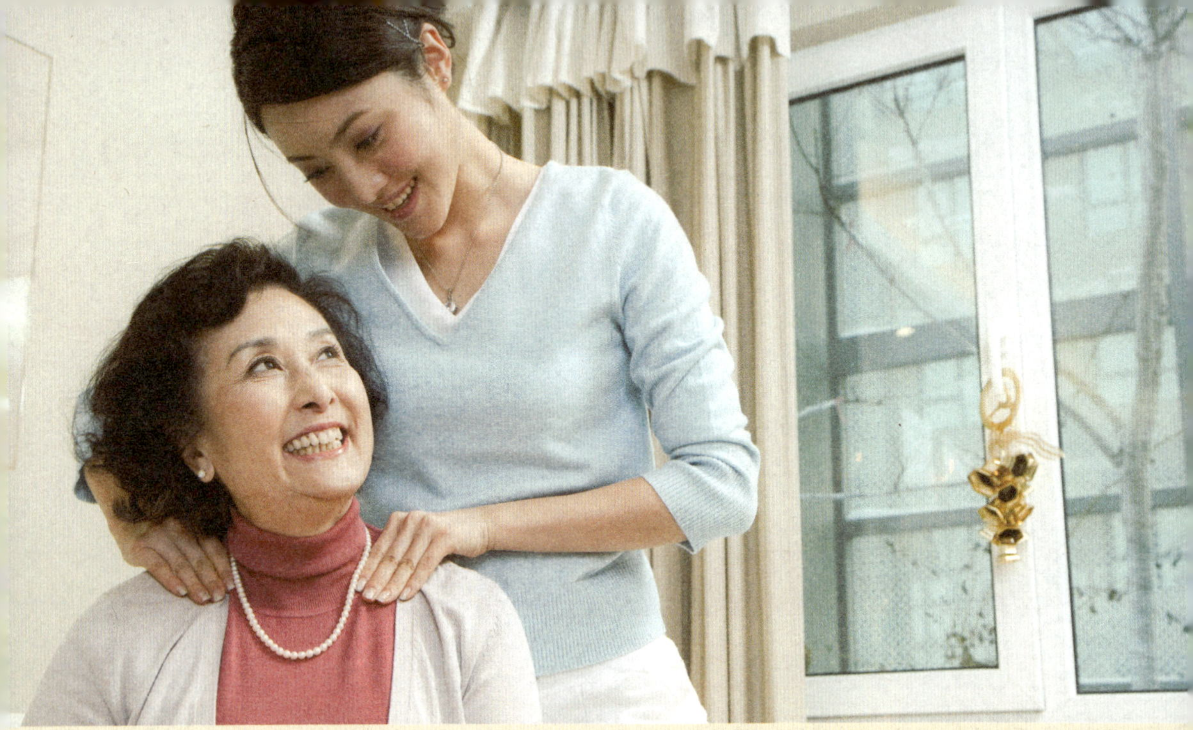



## 第四章 刮痧+拔罐，让您从头到脚都健康

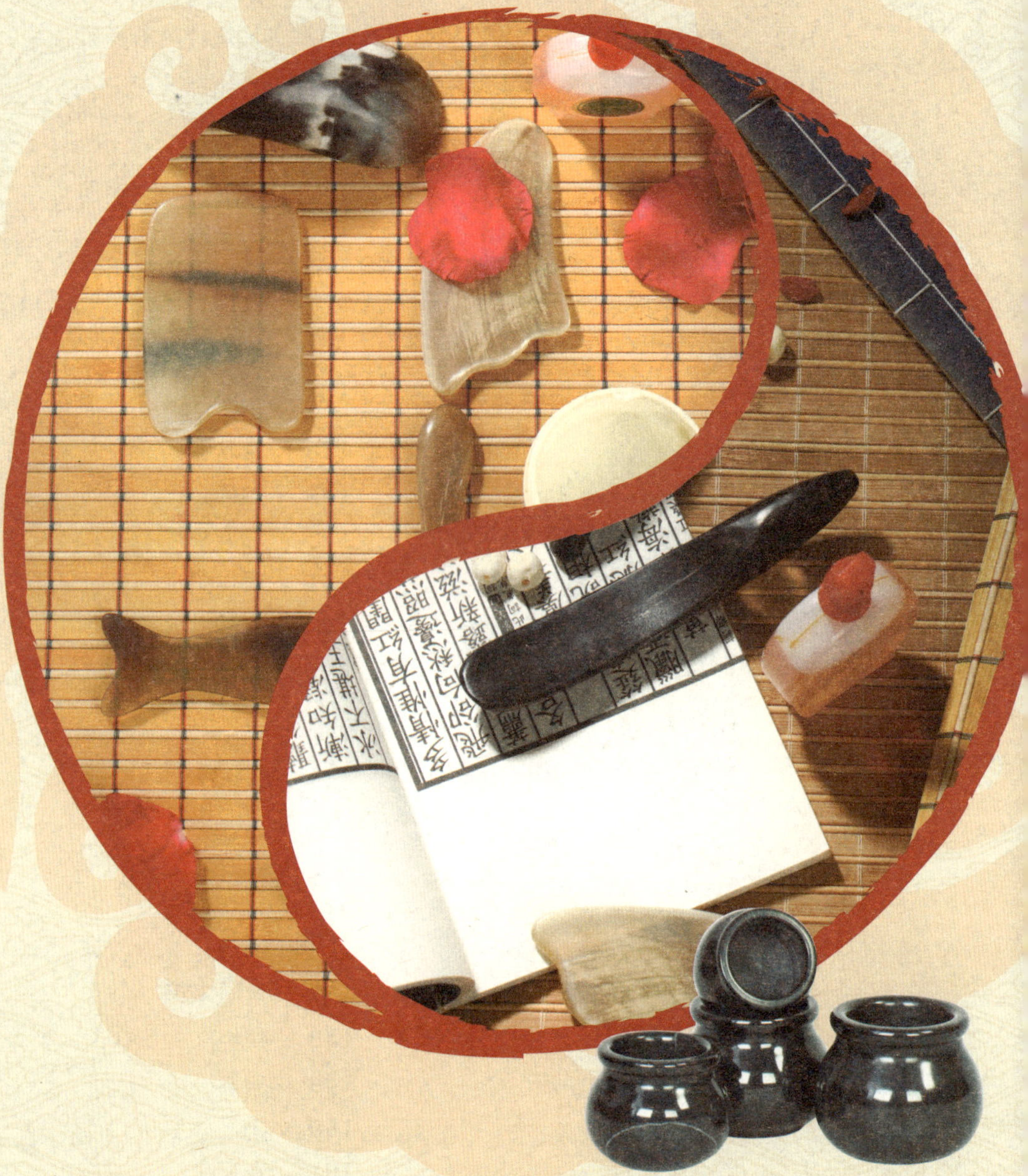

# 第一章 刮痧，扫除病痛保健康

『阳痧腹痛，莫妙以瓷调羹蘸香油刮背，盖五脏之系，咸在于脊，刮之则邪气随降，病自松解』，刮痧的作用可见一斑。本章详细介绍了刮痧的渊源、常用工具和介质、操作方法和步骤、常用体位和部位、禁忌事项，以让读者掌握刮痧常识，正确运用刮痧进行养生保健、防病祛病。

# 走进刮痧的神秘世界

## 什么是痧

痧又称痧气，民间通称发痧，当人体内水分不足或人体受热以后，热邪积存在人体内部，这种热邪无法有效排除，导致有毒物质淤积于体表或经脉内，使得人体长期受风、寒、暑、湿、燥、火等痧病的影响。痧在夏秋季比较常见。

痧有广义、狭义之分。广义的痧指的是身体上所有的由疾病与不适形成的一种瘀结，存在于人体中，会导致人体形成一种不平衡的状态。狭义的痧主要是由风、湿、火三气相抟（即相互作用）而成的。一般来说，我们仅仅将夏季中暑的暑痧视为痧症。

## 认识刮痧

刮痧疗法是一种中医治疗方法，是指在中医经脉学说的指导下，循着人体的经脉和穴位，应用光滑的硬物器具（如瓷勺、铜钱、玉器等）、金属针具等，沾上食用油、白酒、凡士林、清水等，在人体的皮肤、经脉、穴位和病变部位反复地刮、挤、揪、捏、刺等，使皮肤表面出现瘀点或者瘀斑，通过皮肤将阻滞在人体内的病理产物排泄出来，同时使病变的细胞、组织及器官得到氧气的补充而活化，从而实现内病外治的效果。

## 刮痧的起源与发展

相传在远古时期，人类发现火以后，在用火取暖时发现火烤会使身体的某些部位很舒服。此外，远古时期的人类居住在山洞中，很容易患上风湿等病，而用烤热的石头按压、刺激身体时，可以治疗风湿、肿毒。这就是“刮痧”治病的雏形。

后来随着针灸、经脉理论的发展，民间开始使用边缘钝滑的铜钱、瓷勺、玉器等硬质器具，在皮肤表面相关部位反复刮动，直到皮下出现红色或紫色的瘀点或者瘀斑。在不断的实践中，这种方法演绎成一种自然疗法——刮痧。

较早记载刮痧的文字出自元代医学家危亦林所编撰的《世医得效方》：“艾汤试沙症。江南旧无，今所在有之。原其证古方不载，所感如伤寒，头痛呕恶，浑身壮热，手足指末微厥，或腹痛烦乱，须臾能杀人。”又说：“心腹绞痛，冷汗出，胀闷欲绝，俗谓搅肠沙，今考之，此证乃名干霍乱，此亦由山岚瘴气，或因饥饱失时、阴阳暴乱而致。”明代，刮痧治病的记录更加详细和完善，多沿用了危氏的说法，但是将“沙”字变成了“痧”。

到了20世纪70年代，中医学得到了长足的发展，刮痧疗法逐渐与现代医学结合。近年来，刮痧疗法越来越受到人们的青睐，并逐步发展成为一门独特的临床保健治疗学科。

## 什么是出痧和退痧

### 出痧

痧是渗漏到毛细血管外的含有毒素的血液。毛细血管作为最细小的管腔，血管管壁本身具有通透性，是营养物质和代谢产物进出的通道。当人体健康、血液循环正常时，毛细血管没有出现血液瘀滞，刮痧后只会促进血液循环，加速新陈代谢的作用，不会出痧。在人体生病、血液循环减慢、出现血液瘀滞时，毛细血管里瘀滞的代谢废物会逐渐增多，营养物质则会逐渐减少。刮痧时，刮痧板的按压力会将瘀滞的血液从毛细血管壁间隙挤压到毛细血管壁以外，形成痧。毛细血管内瘀滞的血液会瞬间得到缓解，血液循环也恢复正常。

由此可见，出痧是使皮肤表面出现痧痕（如瘀点和瘀斑），将含有毒素的血液从血管中分离出来的现象。

### 退痧

刮痧所出的痧痕逐渐变浅变淡，直至完全消散，这个过程就是退痧。人体血液、淋巴液和组织间液中有多种防御因子，对体内异物（即非正常组织、外来组织）有识别能力和排除能力。痧会很快被人体的防御因子识别出来，并被其吞噬和分解，分解物会随汗液、呼吸、尿液等排出体外。

## 刮痧的七大好处

### 平衡阴阳

“阴平阳秘，精神乃治。”中医理论认为人体疾病的产生根本上在于阴阳失调，刮痧可以明显改善和调整脏腑功能，具有使脏腑阴阳达到平衡的作用。例如，对于肠蠕动功能亢进者，在腹部和背部等处刮痧可使亢进的功能受到抑制而恢复正常。

### 行气活血

现代医学认为，刮痧可使局部皮肤充血，毛细血管扩张，血液流通顺畅。此外，刮痧可通过刺激神经、内分泌系统调节血管的舒缩功能和血管壁的通透性，增强局部血液供应而改善全身血液循环。

## 加强身体局部的新陈代谢

出痧是一种外在因素导致血管扩张，甚至毛细血管破裂，血流外溢，使皮肤局部形成瘀点、瘀斑的现象。瘀点和瘀斑能自行消散，起到溶血的作用，形成一种新的刺激，从而加强身体局部的新陈代谢。

## 疏通经脉

人体的肌肉组织、筋膜等在受伤后会发出疼痛信号，通过神经的反射作用，出现肌肉的收缩、紧张和痉挛，其目的是限制肢体活动，从而减轻疼痛，这是人体的一种自我保护反应。刮痧通过反复的刮拭对局部肌肉产生刺激作用，使局部经脉的血液循环加快，温度升高，从而使紧张、痉挛的肌肉放松，起到舒筋通络、活血化瘀的作用。

## 促进排毒

刮痧可刺激血管神经，促进血管扩张，加速血流及淋巴液代谢，使体内废物和毒素能尽快排出体外，同时使组织细胞得到营养，使血液得到净化，从而增强全身抵抗力。

## 调整病变脏器

生物信息指的是各脏器的固有频率及生物电等。人体各脏器都有特定的分工和生物信息，当脏器发生病变时，相关的生物信息就会发生变化，从而影响整个系统乃至全身的功能平衡。

刮痧通过能量的传递作用于体表的特定部位，产生一定的生物信息，通过信息传递系统传导到受损伤的甚至已经产生病变的细胞、脏腑，并对其加以调整，使之恢复正常，从而起到调整病变脏器的作用。这是刮痧可以治病和保健的依据之一。例如，通过刮痧刺激内关，可以调节冠状动脉的血液循环，延长左心室的射血时间，使心绞痛患者的病情得到缓解。

## 激活免疫细胞，增强免疫力

退痧的过程不是指体内毒素以原有的形态被人体再吸收，而是指那些具有免疫功能的细胞被激活了，增强了人体免疫力。

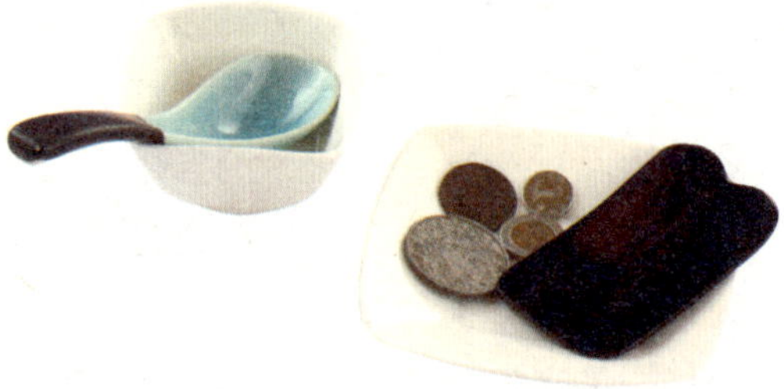

# 刮痧工具大百科

## 刮痧板

传统的刮痧工具有瓷勺、银圆、金属板等。从材质上来说，水牛角最好，玉器、石器次之，瓷片也可以，塑料不宜。目前应用最广泛的是刮痧板和集多种功能为一体的刮痧梳子。以天然水牛角为材质的刮痧板最好，因为水牛角本身就是一种中药，具有清热解毒、凉血、定惊的作用。

刮痧板包括厚缘（弧形）、薄缘（直线形）和棱角等结构。保健多用厚缘，治疗疾病多用薄缘，关节附近的穴位和需要点按的穴位多用棱角。另外，刮痧板的两个曲线状凹口用来对手指、脚趾、脊椎等凸起、曲面部位进行刮痧治疗，能尽可能多地接触皮肤，取得理想的治疗效果。

## 常用的刮痧介质

刮痧时为了减少阻力，减轻对皮肤的损伤，增强刮痧的疗效，必须先给刮痧部位涂上一层刮痧介质。

刮痧活血剂又称活血润滑剂，其源于民间实践，多由血竭、白芷、红花、麝香等提炼浓缩而成，有扩张毛细血管、促进血液循环的作用。

刮痧油是指专门配制的，用于刮痧的油剂，一般由芳香药物的挥发油和植物油提炼浓缩而成，有祛风除湿、清热解毒、活血化瘀、消炎镇痛等作用。

刮痧时在施术部位涂上刮痧油不但可以减轻疼痛，还可以润滑皮肤，预防感染，使刮痧安全有效，也可以使治疗效果更加显著。

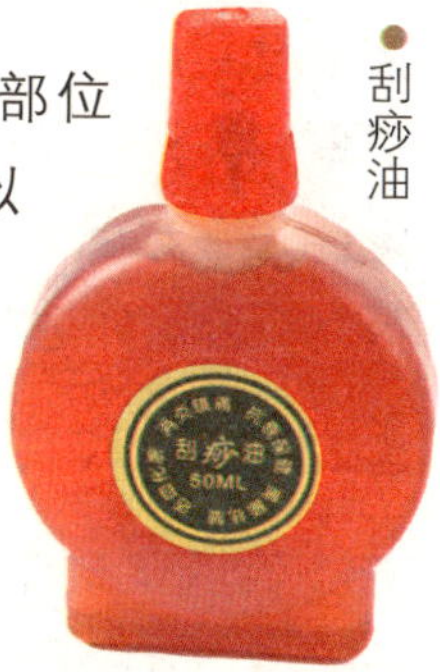


刮痧油

## 刮痧常用的辅助材料

### 清洁的纸

刮痧结束后，需要用清洁的纸擦拭刮痧部位，这样不仅可以清洁皮肤，也可以防止衣服被污染。

### 毛毯

刮痧大多是局部性操作，可准备一条毛毯，将不刮痧的部位盖上，避免着凉。

# 刮痧的取穴配穴原则与方法

## 刮痧的取穴原则与方法

### 近部取穴

选取病变部位或者邻近部位的穴位，对这些穴位施术对病变部位的病症有驱除邪气、疏通气血、消瘀止痛等的作用，所以近部取穴是一种常用的取穴方法。局部疼痛、满闷（即胀满不适）、麻木或其他不适症状均可选用近部取穴进行治疗。

### 远部取穴

选取离病变部位较远的穴位配合施术，如咽喉肿痛取鱼际、合谷等穴，胃痛取足三里、内关等穴。

### 随症取穴

随症取穴是利用腧穴的特殊性质，针对一些病变部位不明确或全身性的疾病采用的一种取穴方法，如外感发热取大椎、曲池等穴，昏迷取人中、内关等穴。

### 背部取穴

选取脊背部督脉和足太阳膀胱经上的腧穴配合施术。督脉为阳脉之海，而足太阳膀胱经背上有五脏六腑的腧穴。腧穴可以反映脏腑、经脉的相应病变，因此对它们施以适当的刺激，有良好的调理相关脏腑的作用。

## 刮痧的配穴原则与方法

### 本经配穴

选取发生病变的脏腑经脉的腧穴配合施术。

### 表里两经配穴

选取表里两经的穴位配合施术，如胃痛可取足阳明胃经的足三里等穴，也可以取足太阴脾经的阴陵泉等穴。

### 上下配穴

选取人体上部和下部穴位，配合治疗疾病，如高血压既可以取身体上部的肾俞，又可以取身体下部的太溪、涌泉等穴。

### 前后配穴

选取胸腹部的穴位和腰背部的穴位，配合治疗疾病。

### 左右配穴

根据经脉循行左右交叉的原理，进行左病取右或右病取左的配穴。

### 远近配穴

选取病变部位或者邻近部位的穴位，与远处穴位配合施术。

# 一学就会的刮痧疗法

## 七种常用的刮痧疗法

### 循经刮痧法

按照经脉的循行路线进行刮痧，力度轻柔，速度和缓，连续不断。该法是一种保健刮痧，适用于刮痧结束时的调理，或者用于放松肌肉、消除疲劳等。

### 穴位刮痧法

在对骨骼、关节等部位进行刮痧时，刮痧板与刮拭方向保持45°角；对于特定的穴位或痛点，刮痧板与刮拭方向应小于30°角，力度由轻至重，适宜做柔和、慢速的旋转按揉。

### 面刮法

用刮痧板的1/2边缘接触皮肤，以45°角倾斜刮拭，适用于身体比较平坦部位的经脉和穴位。

### 角刮法

用刮痧板的棱角以45°角倾斜在穴位上进行自上而下的刮拭。这种刮法多用于肩部的肩贞、胸部的中府、云门等穴。

### 厉刮法

刮痧板的棱角与穴位呈90°角垂直，刮痧板始终不离开皮肤，并施以一定的压力，于穴位上做短距离的前后或者左右摩擦。

### 点按法

刮痧板的棱角与穴位呈90°角垂直，向下按压，力度由轻到重，逐渐增加，片刻后猛然抬起，使肌肉复原。这种手法可以重复做几次，适用于无骨骼的软组织和骨骼凹陷部位，比如人中、膝眼等穴。

### 补泻法

**补法**　刮拭按压力度小，速度慢，刺激时间较长，有助于激发人体的正气，使状态不佳的身体得到恢复。向心脏方向的手法为补法，适用于年老体弱、久病重病或形体瘦弱的虚证患者。

**泻法**　刮拭按压力度大，速度快，刺激时间较长，有助于疏泄病邪，使亢进的脏器功能恢复正常。背离心脏方向的手法为泻法，适用于年轻体壮、新病急病或形体壮实的实证患者。

**平补平泻法**　介于补法和泻法之间，又称平刮法，它有三种刮拭方法，第一种方法的刮拭按压力度大，速度慢；第二种方法的刮拭按压力度小，速度快；第三种方法的刮拭按压力度中等，速度适中。

### 补泻法的注意事项

| 分类 | 力度 | 速度 |
| --- | --- | --- |
| 补法 | 小 | 慢 |
| 泻法 | 大 | 快 |
| 平补平泻法 | 大 | 慢 |
| | 小 | 快 |
| | 中等 | 适中 |

补泻法常用于正常人的保健或虚实兼见证的治疗。刮痧后加温灸的手法为补法，刮痧后加拔罐的手法为泻法。

## 详解身体各部位的刮痧疗法

### 头部经穴刮痧法

鉴于有头发覆盖，对头部经穴施术时需要用面刮法进行刮痧，不需要涂刮痧油。

**太阳穴** 用刮痧板棱角从前向后刮拭。

**头部两侧** 将刮痧板放在头维至下鬓角处，沿耳后发际处刮至风池。

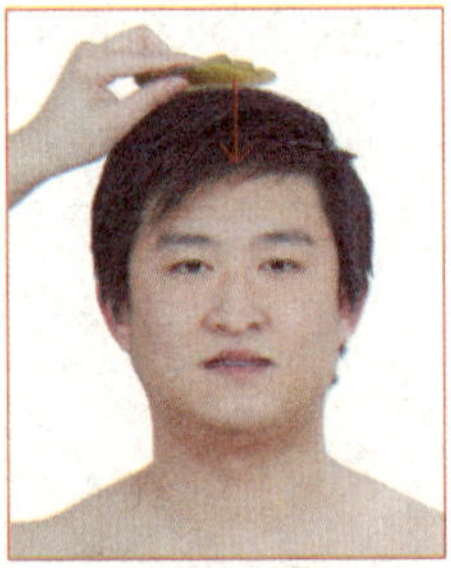

① 头顶部刮痧法

**头顶部** 从百会开始向前刮至头部前方发际处（图①）。

**后头部** 从百会开始向后刮至头部后方发际处。

**全头部** 以百会为中心，向四周呈放射状刮拭。

### 面部经穴刮痧法

对面部经穴施术时使用面刮法，沿着肌肉的走向由内向外刮痧（图②）。面部经穴刮痧法以疏通经脉气血为目的，不必出痧，因此手法要轻柔，切忌用大力气进行大面积刮拭。使用面部经穴刮痧法时不需要涂抹刮痧油，并以补法为主。

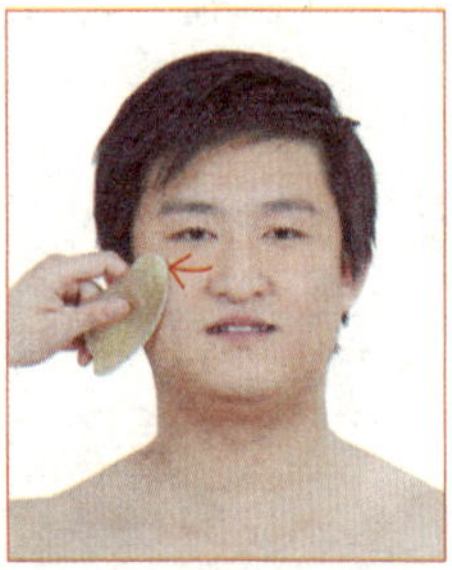

② 面部经穴刮痧法

### 颈部经穴刮痧法

按照从颈部正中线到颈部两侧、肩上的方向刮痧（图③）。刮拭时，一般应尽量拉长刮拭的过程，中途不要停顿。颈部到肩上的肌肉比较丰富，用力可以稍重。

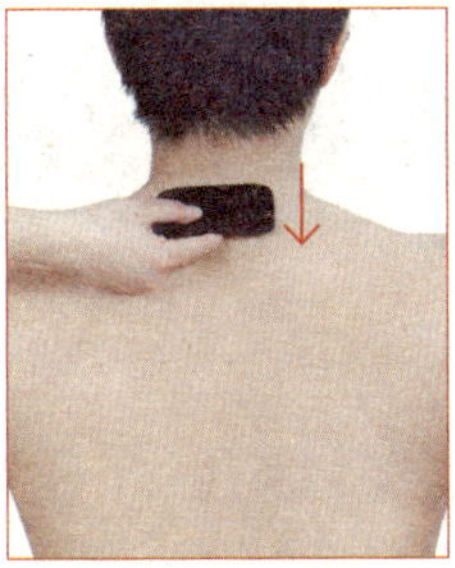

③ 颈部经穴刮痧法

## 背部经穴刮痧法

对背部经穴施术时使用面刮法由上向下刮拭，一般是先刮拭后背正中线的督脉，再刮拭足太阳膀胱经在背部的循行路线，即脊椎旁开1.5寸（1寸约合3.33厘米）和3寸的位置（图④）。可用刮痧板两角部位同时向下刮拭脊柱两侧的夹脊。

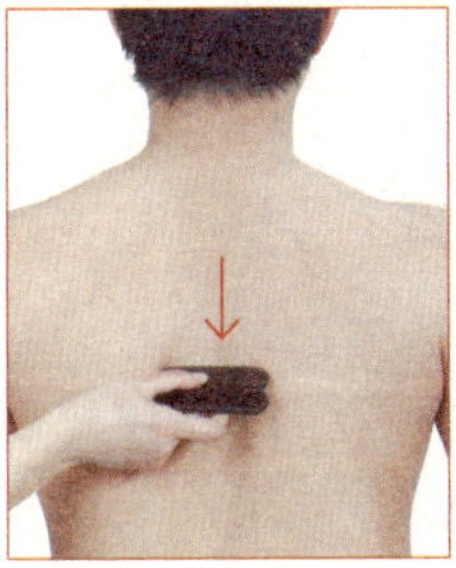

④ 背部经穴刮痧法

## 胸部经穴刮痧法

胸部正中线是任脉的所在位置，对胸部经穴施术时要求从上到下刮拭天突到膻中至鸠尾（图⑤）。刮拭胸部两侧，以身体前正中线为界，由内向外沿着肋骨走向刮拭，注意跳过乳头部位。

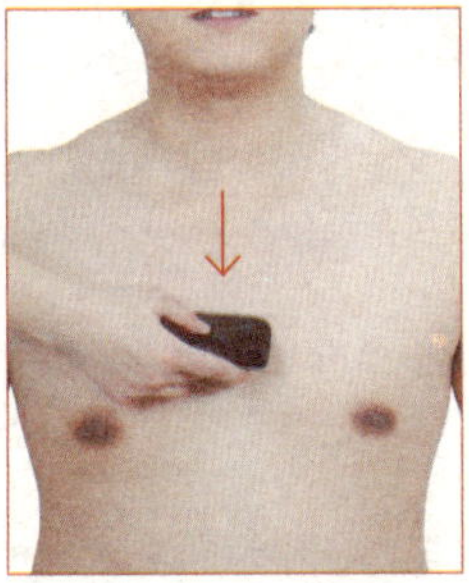

⑤ 胸部经穴刮痧法

## 腹部经穴刮痧法

使用刮痧板的边缘按照由上到下、自左向右的顺序依次刮拭腹部经穴（图⑥）。如有内脏下垂者，应由下向上刮拭。脐中即神阙禁止涂油和刮痧。

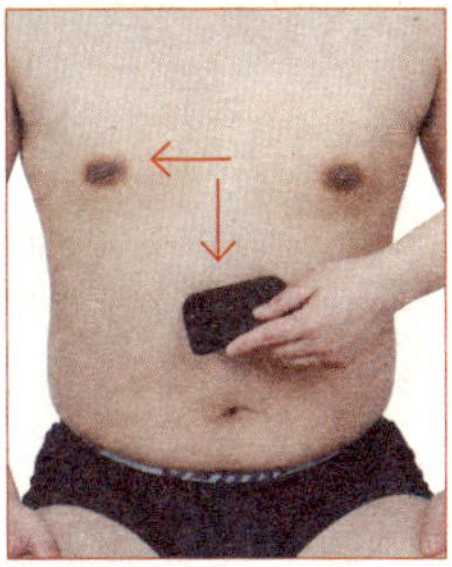

⑥ 腹部经穴刮痧法

## 四肢经穴刮痧法

使用面刮法由近端向远端刮拭四肢经穴，如有下肢静脉曲张或水肿者，应从肢体远端向近端刮拭。刮拭四肢时应尽量拉长，刮拭关节、骨骼等突起部位时应顺势减轻力度（图⑦、图⑧）。如有四肢多见的急性外伤，不宜刮痧。

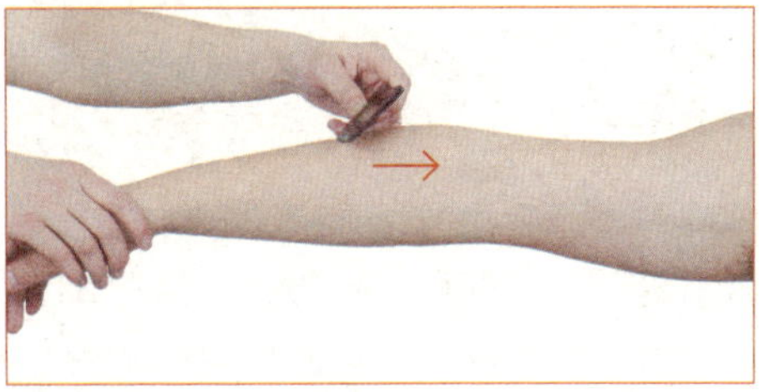

⑦ 上肢经穴刮痧法

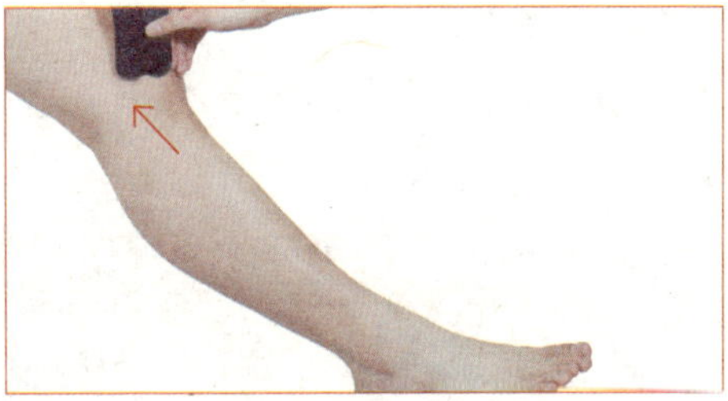

⑧ 下肢经穴刮痧法

# 正确刮痧分步详解

## 第一步：确定病症

在进行刮痧前，首先要全面收集患者病情资料，认真分析，明确临床诊断，以确定是否属于刮痧的适应证，并考虑有无禁忌情况。

## 第二步：选取穴位

根据患者的病症和病情确定需要刮痧的经脉或腧穴，而且还应根据患者的性别、年龄、胖瘦、体质的强弱、病情的轻重、病变部位及所取经脉或腧穴的特性，适当地选用刮痧疗法，以达到养生祛病的目的。

## 第三步：确定体位

一般而言，刮痧体位以施术者操作简便、准确，患者舒适为原则，并尽量采用一种体位完成全部治疗过程。对于体质较弱或精神过度紧张的患者，应采用卧位施术。

刮痧疗法最常用的体位有以下5种。

### 俯卧位

面部朝下，平卧于床上。适用于背部、腰骶部和下肢后面及足底部等部位。

### 侧卧位

面部朝向一侧，两膝微微屈曲，身体侧卧。适用于一侧的面部、肩胛部，以及四肢的外侧部和胸部肋间隙、背部肋间隙、身体侧面部等部位。

### 仰卧位

面部朝上，平卧于床上，暴露腹部及上肢内侧部。适用于头面部、胸部、腹部、上肢内侧和前侧、下肢前侧和外侧等部位。

### 正坐位

坐于凳上，暴露后背及项部。适用于脊柱两侧、头颈的后面、肩胛部、背部、腰骶部及臀部等部位。

### 仰坐位

仰坐于椅子上，暴露下颌缘以下、喉骨等部位。适用于头面部、颈前及喉骨两旁、胸部肋骨间隙等部位。

## 第四步：选择刮痧板

刮痧前首先根据刮痧部位及病症选择一个合适的刮痧板（具体方法前文已介绍），然后检查刮痧板是否清洁、边缘是否有裂口。可以用消毒液或肥皂水清洗刮痧板，并用毛巾擦干。

## 第五步：涂抹介质

暴露出需要刮拭的部位，将刮痧油的瓶口朝下，使刮痧油从小孔中自行缓慢地滴在刮拭部位，用刮痧板自下而上涂匀即可。不宜涂抹过多刮痧油，否则会使皮肤过于光滑而不利于刮拭。面部、头部一般不能涂抹刮痧油。也可以使用刮痧活血剂，以促进血液循环，增强疗效。

## 第六步：正确刮痧

施术者用右手拿着刮痧板，沾取刮痧油之后，使用腕力轻轻向下顺刮或从内向外反复刮拭，刮的时候沿着同一方向操作，用力要适度，力道要均匀，一般刮10～20次，以患者耐受为度。刮痧时应积极询问患者的感受，问患者是否能承受刮痧的力度、刮拭部位是否疼痛等。

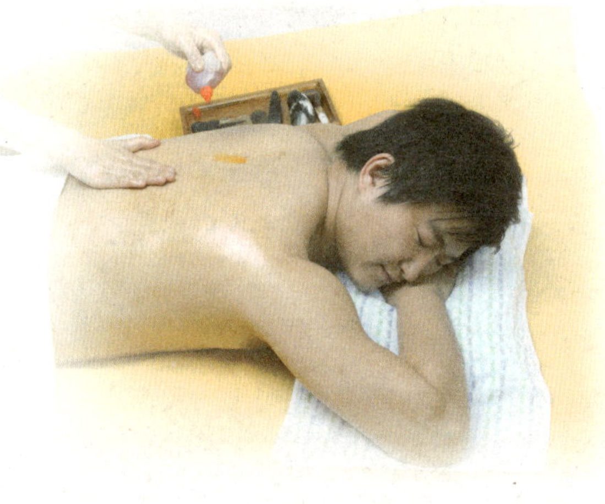

● 刮痧前在刮痧部位涂抹刮痧油，以增强刮痧效果。

用泻法或平补平泻法刮痧的时候，每个部位的刮拭时间一般在5分钟以内。用补法刮痧的时候，每个部位的刮拭时间为5～10分钟。对于一些出痧较少甚至不出痧的患者，不可以强求出痧。同时，还应结合患者的具体情况灵活掌握刮痧的时间。两次刮痧一般间隔3～6日，以皮肤上痧痕完全消失为准。一般3～5次为1个疗程。

## 第七步：做好善后工作

**促进刮痧活血剂的吸收**　用手掌按摩刮痧部位，使刮痧活血剂能被充分吸收，以提高疗效。

**清洁刮痧部位**　用消毒棉球或者干净的毛巾将刮痧部位的刮痧油擦干即可。

**观察刮痧部位的颜色及形态变化**　刮痧治疗之后，由于病情不同，刮痧部位可能出现不同颜色、不同形态的痧。皮肤下面深层部位的痧多为大小不一的包块状或结节状。刮痧治疗半小时之后，皮肤表面的痧痕会逐渐融合，深部包块样痧会慢慢消失。

# 适宜刮痧和不适宜刮痧的情况

## 适宜刮痧的情况

| | |
|---|---|
| 内科 | 感受外邪引起的感冒、发热、头痛、咳嗽、呕吐、腹泻等，急慢性支气管炎、肺部感染、哮喘、心脑血管疾病、脑卒中后遗症、尿路感染、急慢性胃炎、肠炎、便秘、高血压、糖尿病、胆囊炎，各种神经痛、脏腑痉挛性疼痛等 |
| 外科 | 以疼痛为主要症状的各种外科病症，如急性扭伤、感受风寒湿邪导致的各种软组织疼痛、骨关节疾病、坐骨神经痛、肩周炎、落枕、慢性腰痛，颈椎、腰椎、膝关节骨质增生等 |
| 儿科 | 营养不良、食欲不振、生长发育迟缓、小儿感冒、腹泻等 |
| 五官科 | 牙痛、鼻炎、鼻窦炎、咽喉肿痛、视力减退、弱视、青少年假性近视、急性结膜炎等 |
| 妇科 | 痛经、闭经、月经不调、乳腺增生、产后病等 |
| 保健（非病症） | 预防疾病、病后恢复、强身健体、减肥、养颜美容、消斑除痘、延缓衰老等 |

## 不适宜刮痧的情况

| | |
|---|---|
| 内科 | 有严重心脑血管疾病、肝及肾功能不全、全身水肿者禁止刮痧。因为刮痧会使人皮下充血，血液循环加快，这会增加心、肺、肝、肾的负担，可能加重患者病情。有出血倾向者不要刮痧 |
| 外科 | 体表的疖肿、破溃、疮痈、斑疹和不明原因包块等患处禁止刮痧，否则会导致创口感染或扩散。急性扭伤、创伤的疼痛部位或骨折部位禁止刮痧，否则会加重伤势 |
| 妇科 | 孕妇的腹部、腰骶部禁止刮痧，否则可能导致流产 |
| 其他 | 过度饥饿或饱食、过度疲劳、醉酒者不可接受大力、大面积刮痧，否则可能导致虚脱 |
| 禁刮部位 | 眼睛、口唇、舌头、耳孔、鼻孔、乳头、肚脐等部位禁止刮痧，因为刮痧会使这些部位的黏膜充血，不利于康复或容易受伤 |

# 刮痧时出现这些问题怎么办

## 晕刮

晕刮指刮痧过程中患者出现的晕厥现象。在刮痧过程中，患者出现头晕、心悸、面色苍白、四肢发冷甚至神昏欲倒等，均属于晕刮。

### 晕刮的预防措施

◎空腹、过度疲劳、熬夜后不宜刮痧。

◎根据患者的体质选用适当的刮痧疗法。对低血压、低血糖、体质虚弱、出汗或吐泻过多、失血过多等虚证，宜用补法，手法宜和缓。

◎刮痧部位应少而精，掌握好刮痧时间，不宜超过25分钟。尤其是在夏季，气温过高，患者出汗多，容易出现疲劳，因此更应严格控制刮痧时间。

◎在刮痧过程中，要积极询问患者的感受，及时发现晕刮的先兆。

### 晕刮的处理方法

患者出现晕刮后应立即停止刮拭，迅速让患者平卧，采取头低足高的体位，并安慰患者，消除患者的紧张情绪。让患者饮用一杯温开水或糖水，并注意保温。迅速用刮痧板的棱角点按人中，力道宜轻，避免大力点按后出现局部水肿。采用泻法重刮患者百会和涌泉。患者病情好转后，重刮内关和足三里。采取以上措施后，患者静卧片刻即可恢复。

## 不出痧

慢性病患者宜经常进行刮痧治疗，在病情平稳以后，出痧就会减少，甚至不出痧，此时可采取下列方法应对。

### 交替、变换刮痧手法

如果经过多次刮痧之后，出痧明显减少或者不出痧，为避免损伤正气，不能再用泻法，改为以重点穴位和穴区的刮痧治疗为主，可以结合使用面刮法、点按法和按揉法。

### 适当延长治疗间隔时间

在治疗慢性病的时候，采用左右肢体、经脉、穴位交替治疗的方式，这样就可以使每条经脉和治疗区域的间隔时间延长，保持病变经脉、穴位的敏感性。

### 增加补益穴位的运用

对于不出痧的情况，一方面改泻法为补法，另一方面辩证增加补益穴位，比如足三里、三阴交等穴。

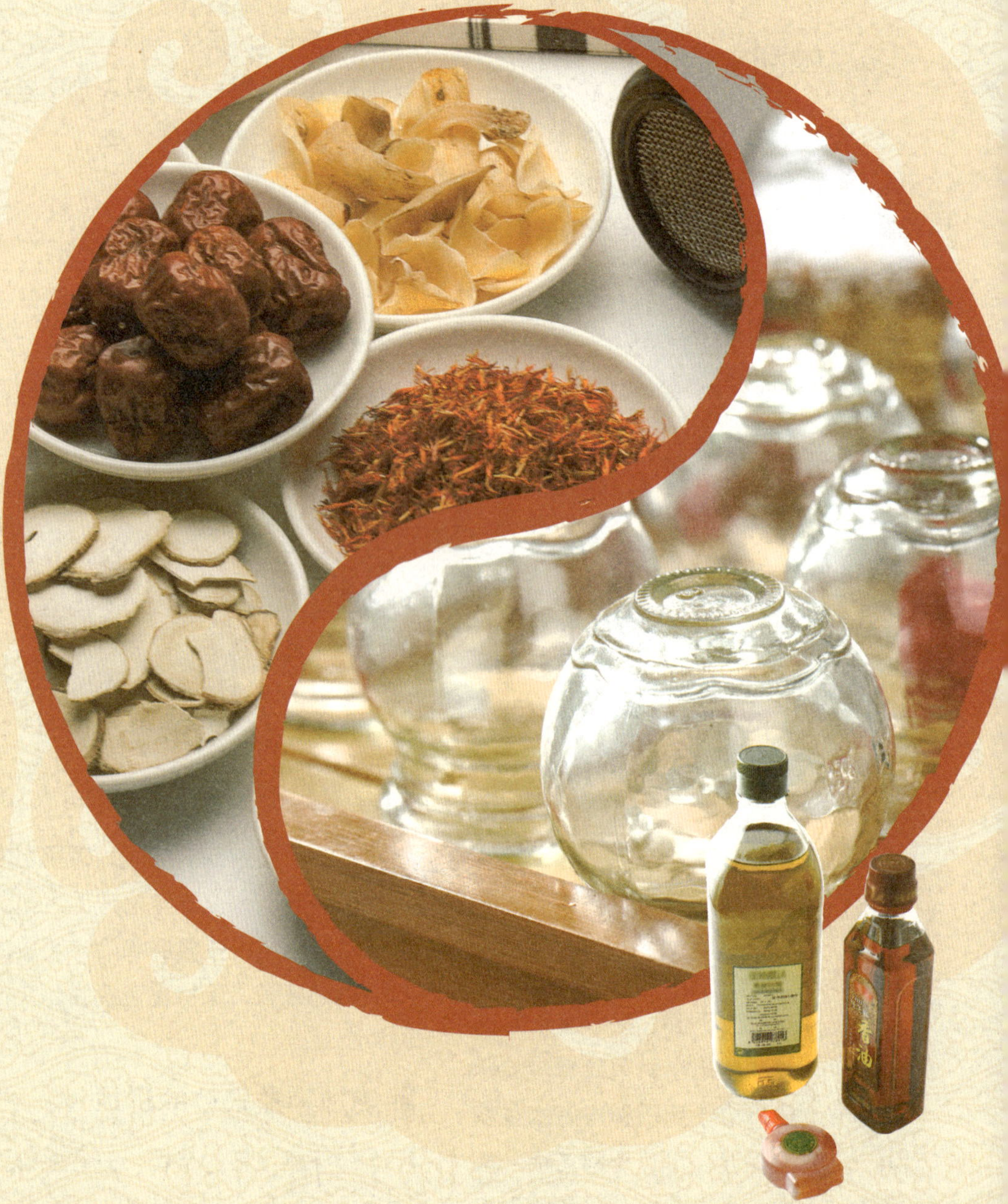
香油

第二章

# 拔罐，为健康疏通道路

拔罐是我国民间广为流传的一种自然疗法，有防病、治病的作用，它可以帮助人体疏通经脉，祛除体内邪气。本章对拔罐的渊源、治病方法、注意事项和常用工具等做了详细介绍，以帮助读者了解拔罐并正确地应用于身体的保健和疾病的治疗中。

# 走进拔罐的神秘世界

## 什么是拔罐

拔罐疗法又称吸筒疗法、拔筒法，是以各种罐为器具，利用燃烧等方法产生的热力排去罐内的空气以形成负压，使之吸拔于经脉、穴位、患处或其他部位，使被拔部位的皮肤出现充血、瘀血或者起泡等现象，从而达到防病、治病的目的。

## 拔罐的起源与发展

### 先秦时期——角法

拔罐疗法在中国古代医学典籍中称为角法。早在原始社会时期，人们就将牲畜的角（如牛角、羊角等）磨成有孔的筒状，在刺激痈疽后，用角吸出脓血，这便是最早的拔罐疗法。在1973年出土于湖南长沙马王堆三号汉墓的帛书《五十二病方》中就有以兽角治疗痔疾的方法："牡痔居窍旁，大者如枣，小者如核者，方以小角角之，如孰（熟）二斗米顷，而张角……"其中"以小角角之"指的就是用小兽角吸拔脓液。《五十二病方》是我国现存最早的医书，大约成书于春秋战国时期，这就表明至少在公元前200年左右，我们的祖先就已经开始采用拔罐疗法对患者进行救治了。

### 晋唐时期——牛角法和竹罐法

东晋的葛洪在其撰写的《肘后备急方》中提到了用牛角法治疗脱肿的病案。当时此法特别盛行，经常出现因使用不当而导致的医疗事故，所以葛洪在其书中特别提到要慎重地选择适应症候："痈疽、瘤、石痈、结筋、瘰疬皆不可就针角。针角者，少有不及祸者也。"对于书中所述的禁忌证，即使以现代的眼光来看也是有道理可循的。

到了隋唐时期，拔罐器具有了突破性的改进，人们开始使用经过削制加工的竹罐进行治疗。竹罐取材广泛，价格低廉，而且质地轻巧，吸拔力强，不但提高了治疗效果，而且有助于拔罐这一疗法的进一步推广和实施。例如，唐代的王焘在《外台秘要》中详细描述了用竹罐法治疗疾病的方法："遂依角法，以意用竹做作小角，留一节长三、四寸，孔径四、五分。若指上，可取细竹作之。才冷搭得螯处，指用大角角之，气漏不嗍，故角不厌大，大即朔急差。速作五、四枚，铛内熟煮，取之角螯处，冷即换。”这就是用竹罐法之水煮排气法拔罐治病的记载。

## 宋金元时期——吸筒法

到了宋金元时期，竹罐已经完全代替了兽角。拔罐疗法的名称也变成了吸筒法。此时开始出现药罐，即事前将竹罐在配置好的药物中煮过，用的时候将此罐置于沸水中煮，趁热扣在穴位上，以发挥竹罐吸拔和药物外治的双重作用。宋代苏轼和沈括编撰的《苏沈良方》中还记载了用“火筒”治疗久咳的方法，表明宋代的拔罐疗法已经发展到治疗内科疾病的领域。

## 明清时期——投火法

拔罐疗法在明清时期已经成为中医外科治疗疾病的重要方法。明代陈实功在《外科正宗》中对药罐疗法有过详细的记载：“羌活、独活、紫苏、蕲艾、鲜菖蒲、甘草、白芷各五钱，连须葱二两。预用径口一寸二、三分新鲜嫩竹一段，长七寸，一头留节，用力划去外青，留内白一半，约厚一分许，靠节钻一小孔，以栅木条塞紧，将前药放入筒内，筒口用葱塞之，将筒横放锅内，以物压勿得浮起。用清水十大碗淹筒煮数滚，约内药浓熟为度候用。再用披针于疮顶上一寸内品字放开三孔，深入浅寸，约筒圈内，将药筒连汤用大瓷钵盛贮患者榻前，将筒药倒出，急用筒口乘热对疮合上，以手捺紧其筒，自然吸住，约待片时，药筒已温，拔去塞孔木条，其筒自脱。”

针对竹罐吸力差，久置干燥后容易燥裂漏气的缺点，清代出现了陶罐，并正式提出了“火罐”一词。清代赵学敏的《本草纲目拾遗》对其进行了详细的描述：“火罐：江右及闽中皆有之，系窑户烧售。小如人大指，腹大两头微狭，使促口以受火气，凡患一切风寒，皆用此罐。”

明清时期的拔罐疗法也有了较大进步，《本草纲目拾遗》中记载：“以小纸烧见焰，投入罐中，即将罐合于患处。或头痛则合在太阳脑户或颠顶，腹痛合在脐上，罐得火气合于肉，即牢不可脱，须待其自落……肉上起红晕，罐中有气水出，风寒尽出，不必服药。”这就是至今仍十分常用的投火法，而且其也突破了历代以外科为主的治疗范围，开始应用于多种病症。

## 现代——创新与广泛运用

中华人民共和国成立后，不但中医内治法得到了大力发展，而且中医外治法中的拔罐疗法也得到了不断改善和提升。现代罐具种类扩展到玻璃罐、金属罐、塑料罐、橡胶罐、抽气罐，还有近年来配合现代医疗技术研制的新型罐具，比如红外线罐、磁疗

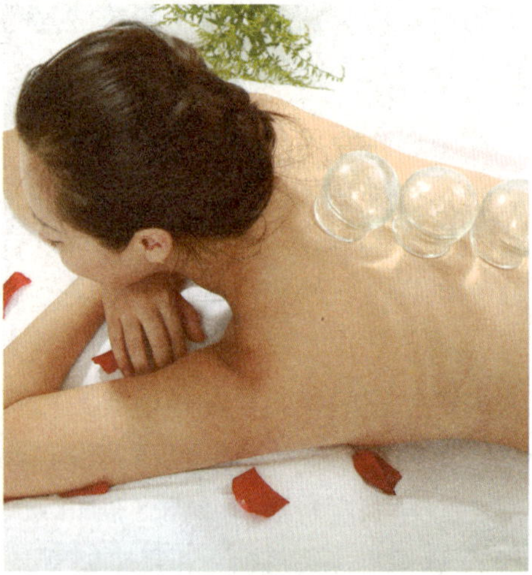

拔罐疗法是一种古老的传统医术，历史久远，防治、祛病功效显著。

罐、激光罐等。排气方法有吸吮排气法、注射排气法、火力排气法、电动抽气泵排气法等。治疗范围从能治疗少数病症发展到能治疗100多种临床各科疾病。

拔罐疗法在我国深受群众的喜爱，在国外也得到了广泛的应用。非洲国家有不少民间医生沿用“角法”，日本的“真空净血疗法”、法国的“杯术”等都是我国的拔罐疗法的应用。可见，拔罐疗法的疗效已经得到了世人的认可。

## 拔罐的三大益处

### 开泄腠理，扶正祛邪

当人体受到风、寒、暑、湿、燥、火等外邪的侵袭，或者情志、饮食不节时，脏腑的功能可能失调，产生各种病理产物，而这些病理产物又是致病因素，停留在人体内会阻滞气血并影响脏腑的功能，最终导致各种病症。拔罐可以通过吸拔作用将毛孔打开并使皮肤充血，产生一个良性的刺激，使体内的病理产物从毛孔排出体外。这就是中医学中所说的“风寒邪气随气水出”。

### 平衡阴阳，调和脏腑

中医理论认为正常的人体处于阴阳平衡的状态，正如《黄帝内经》中所述：“阴平阳秘，精神乃治，阴阳离决，精气乃绝。”拔罐疗法能通过对经脉、穴位局部的吸附作用使体表的穴位产生充血、瘀血等变化，并通过经脉与内在的脏腑相互作用，从而达到治疗各种脏腑疾病的目的。

### 疏通经脉，调整气血

中医理论认为，经脉有“行气血，营阴阳，濡筋骨，利关节”的生理功能，经脉不通则会出现经脉气血瘀滞，导致经脉到达的部位（如皮、肉、筋、脉及关节等）的失养，出现萎缩、不利的情况。拔罐疗法正是在经脉气血瘀滞时，通过对经脉穴位的吸拔作用，引导经脉中的气血输布，使衰弱的器官得以亢奋，恢复功能，从而赶走疾病。

# 常用拔罐器具集锦

## 常用的拔罐器具

### 角制罐

角制罐用牛、羊或者其他兽角加工而成，顶端有孔，用于吸吮排气，口端要打磨光滑。这是最早的罐具。

### 竹制罐

将竹子按节截断，一端留节做底，一端去节做口，现在常用于拔水罐、药罐。

### 陶罐

陶罐由陶土做成陶坯后烧制而成，分为大、中、小三种型号。它的缺点是易碎并且无法观察罐内皮肤的变化。

### 玻璃罐

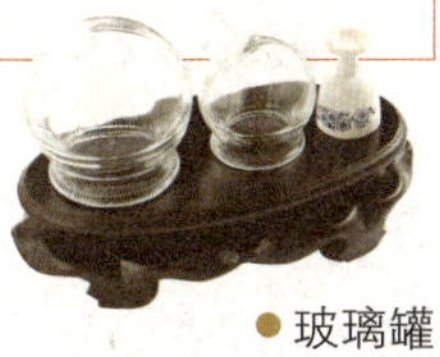
玻璃罐

玻璃罐是家庭和医疗单位经常使用的拔罐器具，其外形如球状，口小肚大，施术者使用时可以清楚地观察到拔罐部位的皮肤充血。

### 抽气罐

抽气罐由有机玻璃或透明的工程树脂材料制成，置有活塞便于抽气。抽气罐使用简便、安全，适合家庭使用。

## 拔罐的辅助器具

### 点火物品——酒精

一般采用浓度为95%的酒精作为点火物品，易于燃烧。

### 点火工具

点火时，用止血钳或者镊子夹着沾过酒精的棉球、纱布等。注意不能沾太多酒精，以免滴到患者的身上。常用打火机和火柴点火。

### 润滑剂

选用水、植物油、红花油等作液体润滑剂，既能起到润滑作用，又能增强拔罐时的吸附力。软质固体润滑剂一般有凡士林、面霜等。

### 药液

药液用于浸泡罐具，主要应用于竹罐，或者涂抹于皮肤，以加强拔罐的治疗效果。药液的成分一般以活血化瘀、行气止痛、祛风散寒等药物为主。

### 消毒剂

消毒剂用于在用三棱针放血治疗时消毒局部皮肤，如75%的酒精或1%的新苯扎氯铵等。

# 四大取穴原则，选对穴位再拔罐

## 就近取穴

就近取穴是指在疼痛部位或者邻近部位取穴进行拔罐。所用的穴位包括阿是穴和病理反应点。

## 远端取穴

远端取穴是指在疼痛部位的远端病痛处取穴进行拔罐。施术部位的选择以经脉循行为依据，所以这种取穴方法也称为循经取穴。远端取穴拔罐常常按上下、左右和交叉取穴的方法。

## 特殊部位取穴

某些穴位具有特殊的治疗作用，因此，施术者可以根据病变的特点选择吸拔部位，即对症取穴，比如胆囊疾病取胆囊穴，落枕取落枕穴，乳房疾病取乳根穴等。这需要施术者对每个穴位都有一定的了解，以便在取穴时快速找到正确穴位。

## 病理反应点——中间结合，强调脊椎

按照经脉循行的规律，在疾病对应的体表部位寻找病理反应点或者压痛点，在这些部位施术。

颈椎部是指第7颈椎以上的部位，在此部位施术主要治疗头颈部、肩部、上肢及手部的综合功能异常，如头痛、头晕、颈椎病、落枕、肩周炎、手臂疼痛等。

胸椎上部是指第1胸椎棘突下到第6胸椎棘突下的背部区域，在此部位施术主要治疗心、肺等胸背部疾病，气管、胸廓的病变及有关组织、器官的病症。

胸椎下部是指第7胸椎棘突下到第12胸椎棘突下的腰背部区域，在此部位施术主要治疗肝、胆、脾、胃、大小肠及有关组织、器官的病症，如消化不良、急慢性胃肠炎、腹痛、便秘、肝区疼痛、胆囊炎等病症。

腰骶部是指第1腰椎棘突下到长强穴的腰骶区域，在此部位施术主要治疗泌尿系统、生殖系统病症，以及腰部、臀部、下肢等部位的病变，如尿路感染、痛经、盆腔炎、腰痛、腰椎骨质增生、椎间盘突出、坐骨神经痛、下肢麻痹、瘫痪等，并可用于强身保健。

人体只有一条督脉和一条任脉，其他十二条经脉都是左右对称的，所以在拔罐治疗时除了任、督两脉的穴位，其他经脉上的穴位都可以平衡地对称拔罐。

# 一学就会的拔罐疗法

## 七种常用拔罐疗法

### 闪火法

这是临床上最常用的拔罐疗法。具体操作是：一只手用镊子等工具夹住或缠住棉球等；另一只手握住火罐，罐口朝下，将棉球等点燃后放入罐内绕1～2圈，或者放入火罐底部后马上抽出，然后迅速地将火罐扣在施术部位，此时罐内形成的负压使其吸附住皮肤（图①）。

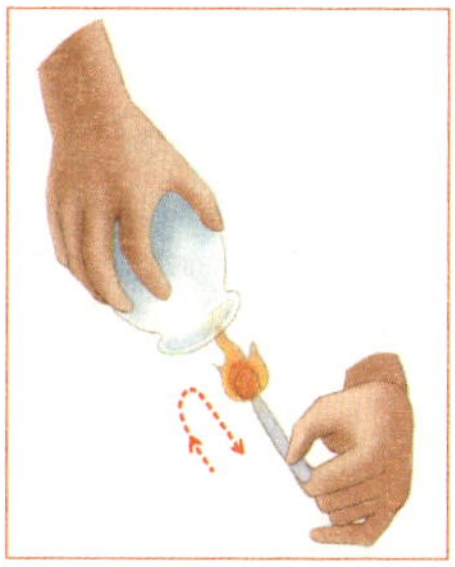

① 用镊子夹住点燃的棉球，放入火罐底部后马上抽出

施术者可以根据经验，通过调整闪火的时间或扣罐的速度来调节罐内负压的大小。此法操作简单，可以连续进行，特别适宜走罐、转罐、摇罐、闪罐、排罐等，而且因为罐内没有火，相对其他拔罐疗法更安全。但是应该注意，棉球不能沾太多的酒精，以防酒精滴下来灼伤皮肤；手拿火罐的时候，要始终保持罐口朝下，以防热气上溢，影响治疗效果。

### 投火法

投火法是民间常用的拔罐疗法。具体操作是：将纸片折成宽筒或条状，点燃后趁其燃烧最旺时迅速地将其投入罐内，然后迅速地将火罐扣在施术部位（图②）。

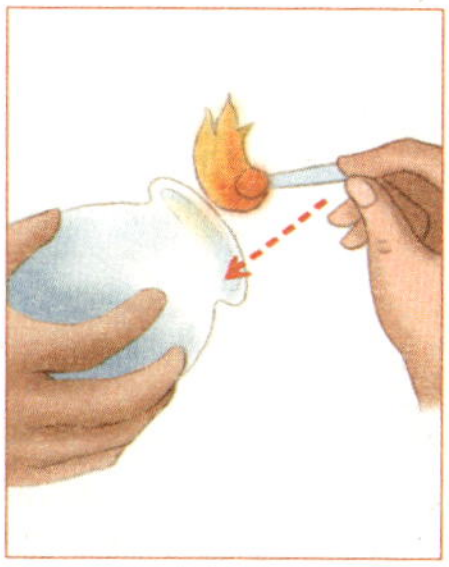

② 当纸条燃烧最旺时迅速地将其投入罐内

此法适用于身体侧面的拔罐。注意，将纸条投入罐内时，没有燃烧的一端应该向下。这种方法不需要使用酒精，所以比较适用于家庭医疗保健。需要注意的是，纸条燃烧后会产生烟灰，可能污染皮肤，所以刺络拔罐或皮肤有破溃之处时最好不要采用这种方法。除了投入燃烧的纸条，还可以考虑投入燃烧的酒精棉球。操作时，用镊子夹住酒精棉球，点燃后将其投入罐内，然后迅速地将火罐扣在施术部位。

### 架火法

架火法是用易燃的软布裹一枚硬币，将布的四角翻转折上约1寸（约3.33厘米），放在施术的部位。操作的时候，只需要把布角点燃，迅速地将火罐扣在皮肤上。现在这种方法已经很少使用。较常用的方法是，将不易燃烧、不易传导热量的物体（如无孔铜钱、瓶盖、捏成的小薄面饼等，直径要小于罐口）放于施术部位，然后把酒精棉球放在摆好的物体上，点燃酒精棉球，将火罐迅速扣在酒精棉球上（图③）。此法吸附力强，但是操作比较麻烦，而且容易烧伤皮肤。

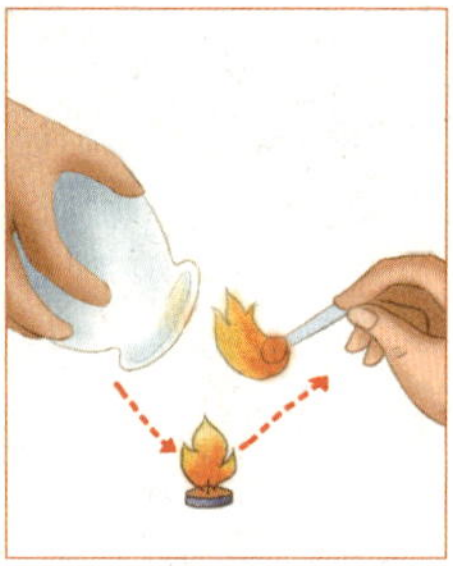

③ 点燃放在隔物上的酒精棉球，迅速扣上火罐

## 贴棉法

贴棉法是指用适中的棉片浸渍少量的75%～95%的酒精，使棉片贴在火罐的底部或侧壁，以火柴点燃棉片，将火罐扣在皮肤上（图④）。此法多用于吸拔身体侧面，操作简便，吸附力也比较强。但是需要注意，棉片上的酒精不能太多，以免滴落烫伤皮肤。

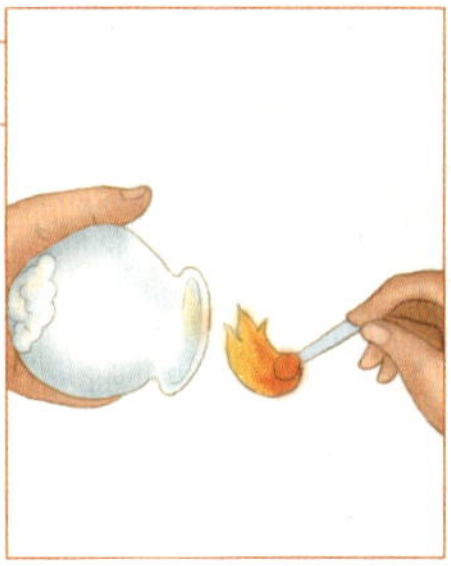

④ 棉片浸酒精，贴在罐底，点燃它，将火罐扣在皮肤上

## 滴酒法

保持罐口朝上，将几滴酒精或白酒滴入罐底，然后转动罐具，使酒精能均匀沾湿火罐的内壁，点燃后，迅速地将火罐扣在施术部位（图⑤）。滴入酒精的多少应该根据火罐的大小决定，以不伤到皮肤为准。此法比较简单，但是需要注意，酒精不可以滴得太多，也不可以滴在罐口处，以免酒精在点燃时烫伤皮肤。

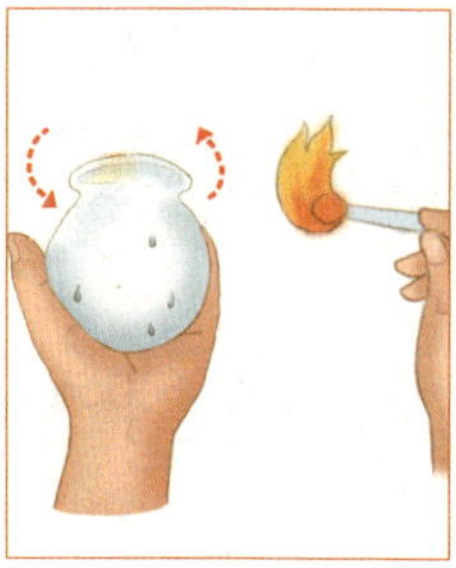

⑤ 滴数滴酒精或白酒到罐底，转匀，点燃后扣在皮肤上

## 水煮法

水煮法是指利用煮水时蒸汽的力量排去罐内的空气，使罐内形成负压，并使其吸拔于皮肤表面的一种拔罐疗法，适用于竹罐和木罐。可以根据病情选用相应的中药材煮罐，以提升治疗效果。具体方法是首先将火罐放在热水或药液中煮3～5分钟，然后用镊子将火罐夹出，甩掉水液后迅速用干毛巾捂住罐口，保持罐内的热气，最后趁热将火罐扣在需要拔罐的位置，对其加压约半分钟，使其吸拔于皮肤之上（图⑥）。

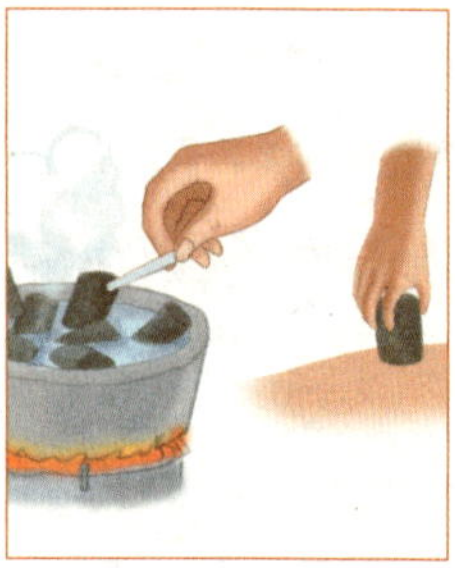

⑥ 竹罐用药液煮3～5分钟，甩干后拔罐

### 抽气法

抽气法使用的是抽气罐，是直接抽出罐内空气以形成负压的一种拔罐疗法（图⑦）。优点是罐内的负压大小容易控制，不会烫伤皮肤，缺点是没有温热感，不能实施其他的疗法。

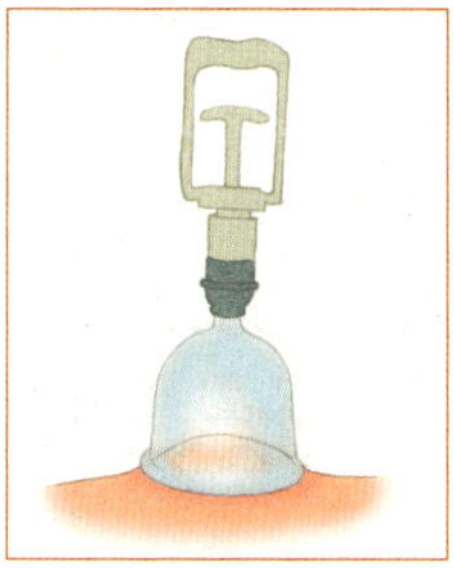

⑦ 抽出罐内空气形成负压吸住皮肤

## 其他特殊拔罐疗法

### 留罐法

留罐法也称坐罐法，是指使火罐吸附于皮肤上并停留一段时间的拔罐疗法，一般持续10～15分钟（图⑧）。此法是历史最悠久、使用最广泛的一种拔罐疗法，适用于大部分病症。此法又分为单罐法和多罐法，单罐法是用一个火罐治疗疾病的方法，其适用的病症比较简单，病变范围比较小，取穴数量比较少。多罐法是指多个火罐同时使用，适用于病变范围比较广，病情复杂或者取穴数量比较多的病症。多罐法又分为散罐法和排罐法，例如，背部脊柱两侧从上到下成行排列多个火罐，称为排罐法；火罐排列稀疏或者不成行，称为散罐法。使用留罐法时要考虑患者的皮肤、部位、体质、火罐的吸力等。如果吸力较强，则要相应地缩短留罐时间，夏季或肌肉较薄处的留罐时间也不宜过长，否则容易起水疱。

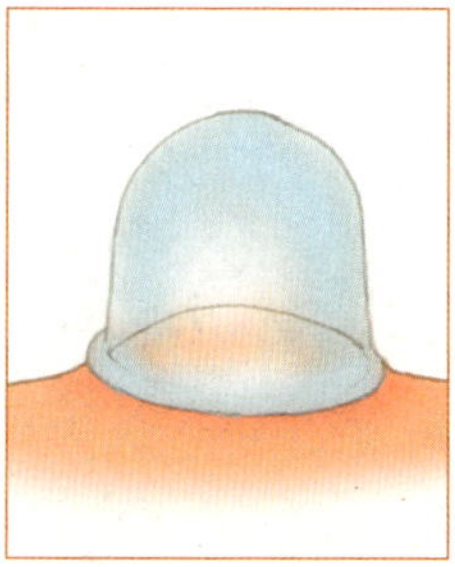

⑧ 将火罐留在皮肤上一段时间

### 闪罐法

闪罐法是临床上常用的一种拔罐疗法，其具体操作是：用镊子夹住蘸过酒精的棉球，点燃后放入罐底再快速取出，将火罐扣于病变部位，然后马上将火罐取下，按照上面的方法再次吸拔同一部位，这样反复多次地施术，直到皮肤潮红为止（图⑨）。这种方法一般用于皮肤不太平整，容易掉罐的部位。此法不会在皮肤上留下瘀斑，所以也适合在面部使用。注意，采用闪罐法时要使罐口始终向下，棉球经过罐口要快，防止反复多次的加热烫伤皮肤。

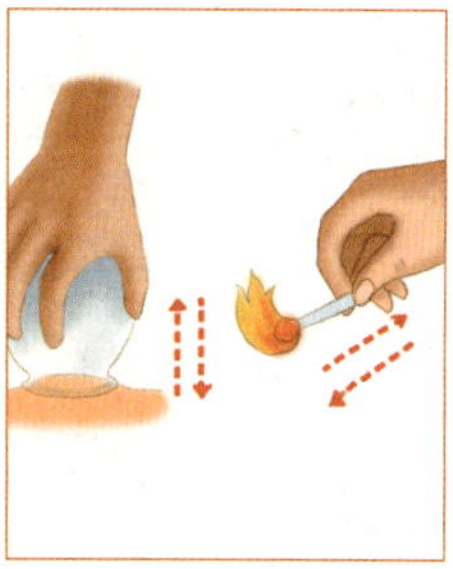

⑨ 将酒精棉球点燃后放入罐底，然后快速取出，再将火罐吸拔于皮肤上

## 熨罐法

熨罐法也称滚罐法，是在闪罐法的基础上演化而来的。多次使用闪罐法后，罐体会变得温热，此时立即将罐体翻转，按摩穴位或者皮肤（图⑩）。使用的时候需要掌握好罐体的温度。

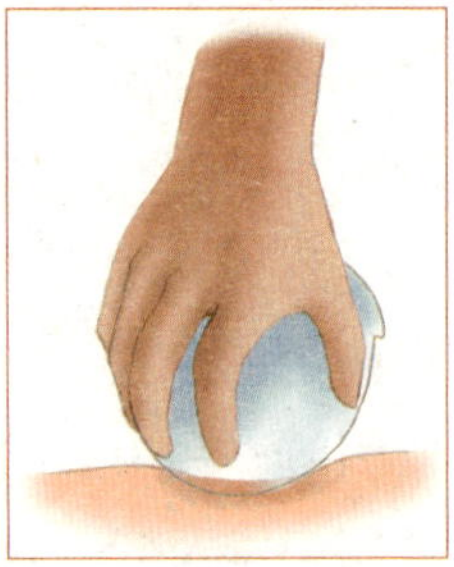

⑩ 将温热的罐体翻转，按摩穴位或者皮肤

## 走罐法

走罐法又称行罐法、推罐法、滑罐法、移罐法等。具体操作是：首先在皮肤表面或罐口涂抹一层润滑剂，用闪火法使罐具吸附在皮肤上，然后循着经脉或者需要拔罐的线路来回推罐，直到皮肤出现红、紫、黑色斑为止（图⑪）。走罐法一般用于治疗病变范围比较大、肌肉丰厚而平整的部位，也适用于需要循着经脉拔罐的病症，常选用玻璃罐或陶瓷罐。

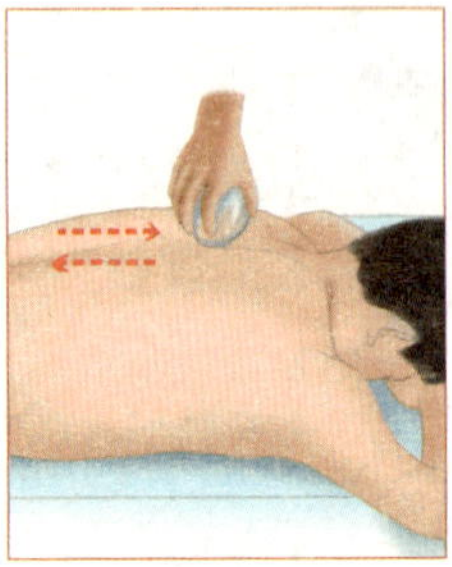

⑪ 在罐口或皮肤表面涂抹一层润滑剂，循着经脉推罐

## 摇罐法、转罐法、提罐法

三者是在留罐法的基础上发展而来的。摇罐法是指首先使火罐牢固地吸拔在皮肤表面，然后均匀而有节奏地摇动火罐（图⑫）。操作时，手腕要放松，用力要柔和，速度不能太快，摇动的角度要适宜，以患者耐受为度。

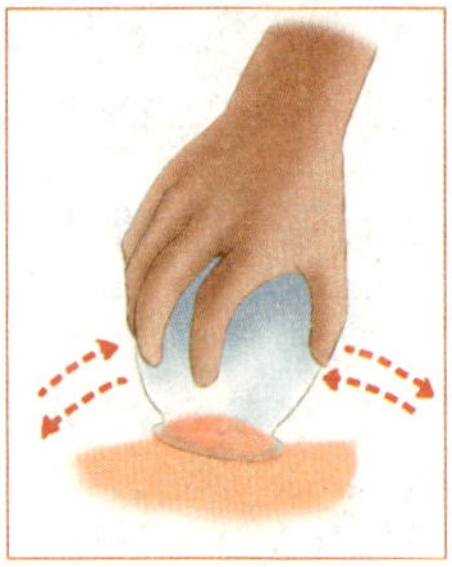

⑫ 留罐后有节奏地摇动火罐

转罐法的力度要比摇罐法大，刺激性强，留罐后使火罐来回转动（图⑬）。操作时，速度不宜过快，转动角度要适中，以患者耐受为度。此法多用于穴位治疗或局部肌肉的放松。

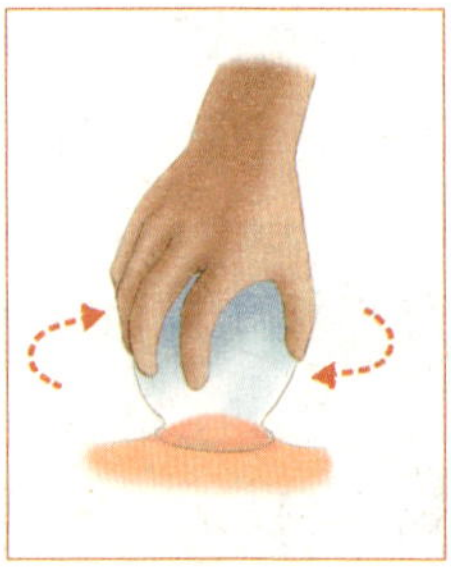

⑬ 留罐后来回转动火罐

提罐法是在留罐的基础上反复上提火罐30～40次，使肌肤上下移动，对相应的内脏产生治疗作用（图⑭）。此法常用于治疗腹部的疾患，如胃痛、腹痛、泄泻、痛经等。

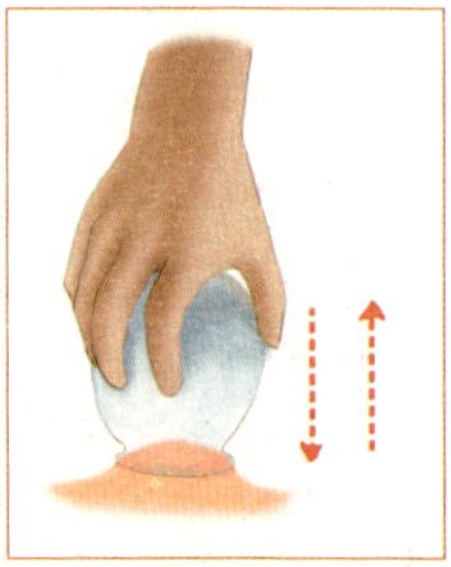

⑭ 在留罐的基础上，反复上提火罐

## 拔泡法

此法是在留罐法的基础上，使吸拔部位产生水疱的拔罐疗法。一般持续20～30分钟，直到有小米粒或者绿豆大小的密集的小水疱出现为止（图⑮）。

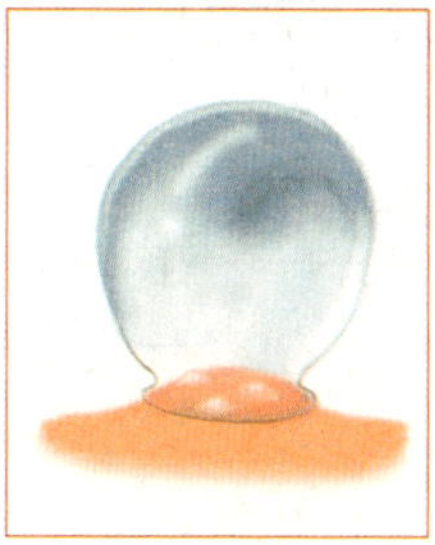

⑮ 在留罐法的基础上，使吸拔部位产生水疱

## 针罐法

此法是留针与拔罐结合运用的一种拔罐疗法。先用毫针在穴位上施用补泻法，然后在以针为中心的部位上拔罐，留罐10～20分钟（图⑯）。此法常用于治疗风湿痹症。

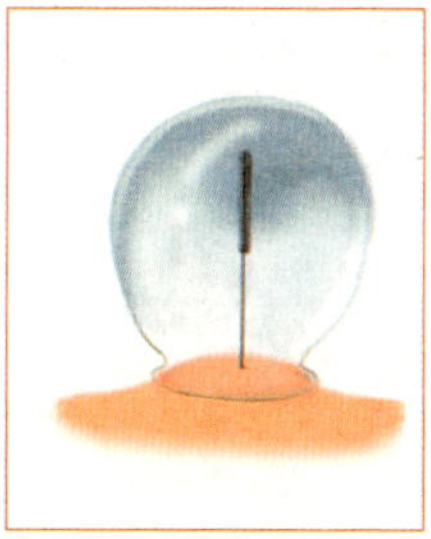

⑯ 用毫针施补泻法，以针为中心进行拔罐

## 血罐法

血罐法也称刺络拔罐法、刺血拔罐法。具体操作是：用三棱针点刺出血或用梅花针扣打病变部位，再行拔罐术，以加强治疗的效果（图⑰）。此法多用于治疗丹毒、乳腺炎、外伤瘀血等。

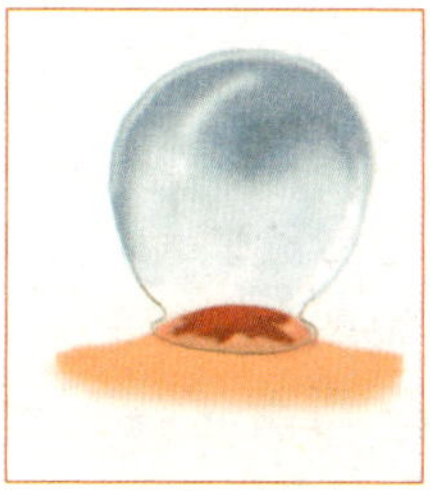

⑰ 先针刺出血再拔罐

## 挑痧拔罐法

此法是将拔罐和挑痧配合使用的一种拔罐疗法。具体操作是：先在选定的部位拔罐，待皮肤表面出现紫红或者紫黑的瘀斑后起罐，在瘀斑明显处用消毒针挑刺，每个部位挑2～3下，以皮肤渗液、渗血为度（图⑱）。此法常用于治疗中暑、闷痧、感染性热病、郁痧、痛经等。

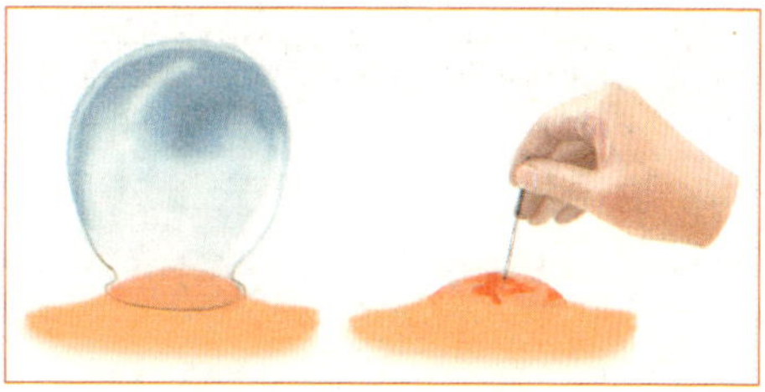

⑱ 先拔罐，在瘀斑明显处用消毒针挑刺

## 涂药拔罐法

首先在需要拔罐的部位涂上煮好的中药液，然后使火罐吸拔在施术部位，留罐15～20分钟（图⑲）。此法适用于各种慢性病及疑难病症。

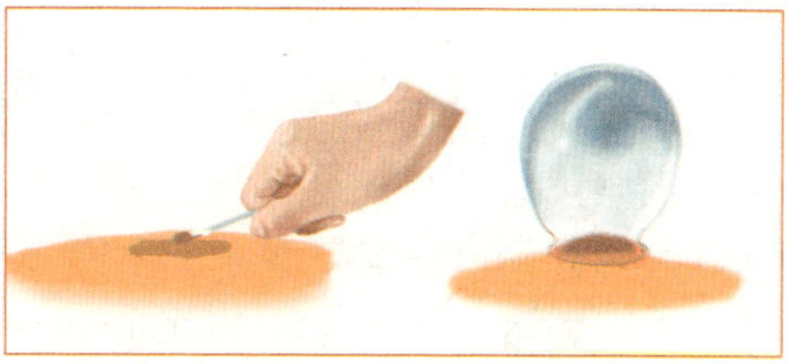

⑲ 先涂上药液再拔罐

# 正确拔罐分步详解

## 第一步：确定病症

对患者的临床表现进行全面分析，望、闻、问、切四诊合参，以确定是否属于适应证，有无禁忌，然后根据病症确定拔罐的部位，开出处方。基本法则是：实者泻之——不留罐；虚者补之——留罐；平补平泻——闪罐。

## 第二步：正确选取穴位

根据拔罐疗法的取穴配穴原则与方法，选取相应的经脉、穴位进行治疗。

## 第三步：确定体位

拔罐体位与拔罐的治疗效果直接相关，体位要能充分暴露被拔罐的部位，而且以患者感到舒适、能持久保持同一体位为主。常见的体位有以下4种。

### 仰卧位

患者自然地平躺在床上，全身放松，上肢平摆在身体的两侧，颈部以及膝部弯处用枕头垫起来。这种体位适用于头面部、胸腹部、上下肢前侧和外侧及手足部位的拔罐疗法。

### 俯卧位

患者自然地俯卧在床上，双上肢顺平摆在身体两侧，颌下垫一薄枕。此体位适用于颈部、背部、腰部、臀部及上下肢后侧的拔罐疗法。

### 侧卧位

患者自然地侧卧在床上，需要拔罐的下肢屈曲，其对侧的腿自然伸直，上肢屈曲放在身体的前侧。此体位适用于头面部、肩部、胸胁部、髋部、膝部的拔罐疗法。

### 坐位

患者倒坐在带有靠背的椅子上，双上肢自然重叠，抱住椅背。此体位适用于颈部、肩部、背部、双上肢和双下肢等处的拔罐疗法。

## 第四步：选择合适器具

在实际操作中，施术者要根据患者的年龄、性别、身体状况、病情及详细的需要拔罐的部位选用相应型号的火罐。比如背腰部、臀部、胸腹部、大腿部及体格强壮、属于实证的患者多选用大号罐；颈肩部、上肢、小腿部，以及体格瘦小者、老年人或小儿的腰背部、胸腹部可选用中号罐；头面部、关节处、足部和体弱者、病久者可选用小号罐。

另外还要准备拔罐用的润滑剂，排气用的各种器具和材料，以及处理晕罐、皮肤损伤等意外情况的药物和器械。

## 第五步：正确拔罐

### 选择排罐方法及拔罐顺序

火罐的排列方法有两种，一种称为密排法，又称为刺激法，指罐与罐之间的距离不超过1寸，适用于身体强壮而有疼痛症状者，有镇静、止痛消炎的作用；另一种称为疏排法，又称为弱刺激法，罐与罐之间的距离相隔1～2寸，适用于身体衰弱、肢体酸软无力者。

拔罐一般采用先上后下的原则，按照头、颈、背（胸椎部、腰椎部、骶椎部）、胸、腹、上肢、下肢的顺序进行。

### 清洁患部及温罐

首先用热毛巾清洁患部，再用干纱布擦干。如果天气比较寒冷，拔罐前可预先将要用的火罐放在火上烘烤，这个过程称为温罐，以火罐温度和体温相等，或稍高于体温为宜。注意温罐时只能烘烤罐底，不能烘烤罐口，以防罐口过热而烫伤皮肤。

### 根据患者情况安排拔罐时间和疗程

在拔罐过程中，施术者要积极询问患者的感觉，如果用的是玻璃罐，还要随时观察罐内皮肤的情况。如果火罐吸力过大，使患者疼痛，应当用左手握住罐体使其稍微倾斜，右手手指按压对侧的皮肤，形成一条微小的空隙，放少量空气进入，再重新扣好。如果患者感到吸着无力，可取下来再拔1次。

大号罐吸力较强，拔罐时间一般为5～10分钟；小号罐吸力较弱，拔罐时间可以保持10～15分钟。在拔罐次数方面，一般每日或隔日1次，10次为1个疗程，疗程之间间隔3～5日。

对于病情轻或慢性发作者，治疗时间宜短；对于病情重或急性发作者，治疗时间宜长。年龄大或体质差的患者，治疗时间宜短，间隔时间宜长；年轻或体质好的患者，治疗时间可稍长，间隔时间可稍短。

### 起罐及注意事项

起罐也称脱罐，施术者一只手扶住罐体，另一只手轻轻地按住罐口边缘的皮肤，或将抽气罐的进气阀拉起，空气缓缓进入罐内后，即可取下。如果空气进入得太快，罐内负压骤减，易使患者疼痛。起罐后，施术者要对局部皮肤进行按揉，以防患者受风而加重病情，并且患者要赶快穿好衣服，休息30分钟，并喝一些糖水，以恢复体力。

# 适宜拔罐和不适宜拔罐的情况

## 适宜拔罐的情况

| | | |
|---|---|---|
| 内科 | 呼吸系统 | 急性上呼吸道感染、支气管扩张、肺炎、肺气肿、肺结核 |
| | 消化系统 | 急慢性胃炎、胃神经官能症、胃溃疡、十二指肠溃疡、胃肠痉挛、慢性腹泻、肝硬化、肝炎、慢性胆囊炎等 |
| | 循环系统 | 高血压、低血压、冠心病、风湿性心脏病、病毒性心肌炎、心肌缺血、心肌梗死、心律不齐等 |
| | 运动系统 | 颈椎关节痛、肩关节及肩胛痛、肘关节痛、背痛、腰椎痛、骶椎痛、髋痛等 |
| | 神经系统 | 神经性头痛、肋间神经痛、坐骨神经痛 |
| | 泌尿系统 | 慢性肾小球肾炎、尿路感染、泌尿系结石等 |

## 不适宜拔罐的情况

| | | |
|---|---|---|
| 内科 | 呼吸系统 | 活动性肺结核 |
| | 循环系统 | 重度心脏病、心力衰竭 |
| | 血液系统 | 血友病、紫癜、失血症、白血病、恶性肿瘤等 |
| | 神经系统 | 重度神经质、狂病 |
| | 泌尿系统 | 全身性水肿 |
| 妇科 | | 月经期（注：月经是生育期女性重要的生理现象，月经期是月经发生的时期，正常的月经和月经期均不是疾病） |
| 外科 | | 手术局部疝气史、外科骨折、广泛性皮肤病 |
| 其他 | | 高热、全身剧烈抽搐或痉挛、施术部位溃疡、全身高度水肿、急性传染病 |
| 禁拔部位 | | 大血管通过之处、乳头、心脏搏动处、鼻部、耳部、前后阴部、静脉曲张部、浅显动脉分布处（如腹股沟动脉搏动处、足背动脉搏动处等）、孕妇腹部及腰骶部、敏感穴位、骨骼凹凸不平的部位、毛发过多的部位等 |

# 拔罐时出现这些问题怎么办

## 晕罐

在拔罐过程中，患者有头晕、目眩、恶心、心慌、面色苍白、冷汗淋漓、四肢厥逆、血压下降、脉搏细弱无力等表现，甚至突然丧失意识、晕厥，均为晕罐。

晕罐时，施术者应及时取下火罐，使患者平卧，采用头低足高的体位。对于症状比较轻的晕罐，给患者喝一些糖盐水，使其静卧片刻即可。对于症状比较重的晕罐，可将卧龙散或通关散吹入患者鼻内，连吹2～3管，患者打几个喷嚏之后，神志即可清醒；也可以针刺百会、人中、内关、中冲、少商、合谷、十宣等穴或艾灸百会、中极、关元、涌泉等穴。一般初次接受治疗的患者，尤其是年老体弱者、儿童及神经紧张、空腹的患者比较容易出现晕罐。

## 气胸

在使用针罐法时，要注意拔罐可以使皮肤凸起，肌肉收缩，加上底部的撞压容易使针体弯曲或针尖的深度增加，尤其是在胸背部，容易导致气胸，因此要慎用此法。如果出现气胸，一定要让患者先卧床休息，并送医院治疗。

起罐后，拔罐部位会出现潮红或紫红色罐斑，用无菌纱布或干棉球轻轻擦去罐斑处的水珠、润滑剂、血迹等。如果拔罐部位有痒感，要嘱咐患者不能用手抓，以免感染。

## 烫伤

拔罐容易出现烫伤的情况。造成烫伤的主要原因有：酒精过多，滴在皮肤上烫起血疱；火离罐口太近，烫伤皮肤。为了防止烫伤，可以事先在拔罐部位抹些水，使局部温度降低，保护皮肤不被烫伤；酒精棉球的火焰一定要朝向罐底，不能挨着罐口，罐口也不能沾上酒精。

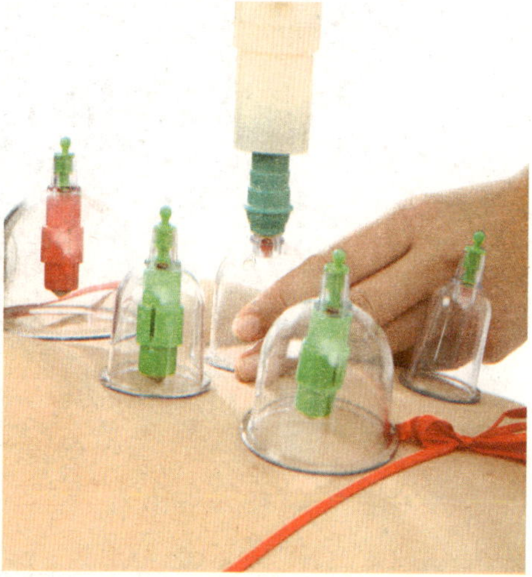

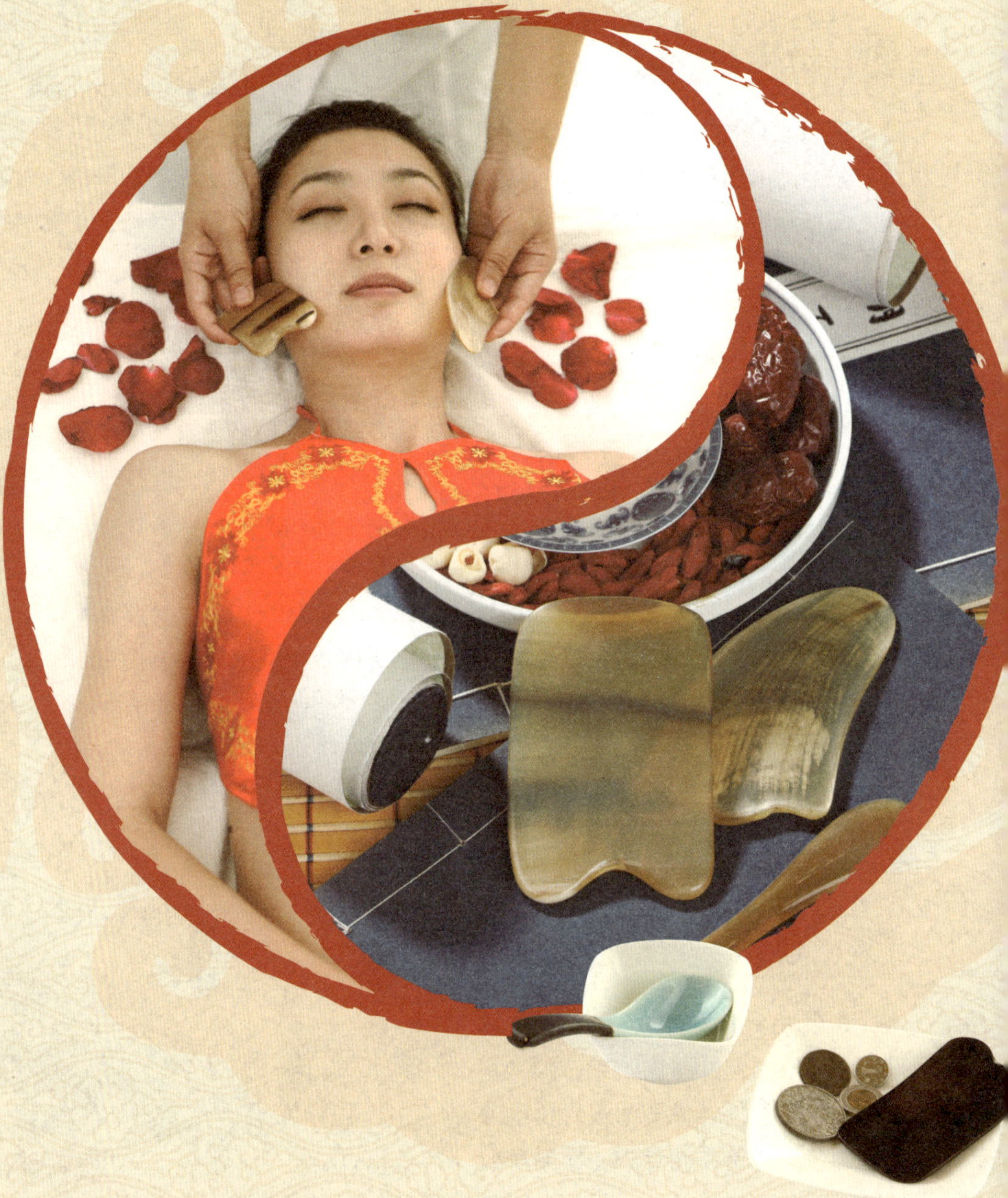

第三章

# 经穴是刮痧、拔罐作用于人体的基础

在进行刮痧、拔罐时，根据病症正确选取经穴，可取得良好的治疗效果。如果经穴选取不当，则会适得其反。本章介绍了刮痧、拔罐常用的人体经穴位置、取穴法及主要功效，以让读者在刮痧、拔罐时能正确选取经穴，实现养生祛病的目的。

# 十二经脉之手太阴肺经

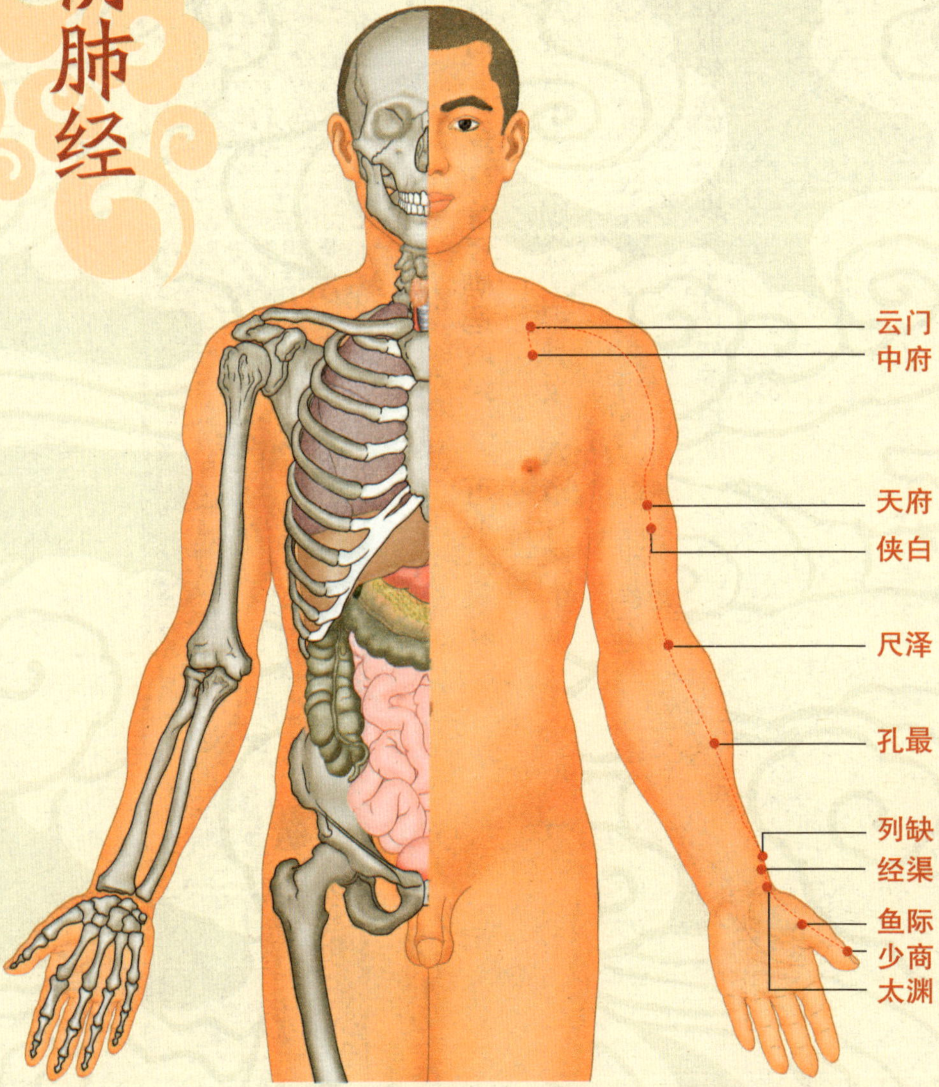

## 手太阴肺经常用腧穴

### 云门

主要功效

清肺理气

〈标准定位〉

在肩胛骨喙突上方，锁骨下窝凹陷中，前正中线旁开6寸。

〈简易取法〉

在锁骨下缘，距前正中线6寸。

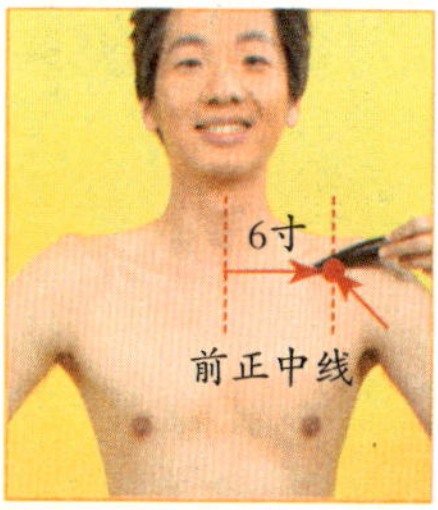


### 中府

主要功效

止咳平喘

〈标准定位〉

在胸前壁，云门下1寸，横平第1肋间隙，前正中线旁开6寸。

〈简易取法〉

以手叉腰，先取云门，在云门直下约1寸，横平第1肋间隙，前正中线旁开6寸。

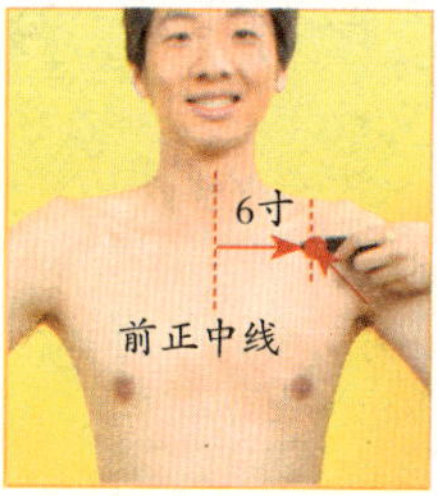


### 尺泽

主要功效

调理肺气

〈标准定位〉

在肘区，位于肘横纹上，肱二头肌腱桡侧缘凹陷中。

〈简易取法〉

仰掌，微屈肘，在肘横纹上，肱二头肌腱桡侧缘凹陷中。

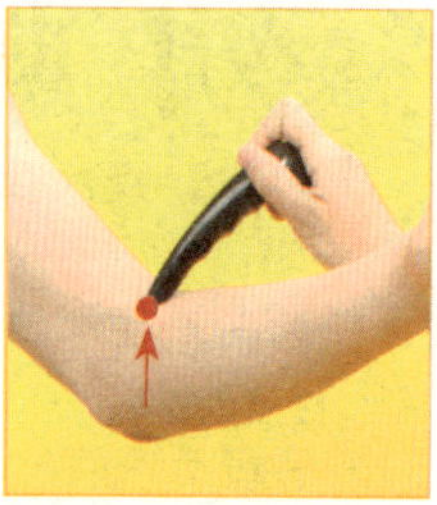

### 天府

主要功效

调理肺气，安神定志

〈标准定位〉

在臂内侧面，肱二头肌桡侧缘，腋前纹头下3寸。

〈简易取法〉

坐位，臂向前平举，俯头，鼻尖接触上臂侧处。

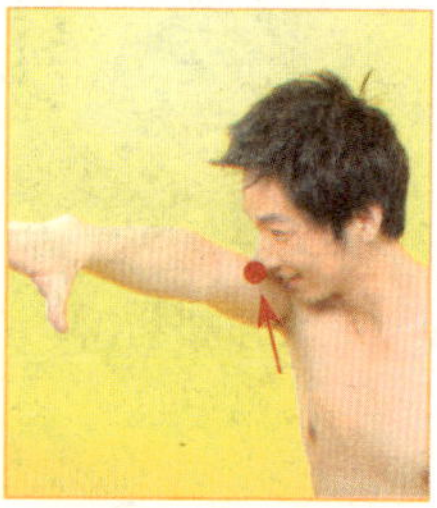

## 侠白

**主要功效**

宣肺理气，宽胸理胃

**标准定位**

在臂内侧面，肱二头肌桡侧缘，腋前纹头下4寸或肘横纹上5寸。

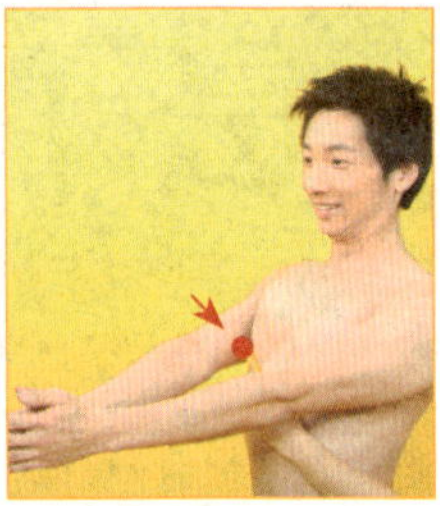

**简易取法**

正坐，两手合掌向前伸直，夹住乳房，此时乳头所指的手臂内侧处。

## 孔最

**主要功效**

清热止血

**标准定位**

在前臂掌面的桡侧，尺泽与太渊连线上，腕横纹上7寸。

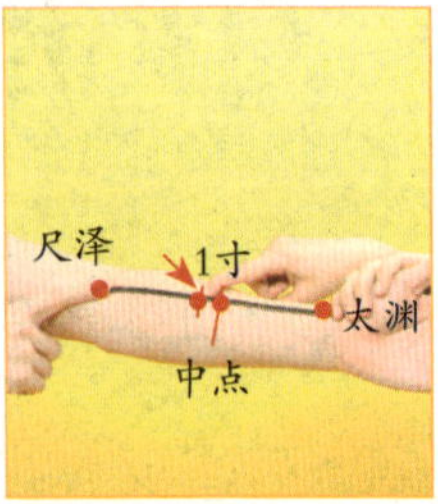


**简易取法**

伸臂侧掌，尺泽与太渊连线中点上1寸。

## 列缺

**主要功效**

宣肺疏风

**标准定位**

在前臂，桡骨茎突上方，腕横纹上1.5寸，拇短伸肌腱与拇长展肌腱之间。

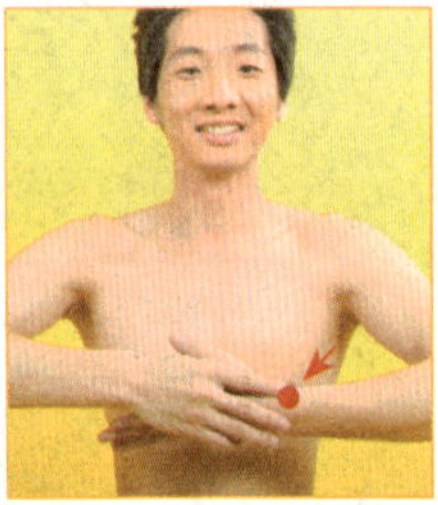

**简易取法**

左右两手虎口交叉，一手食指压在另一手的桡骨茎突上，食指尖到达处。

## 经渠

**主要功效**

宣肺利咽，降逆平喘

**标准定位**

在前臂掌面桡侧缘，桡骨茎突与桡动脉之间，腕横纹上1寸。

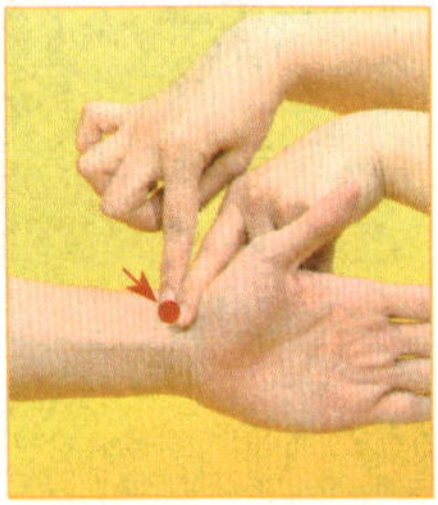

**简易取法**

伸臂侧掌，腕横纹上1横指凹陷处。

## 太渊

**主要功效**

调理肺气

**〈标准定位〉**

位于腕掌侧横纹桡侧，桡动脉桡侧凹陷处。

**〈简易取法〉**

坐位，在腕部，伸臂侧掌，在腕掌侧横纹桡侧轻触桡动脉，从感觉到搏动处稍微往桡侧移动，至凹陷处。

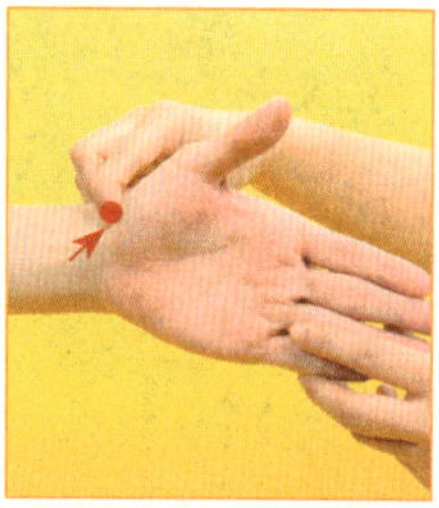

## 鱼际

**主要功效**

清泻肺热

**〈标准定位〉**

第1掌指关节后凹陷处，约在第1掌骨桡侧中点赤白肉际处。

**〈简易取法〉**

仰掌，在第1掌指关节后，第1掌骨中点，掌后白肉（大鱼际肌）隆起的边缘，赤白肉际处。

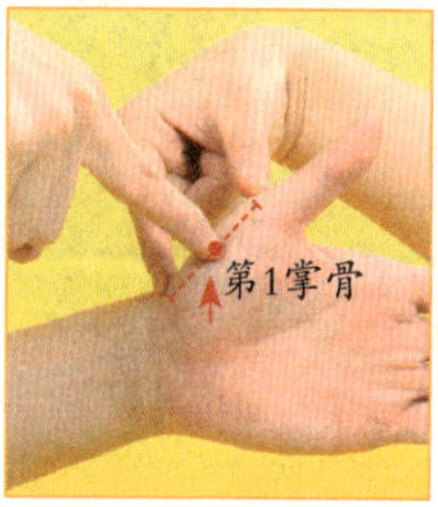


## 少商

**主要功效**

醒脑开窍

**〈标准定位〉**

在手拇指末节桡侧，距离指甲角约0.1寸。

**〈简易取法〉**

俯掌，在手拇指末节桡侧，沿指甲桡侧画一直线，与指甲基底缘水平线交点处，按压有明显痛感。

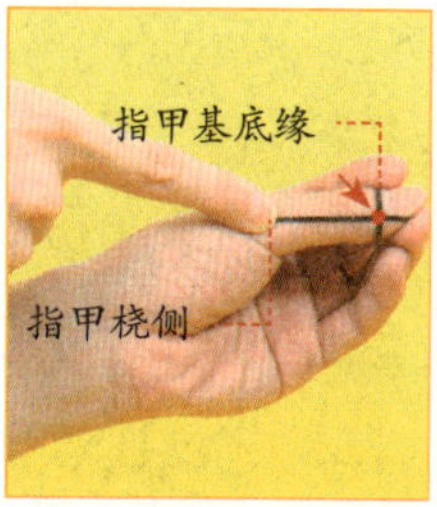


## 经脉知识一点通

**保健手太阴肺经的最佳时段**

手太阴肺经经气最旺的时间是寅时，也就是凌晨3—5点，人们往往处于睡眠之中，这时按摩手太阴肺经显然是不现实的。不妨在足太阴脾经经气最旺的时候，也就是上午9—11点按摩足太阴脾经，同样能达到祛病养生的效果。

# 十二经脉之手阳明大肠经

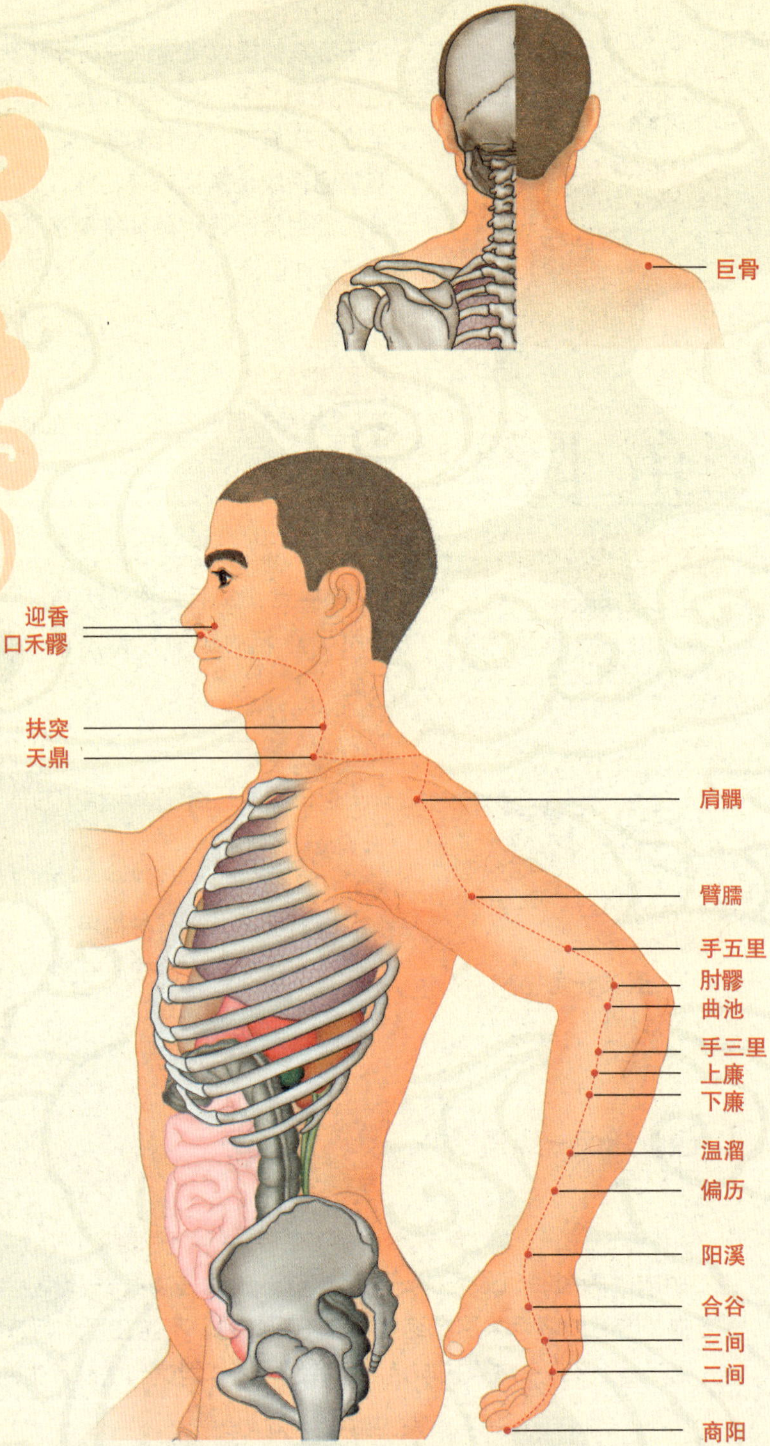

## 手阳明大肠经常用腧穴

### 上廉

主要功效

通经活络

【标准定位】

在前臂背面桡侧，阳溪与曲池连线上，肘横纹下3寸。

【简易取法】

前臂侧立，掌向胸，在曲池下4横指（3寸），桡骨内侧处。

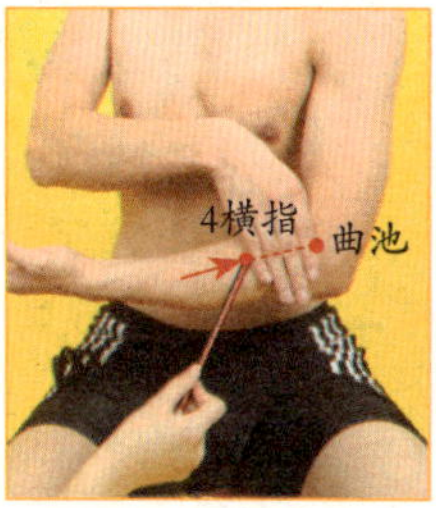


### 下廉

主要功效

调理肠腑

【标准定位】

在前臂背面桡侧，阳溪与曲池连线上，肘横纹下4寸。

【简易取法】

前臂侧立，屈肘，掌向胸，在阳溪与曲池连线上2/3与1/3的交点处。

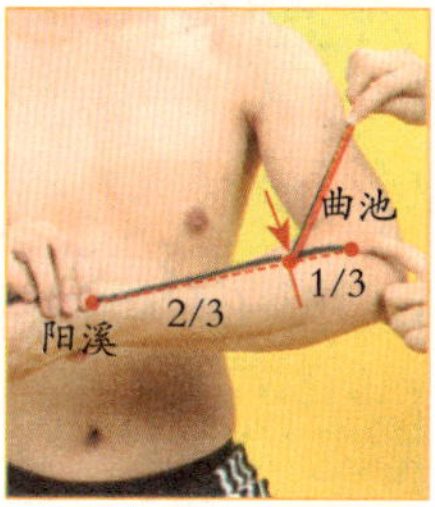


### 合谷

主要功效

镇静止痛、通经活络、散寒泻热

【标准定位】

在手背，位于第1、2掌骨间，约平第2掌骨桡侧的中点。

【简易取法】

俯掌，微握拳，在手背第2掌骨桡侧的中点处，按压有酸胀感。

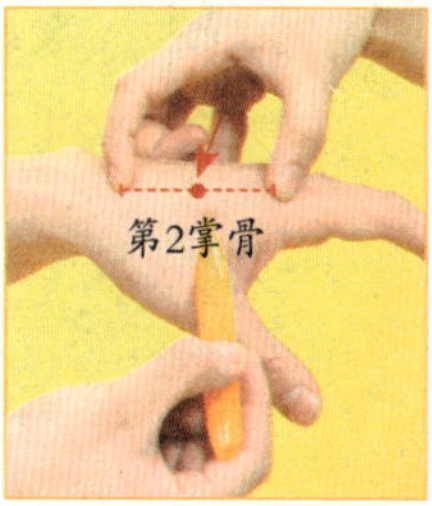


### 阳溪

主要功效

舒筋利节

【标准定位】

在腕后外侧，腕背侧远端横纹桡侧，桡骨茎突远端，解剖学“鼻烟窝”凹陷中。

【简易取法】

在手腕背侧，当手拇指伸直上翘时，在拇短伸肌腱和拇长伸肌腱之间的凹陷处。

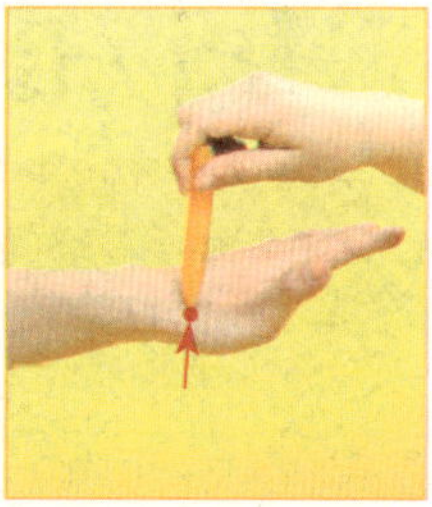

## 商阳

**主要功效**

开窍苏厥

**〈标准定位〉**

在手指，食指末节桡侧，指甲根角侧上方0.1寸。

**〈简易取法〉**

坐位，伸指俯掌，在食指指甲底部与桡侧缘两引线的交点处，距离指甲根角约0.1寸。

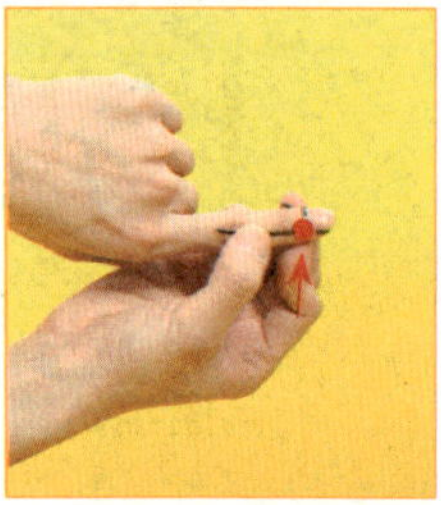

## 手三里

**主要功效**

理气通腑、通经活络

**〈标准定位〉**

在前臂背面桡侧，阳溪与曲池连线上，肘横纹下2寸。

**〈简易取法〉**

侧腕屈肘，从曲池处开始，沿阳溪与曲池的连线向下量约2寸处。

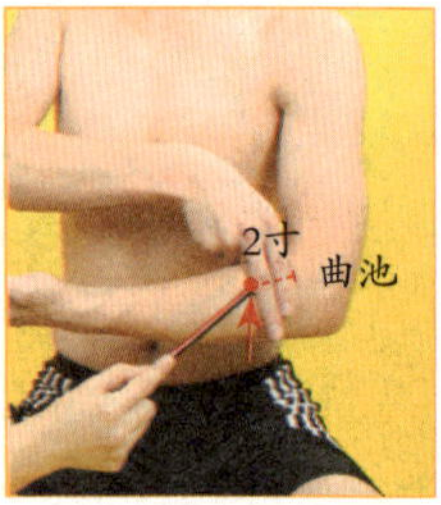


## 曲池

**主要功效**

调和营卫、疏风清热、消肿止痛

**〈标准定位〉**

在肘横纹外侧端，屈肘，即尺泽与肱骨外上髁连线的中点处。

**〈简易取法〉**

屈肘90°，肘横纹外侧端外的凹陷中心处即该穴，按压有酸胀感。

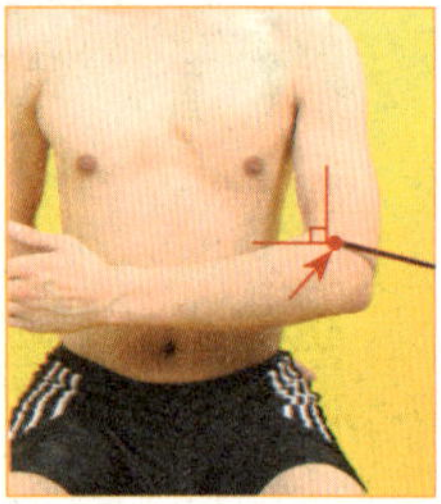

## 肘髎

**主要功效**

舒筋活络

**〈标准定位〉**

在臂外侧，屈肘，曲池上方1寸，肱骨边缘处。

**〈简易取法〉**

在臂外侧，屈肘，先取曲池，再向上量1横指（约1寸）的肱骨边缘处。

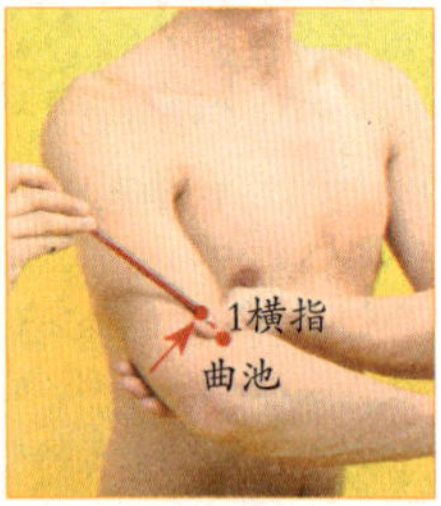

## 手五里

主要功效

理气散结

〖标准定位〗

在臂部，曲池与肩髃连线上，肘横纹上3寸。

〖简易取法〗

抬臂屈肘，曲池与肩髃连线，从曲池向上量4横指，肱骨桡侧缘的凹陷处。

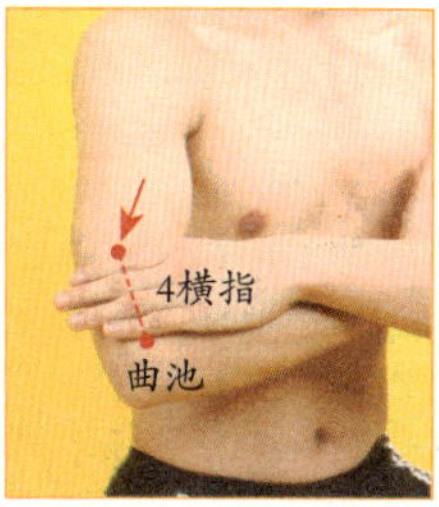


## 臂臑

主要功效

祛风通络

〖标准定位〗

在臂部，曲池与肩髃连线上，约曲池上7寸，自然垂臂时，三角肌前缘处。

〖简易取法〗

在三角肌与肱骨的交点处，即曲池与肩髃连线且曲池向上7寸处，按压有酸胀感。

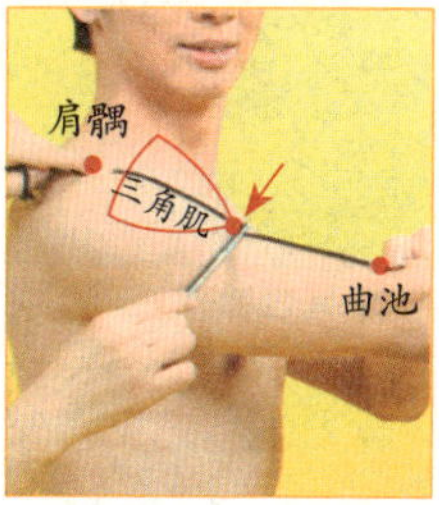


## 肩髃

主要功效

疏散风热、通利关节

〖标准定位〗

在肩部三角肌上，臂外展或向前平伸时，肩峰前下方凹陷中。

〖简易取法〗

屈肘外展，肩峰外侧缘前一处较深的凹陷中。

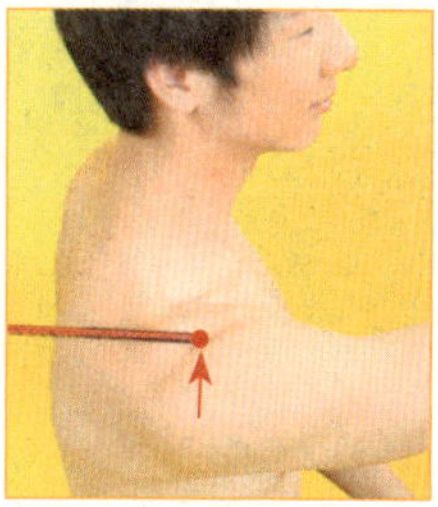

## 巨骨

主要功效

散结消肿

〖标准定位〗

在肩带部，锁骨肩峰端与肩胛冈之间凹陷中。

〖简易取法〗

在肩上部，锁骨肩峰端与肩胛冈之间的凹陷中，按压有酸痛感。

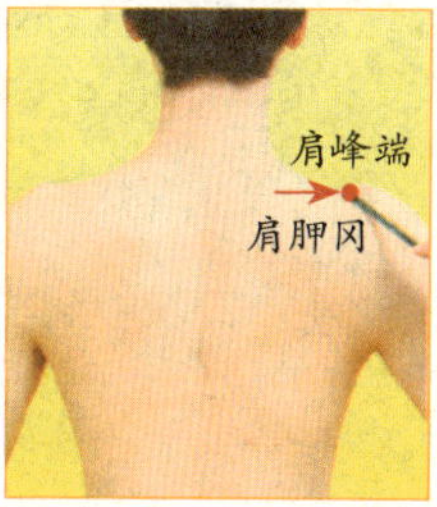

# 十二经脉之足阳明胃经

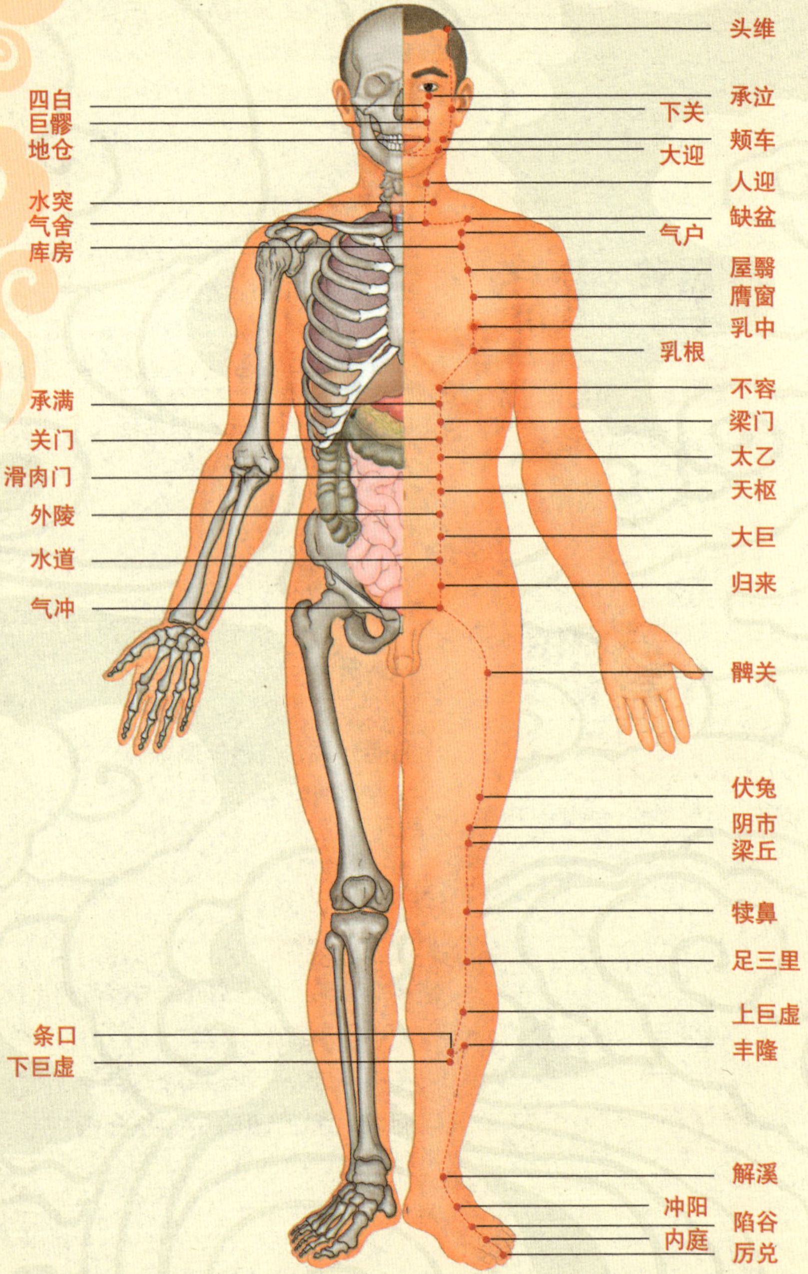
头维
承泣
四白
下关
巨髎
颊车
地仓
大迎
人迎
水突
缺盆
气舍
气户
库房
屋翳
膺窗
乳中
乳根
不容
承满
梁门
关门
太乙
滑肉门
天枢
外陵
大巨
水道
归来
气冲
髀关
伏兔
阴市
梁丘
犊鼻
足三里
上巨虚
条口
丰隆
下巨虚
解溪
冲阳
陷谷
内庭
厉兑

## 足阳明胃经常用腧穴

### 缺盆

主要功效

调理气血，止咳平喘

【标准定位】

在锁骨上窝中央，距前正中线4寸。

【简易取法】

正坐，在乳中线上，锁骨上窝中央处。

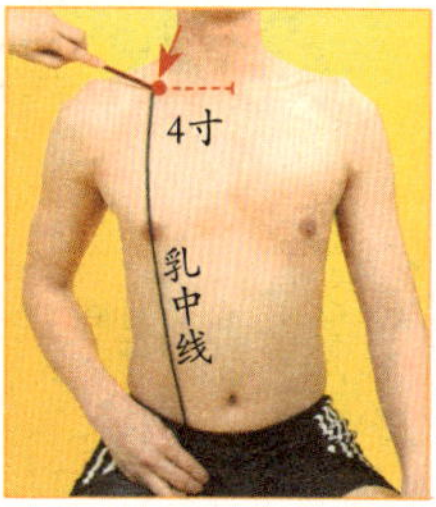


### 足三里

主要功效

健脾和胃，扶正培元

【标准定位】

在小腿外侧，犊鼻下3寸，犊鼻与解溪连线上。

【简易取法】

坐位屈膝，取犊鼻，自犊鼻向下量4横指（3寸）处，按压有酸胀感。

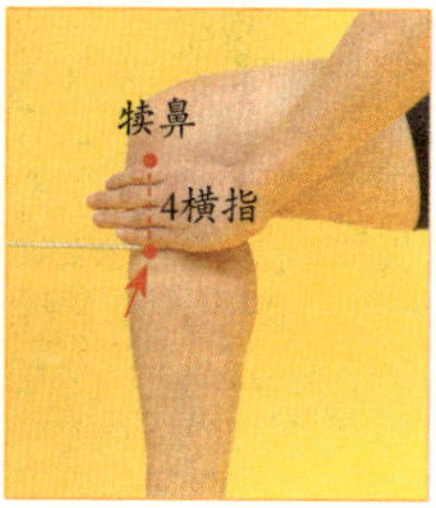


### 丰隆

主要功效

健脾化痰，和胃降逆

【标准定位】

在小腿外侧，外踝尖上8寸，胫骨前肌前缘约2横指（食指和中指）处。

【简易取法】

坐位屈膝，先确定犊鼻的位置，取犊鼻与外踝尖连线的中点，在腓骨略前方肌肉丰满处，按压略有沉重感。

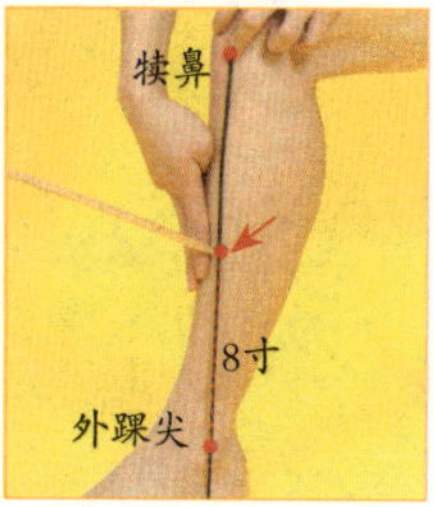


### 大迎

主要功效

祛风通络，消肿止痛

【标准定位】

在面部，下颌角前方，咬肌附着部的前缘凹陷中，面动脉搏动处。

【简易取法】

侧坐，在下颌角前方约1.3寸，咬肌附着部的前缘凹陷中。

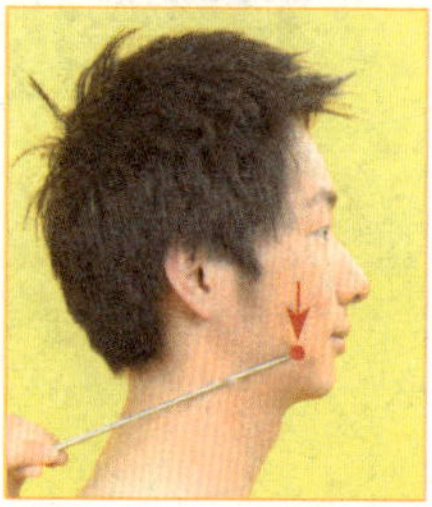

## 颊车

**主要功效**

消肿止痛

**标准定位**

在面颊部，下颌角前上方1横指，闭口咬紧牙时咬肌隆起，放松时按之有凹陷处。

**简易取法**

侧坐，下颌角直上4分（1分约合0.33厘米）、向前1横指处，闭口咬紧牙时咬肌隆起，放松时按压有酸胀感。

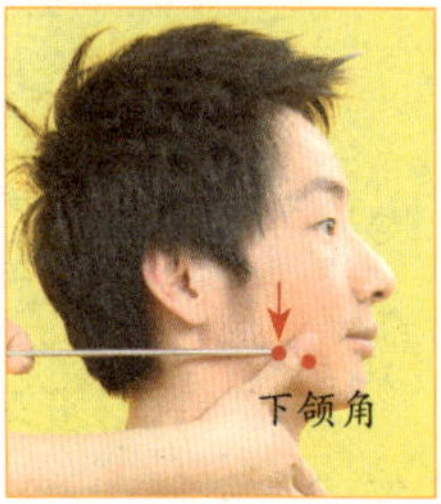


## 下关

**主要功效**

消肿止痛，聪耳通络

**标准定位**

在面部耳前方，颧弓下缘中央与下颌切迹之间凹陷中。

**简易取法**

侧坐，闭口，耳屏前约1横指、颧弓下缘凹陷中，合口有孔，张口即闭。

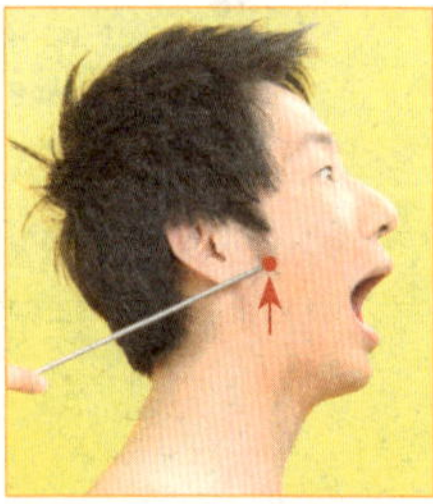

## 历兑

**主要功效**

清热和胃，通经活络

**标准定位**

在足趾，第2趾末节外侧，趾甲根角侧后方0.1寸。

**简易取法**

正坐，在足第2趾，由足背第2趾趾甲外侧缘与趾甲下缘各做一垂线的交点处，按压有痛感。

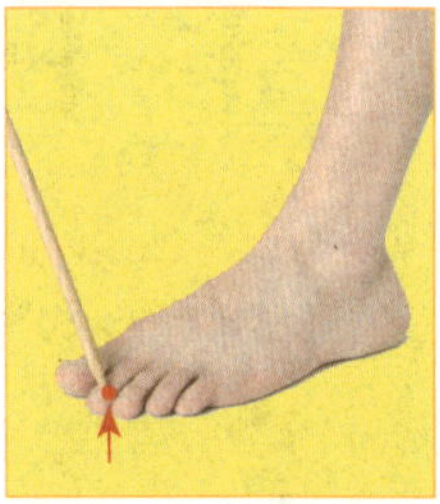

## 内庭

**主要功效**

清胃泻火，理气止痛

**标准定位**

在足背，第2、3趾间，趾蹼缘后方赤白肉际处。

**简易取法**

正坐，在足背第2、3趾间，趾蹼缘后方赤白肉际处，按压有酸胀感。

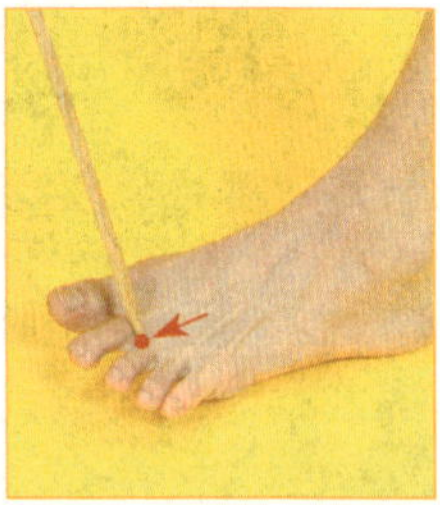

## 屋翳

**主要功效**

理气安神，活络通乳

**标准定位**

在前胸部，第2肋间隙，前正中线旁开4寸。

**简易取法**

正坐位，从乳头沿垂直线向上推2个肋间隙（男性乳头所在的肋间隙为第4肋间隙，再向上数2肋即第2肋间隙）处，按压有酸胀感。

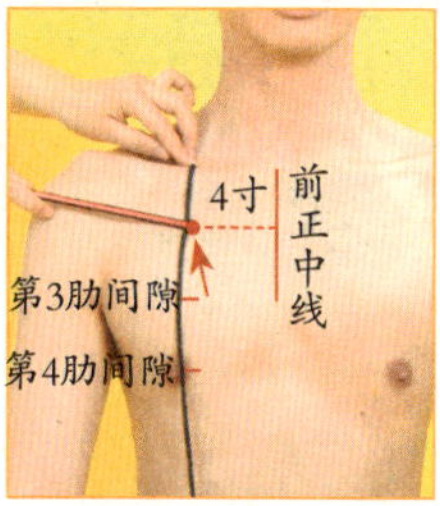


## 不容

**主要功效**

调中和胃，理气止痛

**标准定位**

在上腹部，脐中上6寸，前正中线旁开2寸。

**简易取法**

坐位，从肚脐向上量2个4横指（6寸），再水平旁开约2横指（2寸）处，按压有酸胀感。

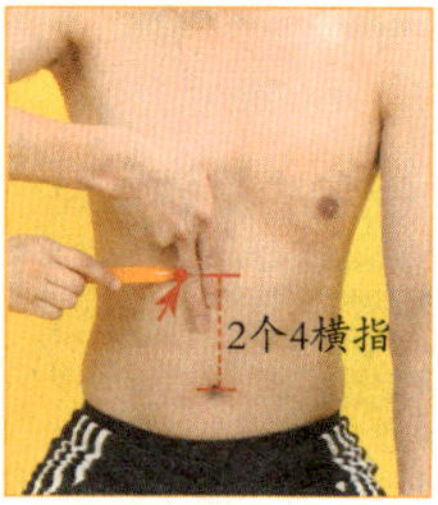


## 大巨

**主要功效**

调理肠胃，固肾纳气

**标准定位**

在下腹部，脐中下2寸，前正中线旁开2寸。

**简易取法**

坐位，从肚脐沿前正中线向下量约2横指，再水平旁开约2横指处，按压有酸胀感。

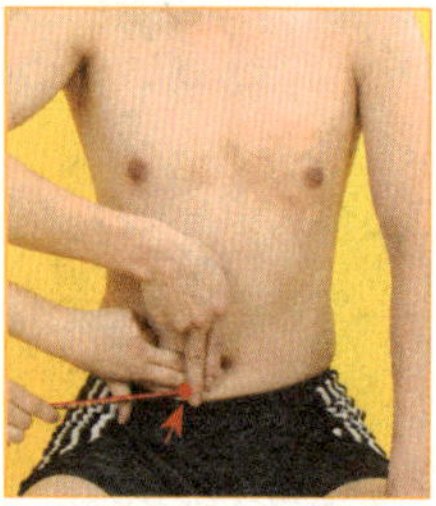

## 犊鼻

**主要功效**

通经活络，消肿止痛

**标准定位**

在膝前区，髌骨下缘，髌骨与髌韧带外侧凹陷中。

**简易取法**

坐位，屈膝成135°，在髌骨下缘，髌韧带外侧凹陷中，按压有酸胀感。

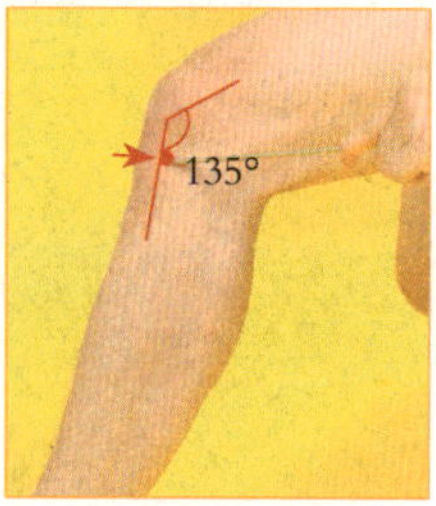

# 十二经脉之足太阴脾经

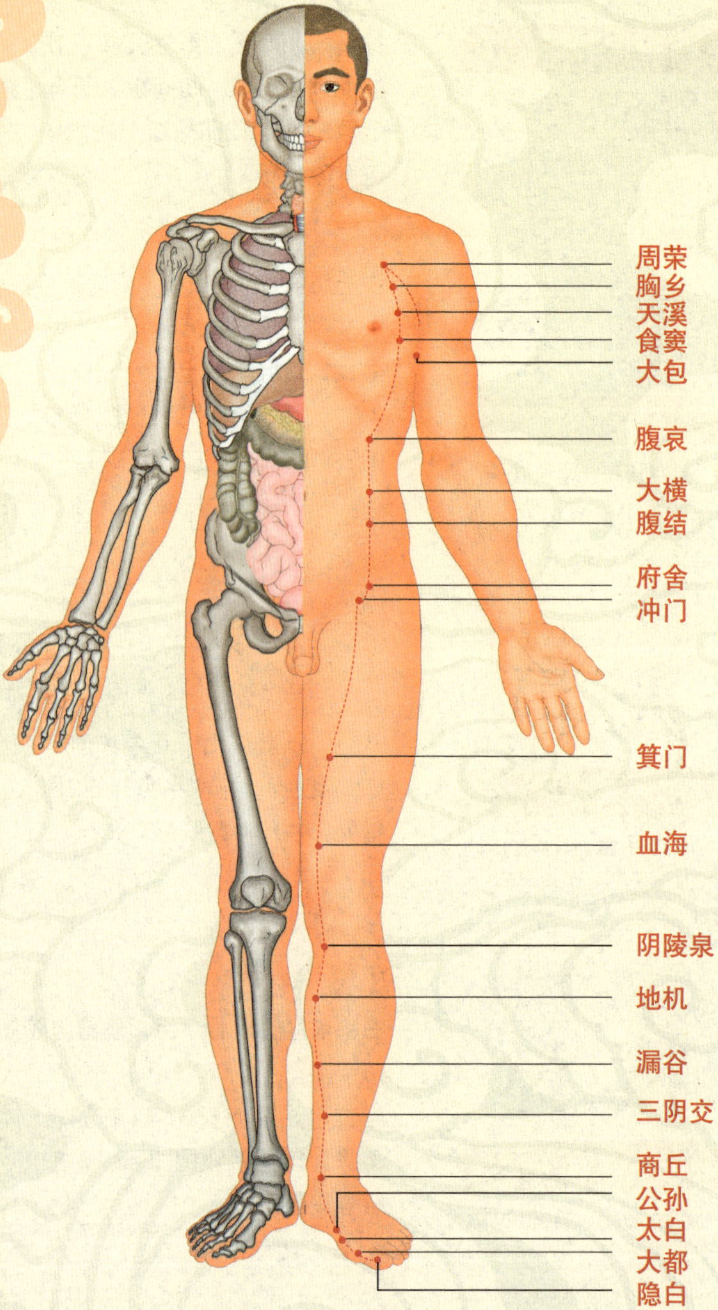

## 足太阴脾经常用腧穴

### 府舍

主要功效

健脾理气，散结止痛

〈标准定位〉

在下腹部，脐中下4.3寸，前正中线旁开4寸。

〈简易取法〉

仰卧，先于曲骨上0.7寸处作点，此点旁开4寸处。

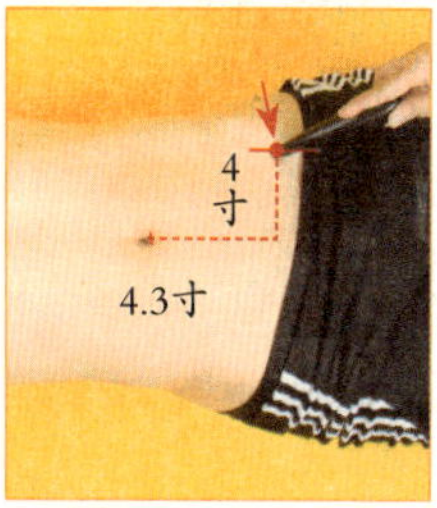


### 大都

主要功效

健脾和中，泻热止痛

〈标准定位〉

在足趾，第1跖趾关节远端赤白肉际凹陷中。

〈简易取法〉

正坐，在足大趾与足掌构成的关节（第1跖趾）的前下方，即掌背交界线处的凹陷中，按压有酸胀感。

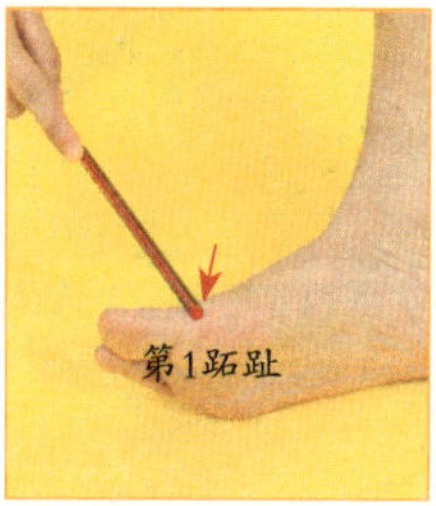


### 太白

主要功效

健脾和胃，清热化湿

〈标准定位〉

在足内侧，第1跖趾关节近端赤白肉际凹陷中。

〈简易取法〉

坐位，在第1跖趾的后下方，即掌背交界线处的凹陷中，按压有酸胀感。

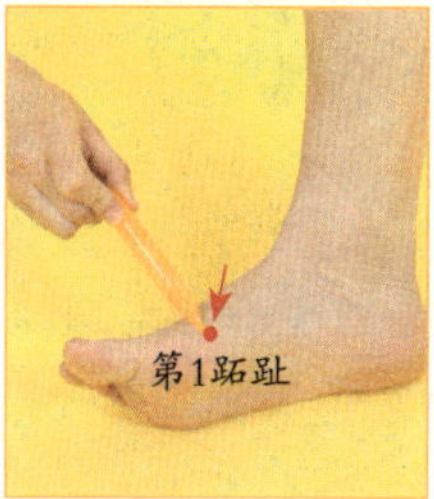


### 公孙

主要功效

健脾和胃，调理冲任

〈标准定位〉

在足内侧，第1跖骨底的前下缘赤白肉际处。

〈简易取法〉

在第1跖骨的内侧，向后用手推有一弓形骨（足弓），弓形骨后端下缘的凹陷中，按压有酸胀感。

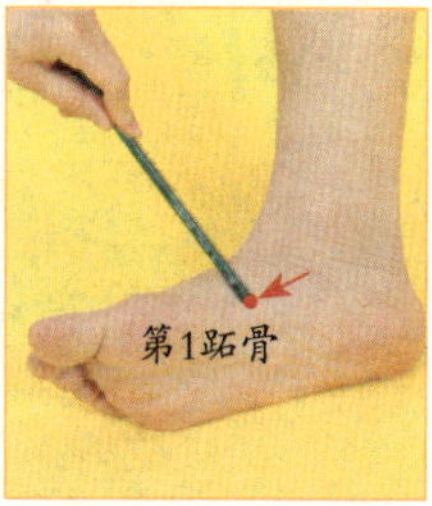

## 商丘

主要功效

健脾化湿，通调肠胃

标准定位

在足内侧，内踝前下方，舟骨粗隆与内踝尖连线中点凹陷中。

简易取法

侧坐垂足，内踝前缘直线与内踝下缘横线的交点处，按压有酸胀感。

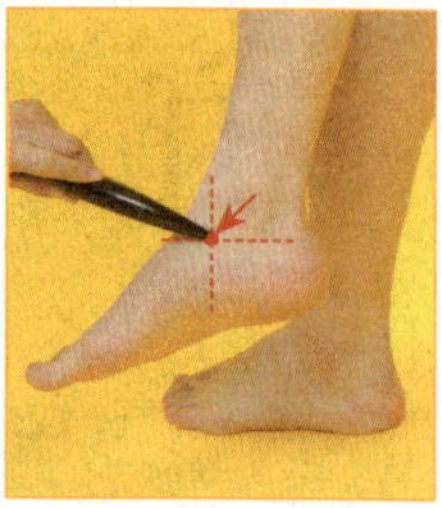

## 三阴交

主要功效

健脾和胃，调经止带

标准定位

在小腿内侧，内踝尖上3寸，胫骨内侧缘后际。

简易取法

侧坐垂足，在内踝尖向上量4横指，胫骨内侧面后缘，按压有酸胀感。

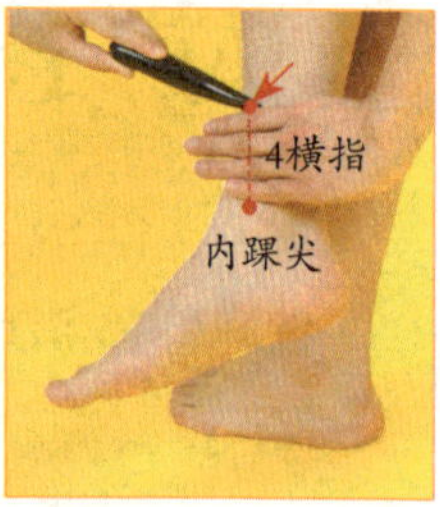


## 漏谷

主要功效

健脾和胃，利尿除湿

标准定位

在小腿内侧，内踝尖上6寸，胫骨内侧缘后际。

简易取法

取侧坐位，垂足，在小腿内侧，从内踝尖向上量2个4横指处，胫骨内侧面后缘，按压有酸胀感。

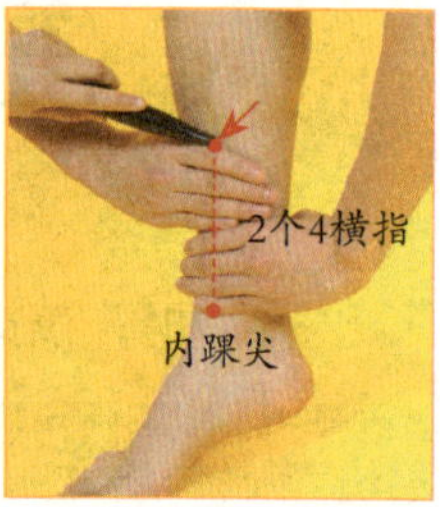


## 地机

主要功效

健脾渗湿，调经止带

标准定位

在小腿内侧，阴陵泉下3寸，胫骨内侧缘后际。

简易取法

取侧坐位，在小腿内侧，内踝尖与阴陵泉连线上，阴陵泉下4横指处，按压有酸胀感。

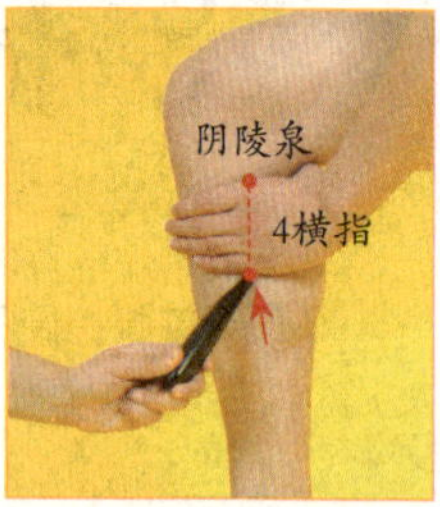

## 阴陵泉

主要功效

健脾理气，通经活络

〈标准定位〉

在小腿内侧，胫骨内侧髁下缘与胫骨内侧缘之间的凹陷中。

〈简易取法〉

侧坐屈膝，在膝部内侧，胫骨内侧髁下缘，与胫骨粗隆下缘平齐处，按压有酸胀感。

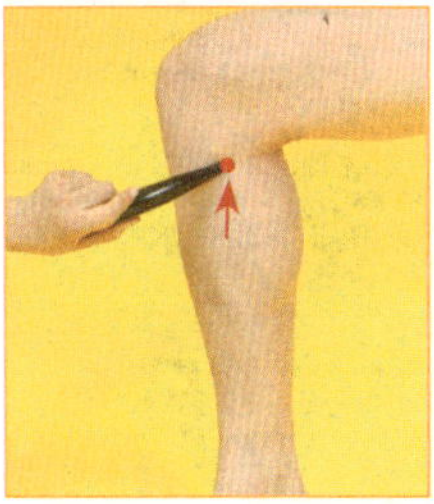

## 血海

主要功效

健脾化湿，调经统血

〈标准定位〉

在股前内侧，髌底内侧端上2寸，股内侧肌隆起处。

〈简易取法〉

侧坐屈膝90°，用左手掌心对准右髌骨中央，手掌伏于膝盖上，拇指与其他4指约成45°，拇指尖所指处。

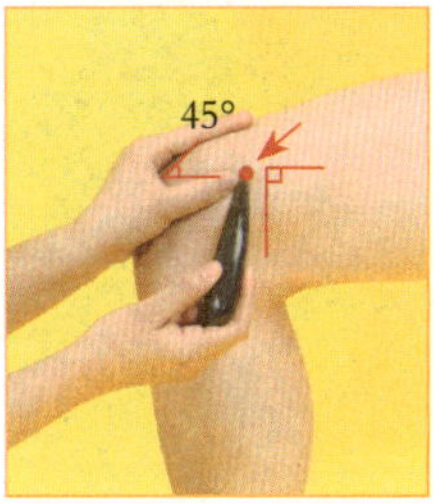


## 箕门

主要功效

健脾渗湿，通利下焦

〈标准定位〉

在股内侧，髌底内侧端与冲门的连线上1/3与下2/3交点，长收肌和缝匠肌交角的动脉搏动处。

〈简易取法〉

坐位，两腿微张开，在缝匠肌内侧缘，血海上2个4横指处，按压有酸胀感。

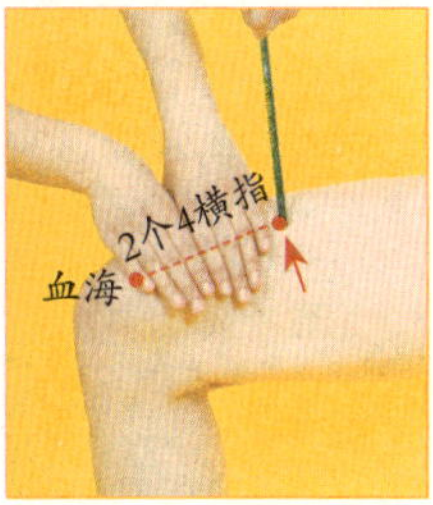


## 隐白

主要功效

调经统血，健脾回阳

〈标准定位〉

在足趾，大趾末节内侧，趾甲根角侧后方0.1寸。

〈简易取法〉

正坐位，足着地，在足大趾甲内侧缘线与基底部线的交点处，按压有痛感。

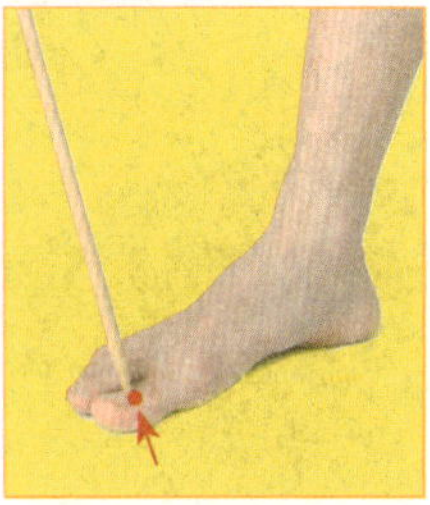

# 十二经脉之手少阴心经

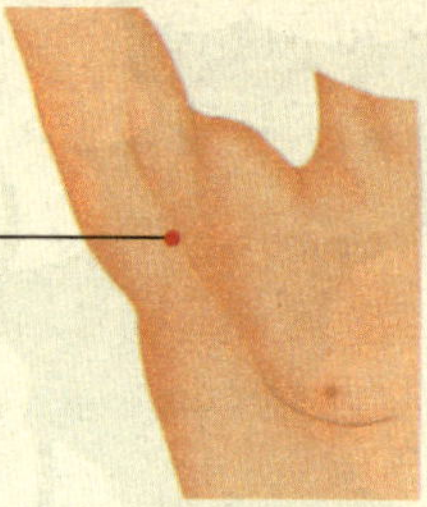


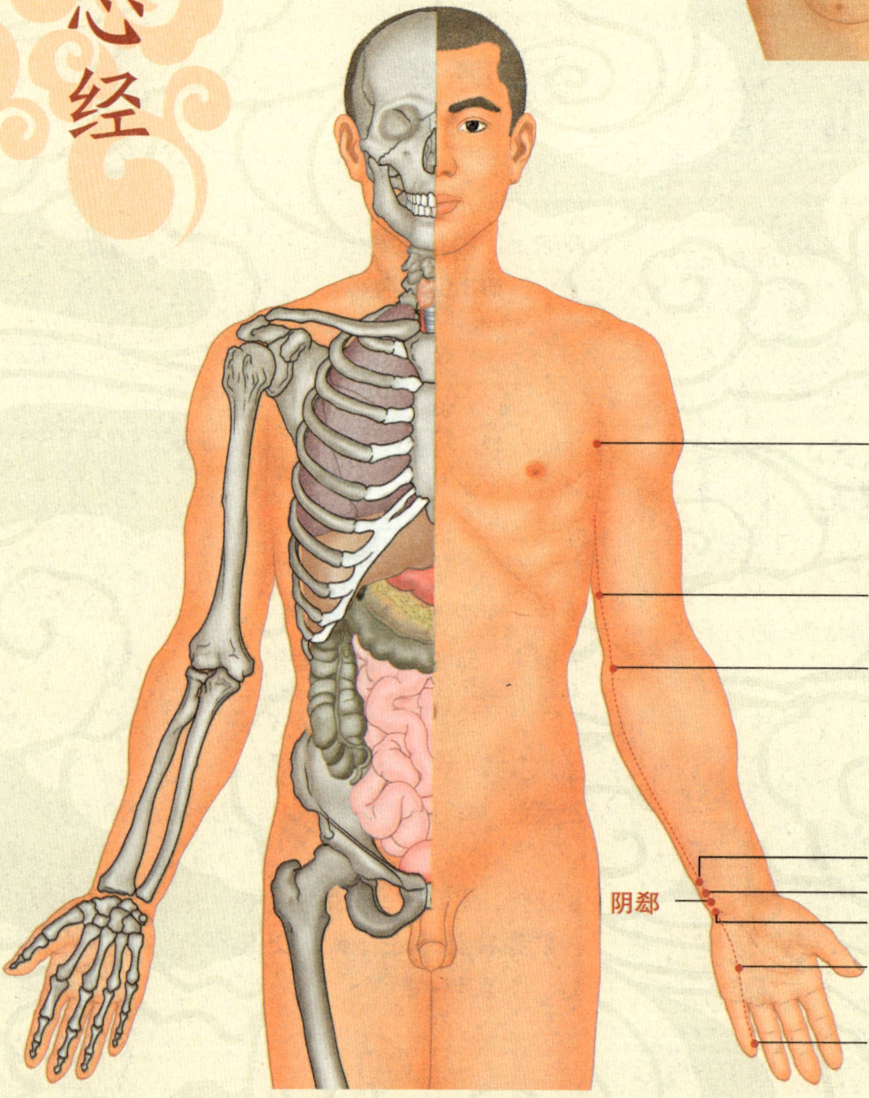

## 手少阴心经常用腧穴

### 少海

主要功效

理气通络，宁心安神

〈标准定位〉

在肘前内侧，横平肘横纹，肱骨内上髁前缘。

〈简易取法〉

屈肘举臂，以手抱头，在肘内侧横纹尽头处，按压有酸胀感。

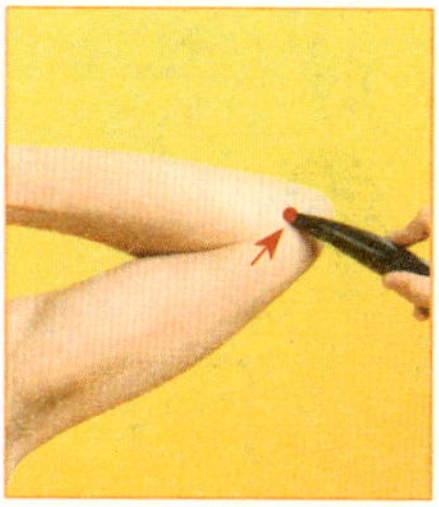

### 极泉

主要功效

宽胸宁心，活络止痛

〈标准定位〉

在腋窝中央，腋动脉搏动处。

〈简易取法〉

屈肘上臂外展，手掌按于后枕部，在腋窝中部动脉搏动处，按压有酸痛感。

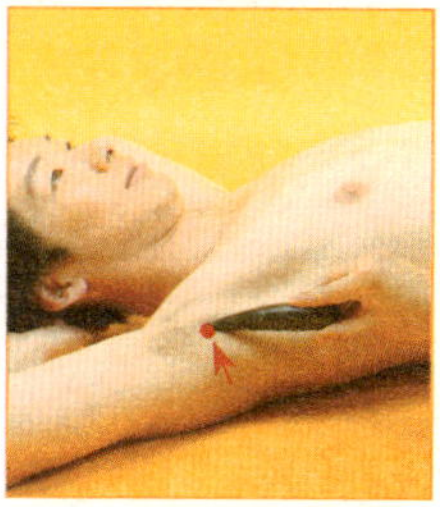

### 神门

主要功效

宁心安神，通经活络

〈标准定位〉

在腕前内侧，腕掌侧远端横纹尺侧端，尺侧腕屈肌腱的桡侧缘。

〈简易取法〉

仰掌，在腕骨后缘，尺侧腕屈肌的桡侧，掌后第1横纹上，按压有酸痛感。

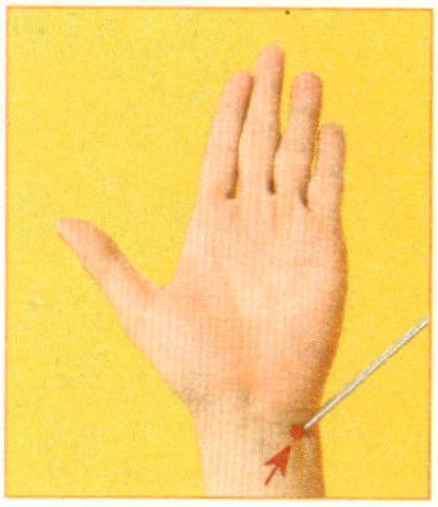

### 少府

主要功效

清心泻火，理气活络

〈标准定位〉

在手掌，横平第5掌指关节近端，第4、5掌骨之间。

〈简易取法〉

在手掌，仰掌，握拳，手指屈向掌心横纹，在小指尖下凹陷处，按压有酸痛感。

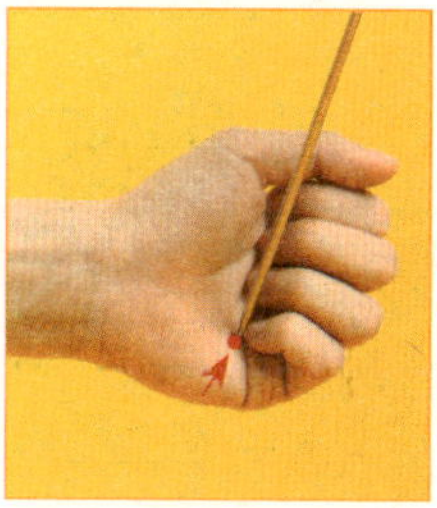

# 十二经脉之手太阳小肠经

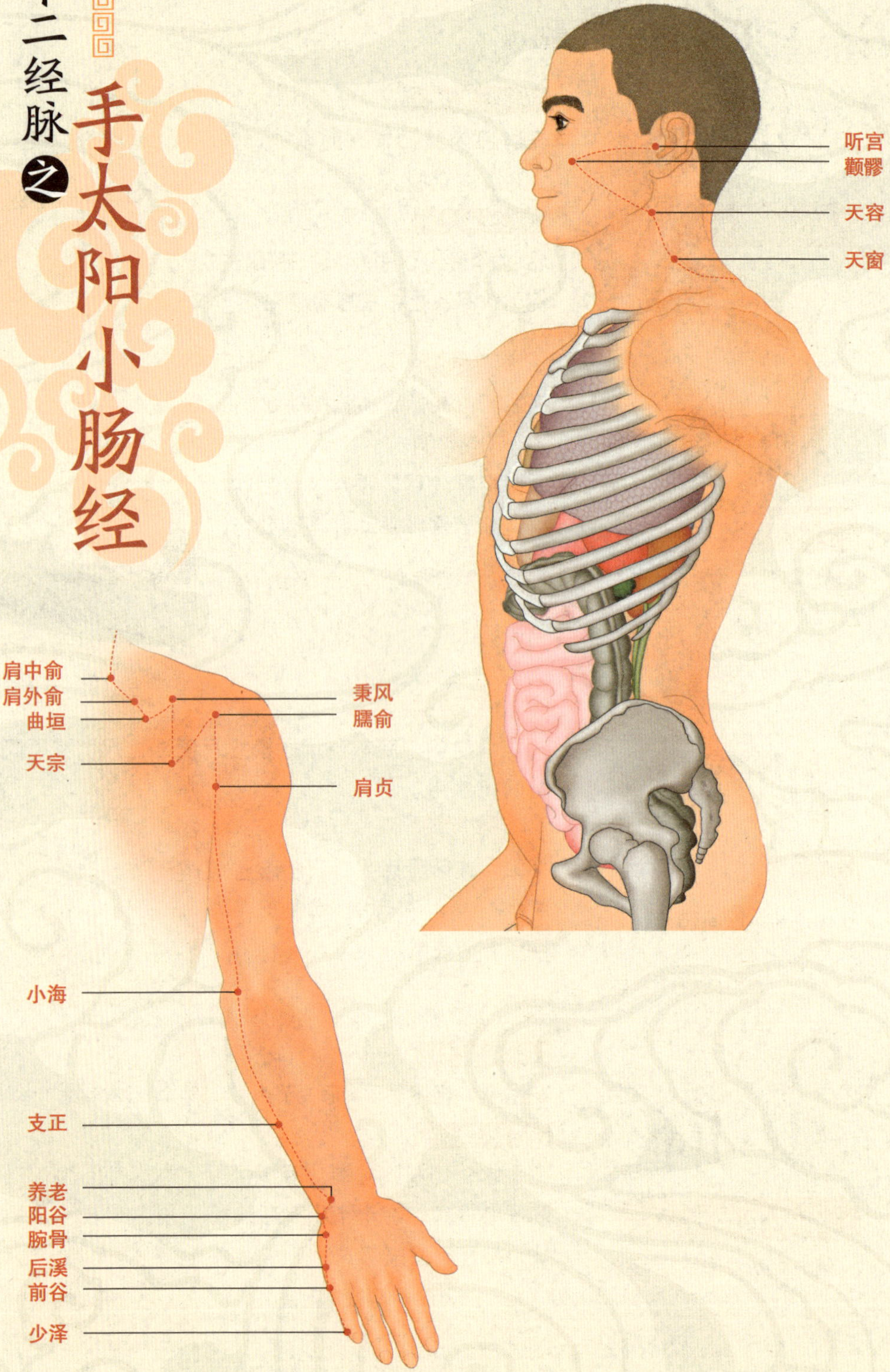

## 手太阳小肠经常用腧穴

### 少泽

主要功效

清热通乳，散瘀利窍

〈标准定位〉

在手指，小指末节尺侧，指甲根角侧上方0.1寸。

〈简易取法〉

于小指指甲尺侧缘与基底部各做一线，两线交点处即该穴。

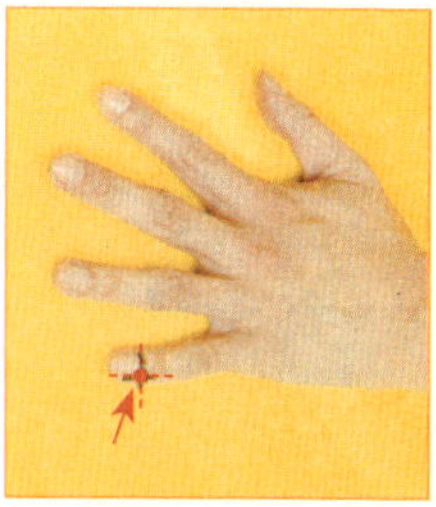

### 养老

主要功效

明目清热，通经活络

〈标准定位〉

在前臂背面尺侧，尺骨小头近端桡侧凹陷中。

〈简易取法〉

正坐，掌心向下，用另一手指按在尺骨小头的最高点，然后掌心转向胸部，在手指滑入的骨缝中。

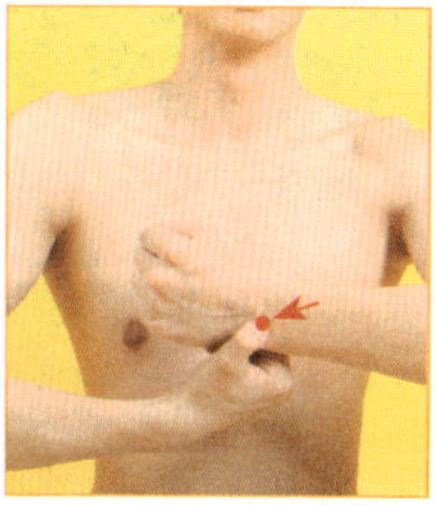

### 支正

主要功效

清热通络，安神定志

〈标准定位〉

在前臂背面尺侧，阳谷与小海连线上，腕背横纹上5寸。

〈简易取法〉

正坐，掌心向胸，在阳谷与小海连线的中点，再向手掌方向量1.5寸（拇指）处。

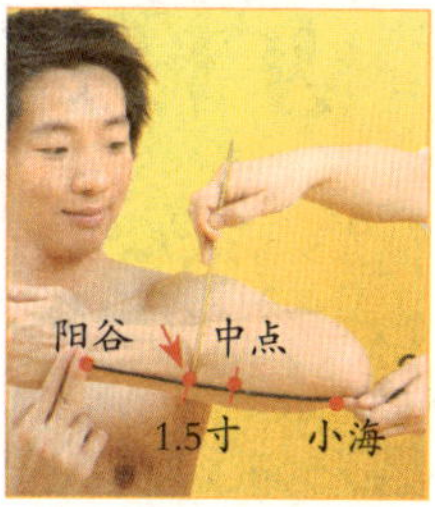


### 肩贞

主要功效

清头聪耳，通经活络

〈标准定位〉

在肩带部，肩关节后下方，臂内收时，腋后纹头直上1寸。

〈简易取法〉

臂内收时，腋后纹头直上1寸，三角肌后缘处，按压有酸胀感。

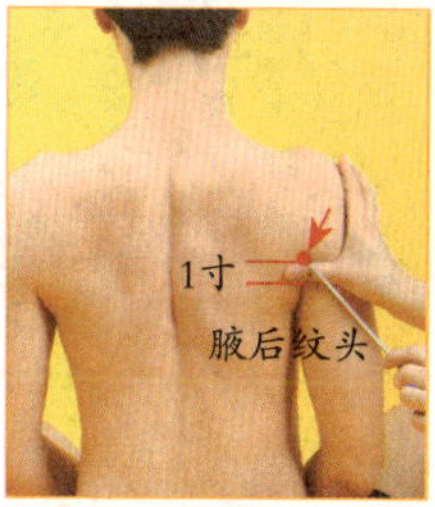

## 臑俞

**主要功效**

舒筋活络，消肿化瘀

**标准定位**

在肩带部，腋后纹头直上，肩胛冈下缘凹陷中。

**简易取法**

正坐垂肩，上臂内收，用手指从腋后纹头肩贞直上推至肩胛冈下缘的凹陷处，按压有酸胀感。

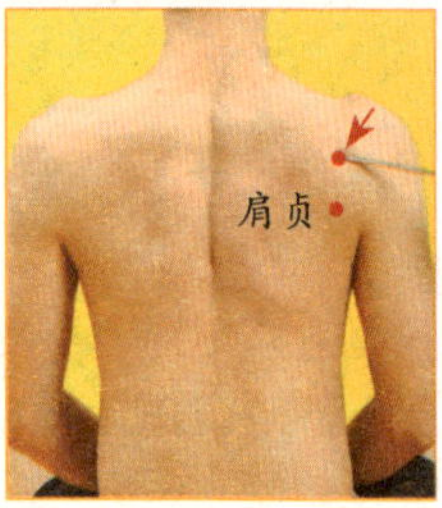


## 天宗

**主要功效**

通经活络，理气消肿

**标准定位**

在肩带部，肩胛冈下窝中央凹陷处，与第4胸椎平齐。

**简易取法**

在肩带部，肩胛冈下窝中央凹陷处，与第4胸椎平齐，肩胛冈中点下缘处，按压有酸胀感。

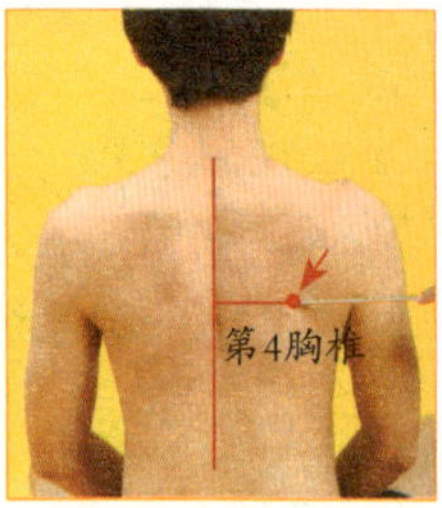


## 肩外俞

**主要功效**

舒筋活络，散风止痛

**标准定位**

在背部，第1胸椎棘突下，后正中线旁开3寸。

**简易取法**

坐位，低头，由颈部交界处椎骨高突（第7颈椎）往下推1个椎骨的棘突，由此旁开4横指（3寸）处，在肩胛骨内侧缘。

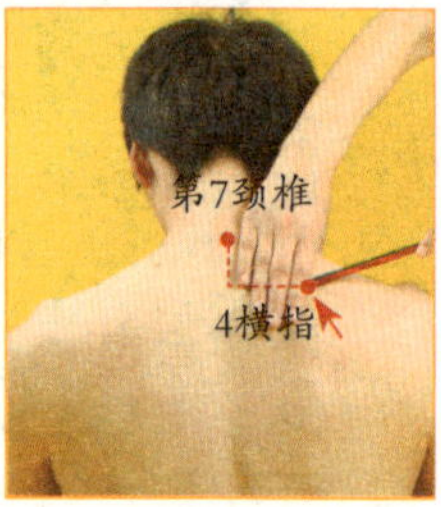


## 肩中俞

**主要功效**

宣肺解表，活络止痛

**标准定位**

在背部，第7颈椎棘突下，后正中线旁开2寸。

**简易取法**

坐位，低头，在颈部交界处椎骨高突（第7颈椎），由此旁开约2横指处，按压有酸胀感。

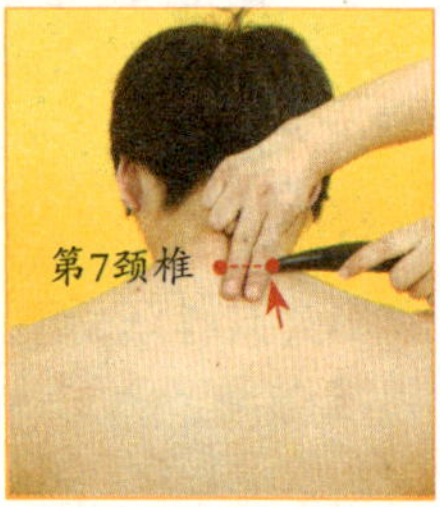

## 天窗

主要功效

聪耳开窍，宁神定志

〈标准定位〉

在颈前部，横平甲状软骨上缘（约相当于喉结处），胸锁乳突肌的后缘。

〈简易取法〉

侧坐位，与位于甲状软骨与舌骨肌之间的廉泉平齐，于胸锁乳突肌后缘处取穴，按压有酸胀感。

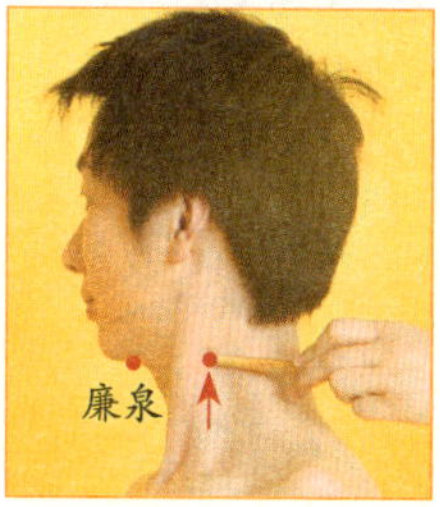


## 天容

主要功效

聪耳利咽，清热降逆

〈标准定位〉

在颈前部，下颌角后方，胸锁乳突肌的前缘凹陷中。

〈简易取法〉

侧坐位，头转向对侧，在颈部外侧部，平下颌角，在胸锁乳突肌的前缘凹陷处，按压有酸痛感。

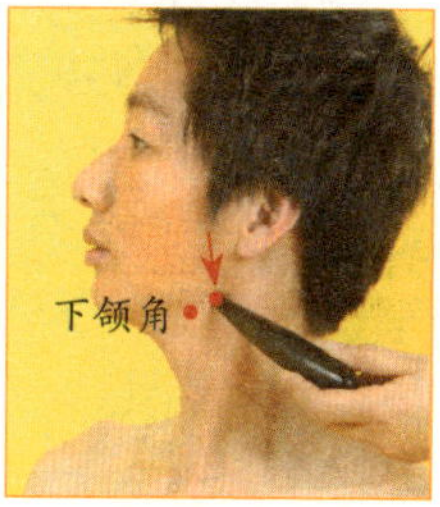


## 颧髎

主要功效

清热消肿，祛风止痛

〈标准定位〉

在面部，颧骨下缘，目外眦直下凹陷中。

〈简易取法〉

侧坐位，在颧骨下缘平线与目外眦角垂线的交点处，约与迎香同高，按压有明显酸胀感。

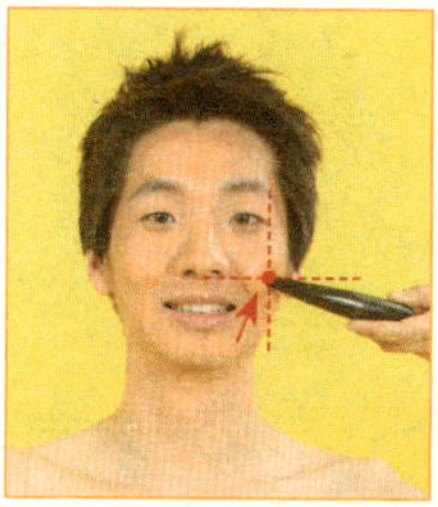

## 听宫

主要功效

聪耳开窍，宁神定志

〈标准定位〉

在面部，耳屏前，下颌骨髁突的后方，张口有凹陷处。

〈简易取法〉

侧坐位，微张口，在面部，耳屏前，下颌骨髁突的后方的凹陷处，按压有酸胀感。

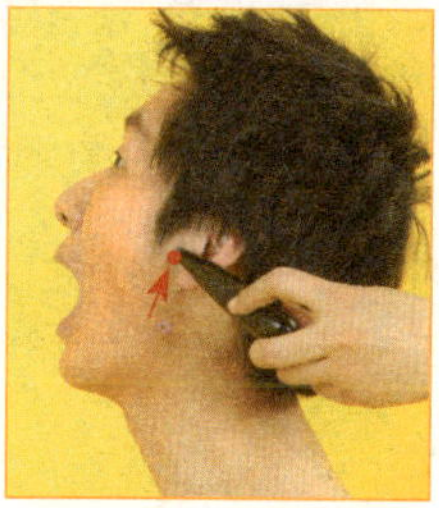

# 十二经脉之足太阳膀胱经

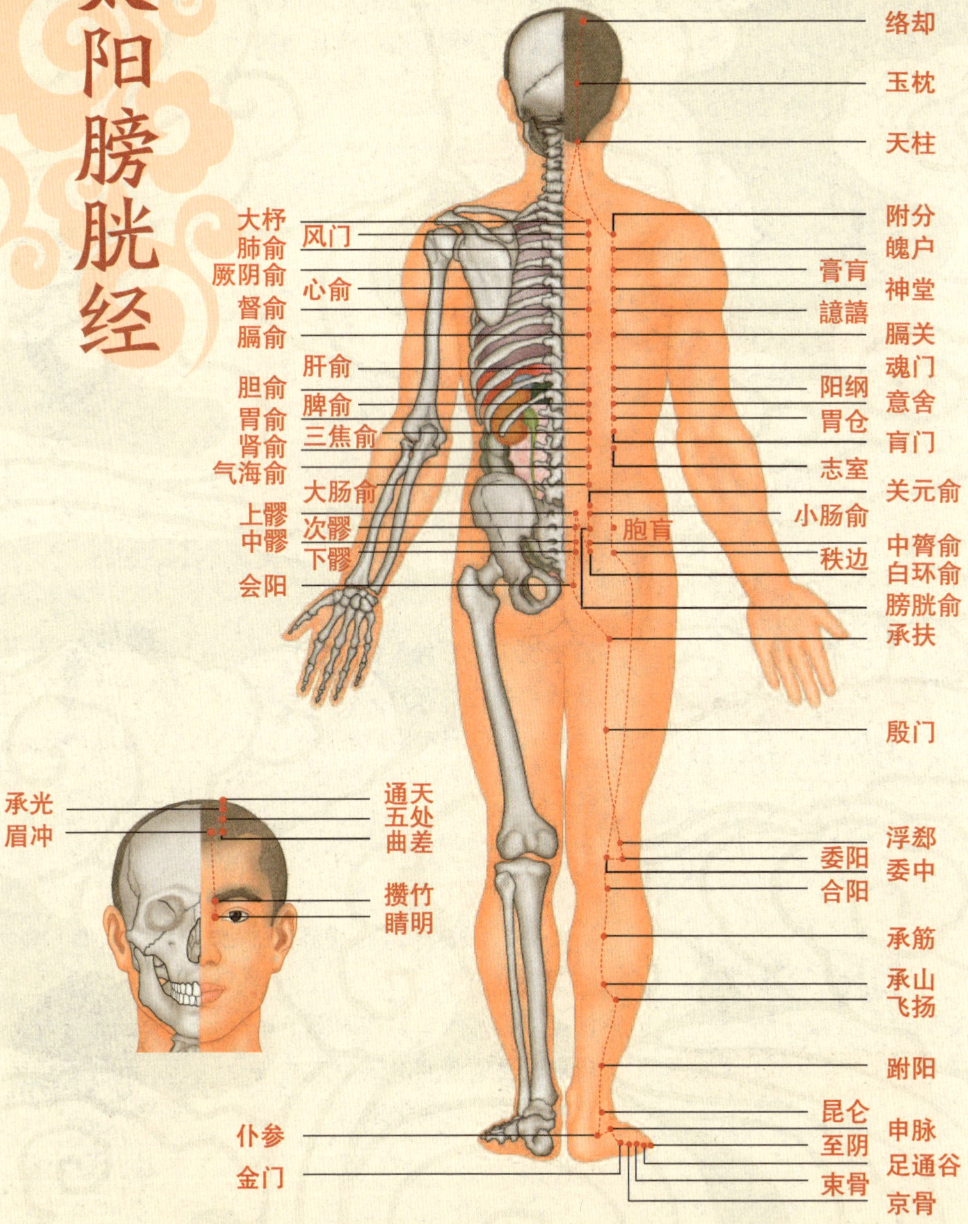

## 足太阳膀胱经常用腧穴

### 睛明

**主要功效**

明目退翳，祛风清热

**标准定位**

在面部，目内眦角稍上方的凹陷中。

**简易取法**

目视前方，手置于内侧眼角稍上方，在轻轻按压产生的凹陷处。

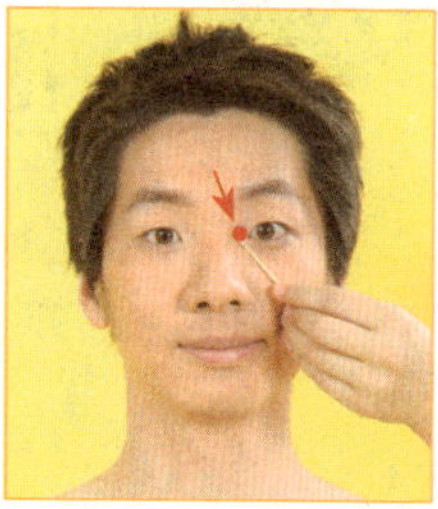

### 攒竹

**主要功效**

清热散风，活络明目

**标准定位**

在面部，左右眉毛的内侧，即眉头凹陷处，左右各一。

**简易取法**

正坐位，目视前方，在眉毛内侧有一隆起处，按压有酸胀感。眉头上下移动时，会感觉有一条细筋，攒竹就在此处。

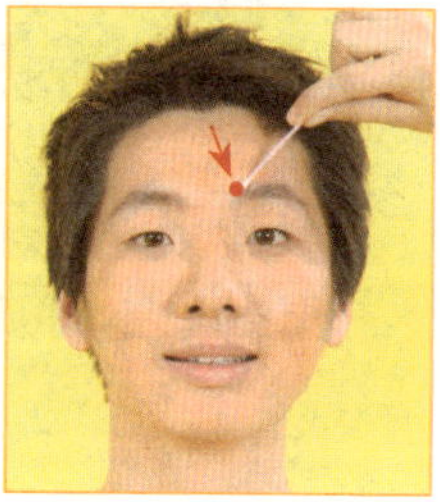

### 风门

**主要功效**

祛风散邪，宣肺固表

**标准定位**

在背部，第 2 胸椎棘突下，后正中线旁开 1.5 寸。

**简易取法**

坐位，由颈背交界处椎骨的最高点（第7颈椎）向下数2个椎骨（第2胸椎），引一垂线到肩胛骨内侧缘，垂线的中点处。

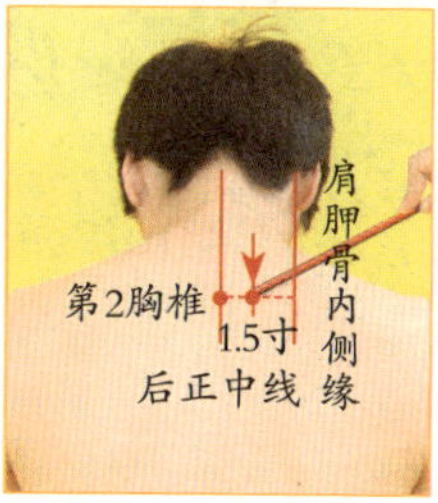


### 肺俞

**主要功效**

解表宣肺，止咳平喘

**标准定位**

在背部，第 3 胸椎棘突下，后正中线旁开 1.5 寸。

**简易取法**

坐位，从第7颈椎向下数3个椎骨（第3胸椎），引一垂线到肩胛骨内侧缘，垂线的中点处。

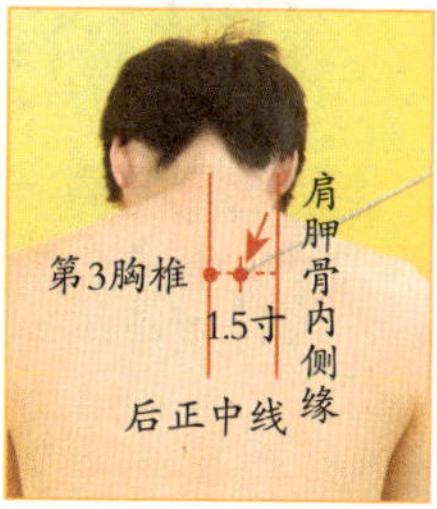

## 心俞

主要功效

宽胸理气，宁心安神

〈标准定位〉

在背部，第 5 胸椎棘突下，后正中线旁开 1.5 寸。

〈简易取法〉

坐位，两肩胛骨下角水平线与脊柱相交所在的椎骨为第7胸椎，向上数2个椎骨（第5胸椎），引一垂线到肩胛骨内侧缘，垂线的中点处。

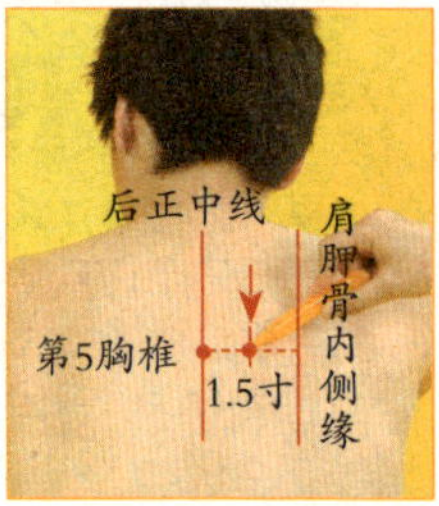


## 膈俞

主要功效

宽胸降逆，和血止血

〈标准定位〉

在背部，第 7 胸椎棘突下，后正中线旁开 1.5 寸。

〈简易取法〉

坐位，从第7胸椎处引一垂线到肩胛骨内侧缘，垂线的中点处。

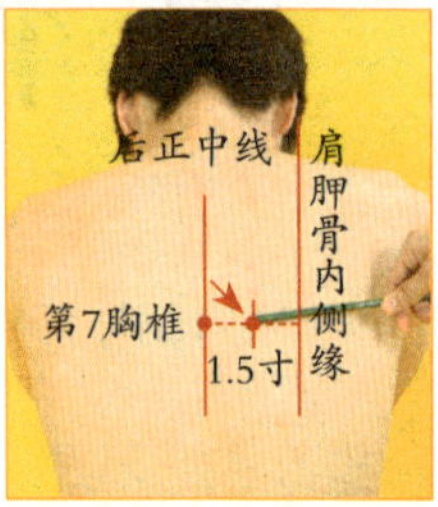


## 肝俞

主要功效

疏肝利胆，安神明目

〈标准定位〉

在背部，第 9 胸椎棘突下，后正中线旁开 1.5 寸。

〈简易取法〉

坐位，从第7胸椎向下数2个椎骨（第9胸椎），引一垂线到肩胛骨内侧缘，垂线的中点处。

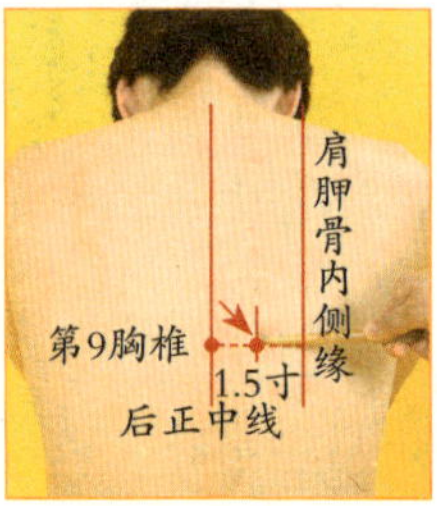


## 胆俞

主要功效

清热祛湿，利胆止痛

〈标准定位〉

在背部，第 10 胸椎棘突下，后正中线旁开 1.5 寸。

〈简易取法〉

坐位，从第7胸椎向下数3个椎骨（第10胸椎），引一垂线到肩胛骨内侧缘，垂线的中点处。

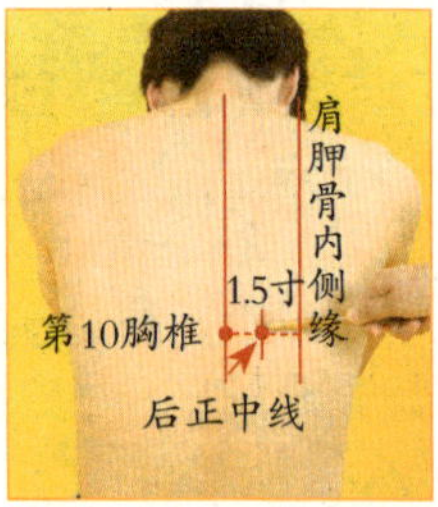

# 脾俞

主要功效

健脾利湿，和胃益气

〈标准定位〉

在背部，第 11 胸椎棘突下，后正中线旁开 1.5 寸。

〈简易取法〉

坐位，从第7胸椎向下数4个椎骨（第11胸椎），引一垂线到肩胛骨内侧缘，垂线的中点处。

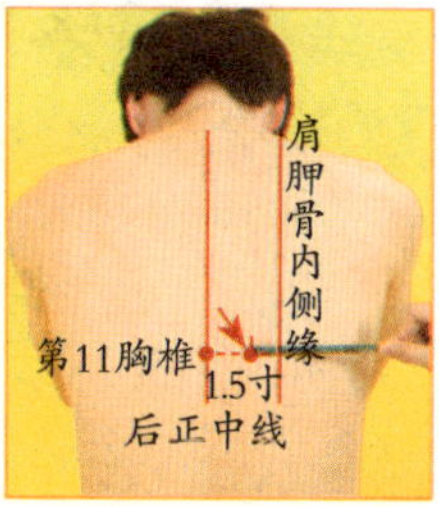


# 胃俞

主要功效

健脾和胃，理气降逆

〈标准定位〉

在背部，第 12 胸椎棘突下，后正中线旁开 1.5 寸。

〈简易取法〉

坐位，两髂前上棘最高点的水平连线与脊柱相交所在的椎骨为第4腰椎，向上数4个椎骨（第12胸椎），引一垂线到肩胛骨内侧缘，垂线的中点处。

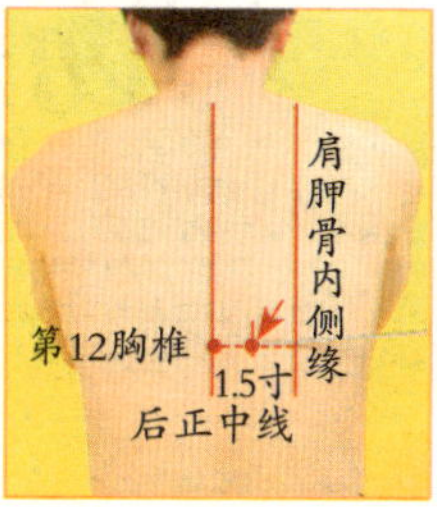


# 三焦俞

主要功效

调理三焦，健脾利水

〈标准定位〉

在腰部，第1腰椎棘突下，后正中线旁开1.5寸。

〈简易取法〉

坐位，从第4腰椎向上数3个椎骨（第1腰椎），引一垂线到肩胛骨内侧缘，垂线的中点处。

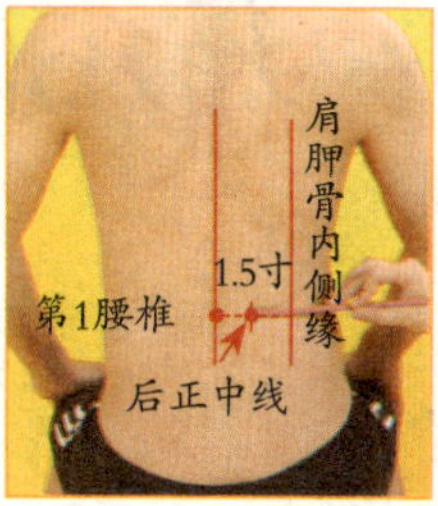


# 肾俞

主要功效

益肾助阳，纳气利水

〈标准定位〉

在腰部，第2腰椎棘突下，后正中线旁开1.5寸。

〈简易取法〉

坐位，从第4腰椎向上数2个椎骨（第2腰椎），引一垂线到肩胛骨内侧缘，垂线的中点处。

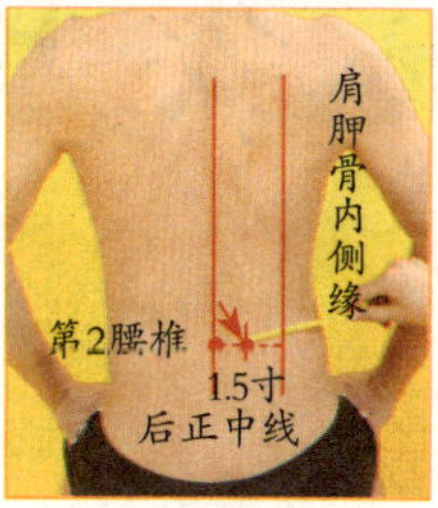

## 气海俞

主要功效

补肾益气，强壮腰背，调经止痛

标准定位

在腰部，第3腰椎棘突下，后正中线旁开1.5寸。

简易取法

坐位，从第4腰椎向上数1个椎骨（第3腰椎），引一垂线到肩胛骨内侧缘，垂线的中点处。

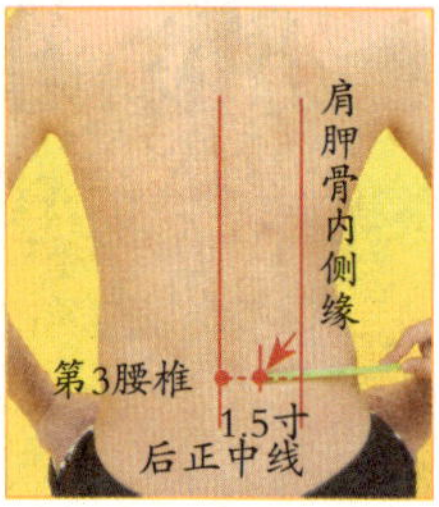


## 大肠俞

主要功效

疏调肠胃，理气化滞

标准定位

在腰部，第4腰椎棘突下，后正中线旁开1.5寸。

简易取法

坐位，从第4腰椎处引一垂线到肩胛骨内侧缘，垂线的中点处，按压有酸胀感。

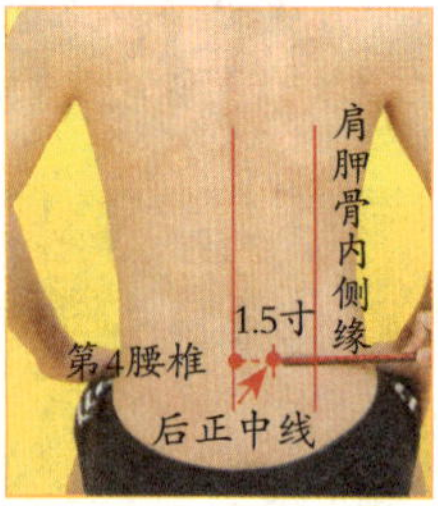


## 关元俞

主要功效

培补元气，通调二便

标准定位

在腰部，第5腰椎棘突下，后正中线旁开1.5寸。

简易取法

坐位，从第4腰椎向下数1个椎骨（第5腰椎），引一垂线到肩胛骨内侧缘，垂线的中点处。

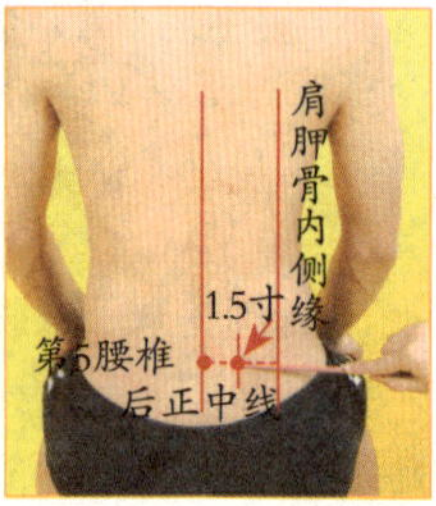


## 委中

主要功效

疏通清热，消肿止痛

标准定位

在膝部，腘横纹中点，股二头肌腱与半腱肌肌腱的中间。

简易取法

俯卧位，稍屈膝，大腿后面可显露明显的股二头肌肌腱和半腱肌肌腱，委中在二者中间，按压有动脉搏动感。

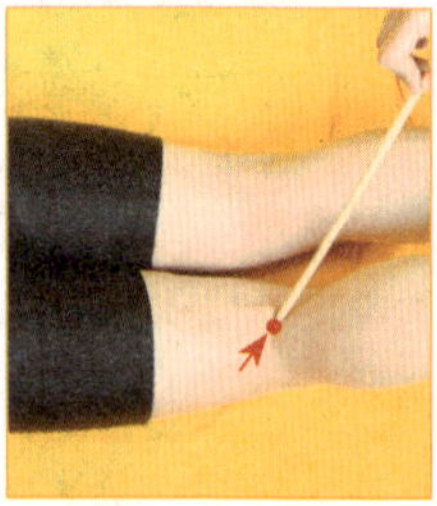

## 申脉

**主要功效**

活血理气，宁心安神

**标准定位**

在足外侧，外踝尖直下，外踝下缘与跟骨之间凹陷中。

**简易取法**

侧坐，在足外侧，从小腿外侧高骨（外踝尖）垂直向下可触及的凹陷处。

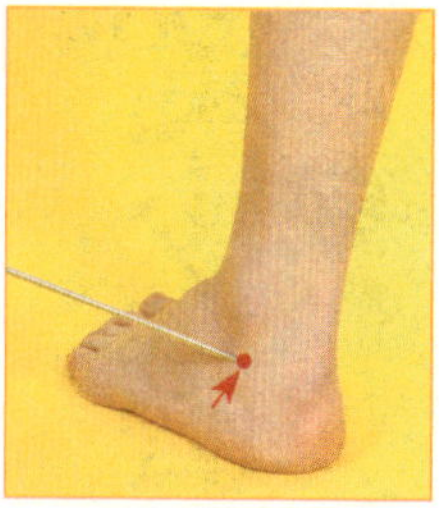

## 膀胱俞

**主要功效**

清热利湿，通淋止痛

**标准定位**

在骶部，横平第2骶后孔，骶正中嵴旁开1.5寸。

**简易取法**

坐位，从骨盆后面髂嵴最高点向内下方骶角两侧循摸，可触及一高骨突起（髂后上棘），与之平行的髂骨正中突起处即第2骶椎，引一垂线到肩胛骨内侧缘，垂线的中点处。

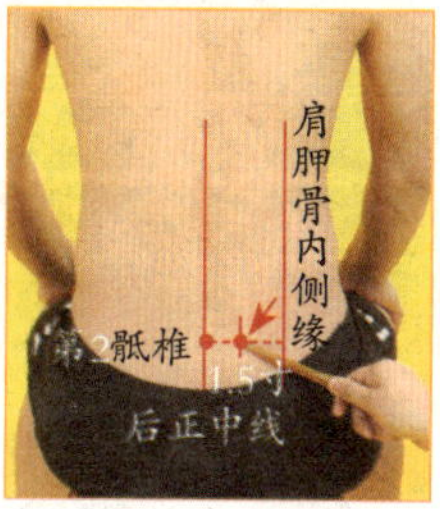


## 小肠俞

**主要功效**

清热利湿，通调二便

**标准定位**

在骶部，横平第1骶后孔，骶正中嵴旁开1.5寸。

**简易取法**

坐位，从第2骶椎向上数1个椎骨（第1骶椎），引一垂线到肩胛骨内侧缘，垂线的中点处。

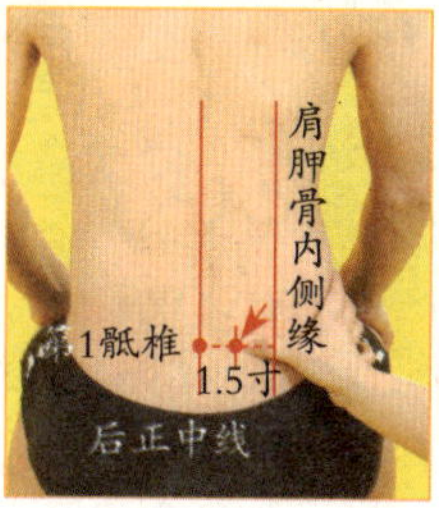


### 经脉知识一点通

**保养足太阳膀胱经的最佳时段**

足太阳膀胱经的气血在申时最旺，即下午15—17点，这时按摩足太阳膀胱经上的腧穴，可以疏通气血，对人体有很好的保健作用。

# 十二经脉之足少阴肾经

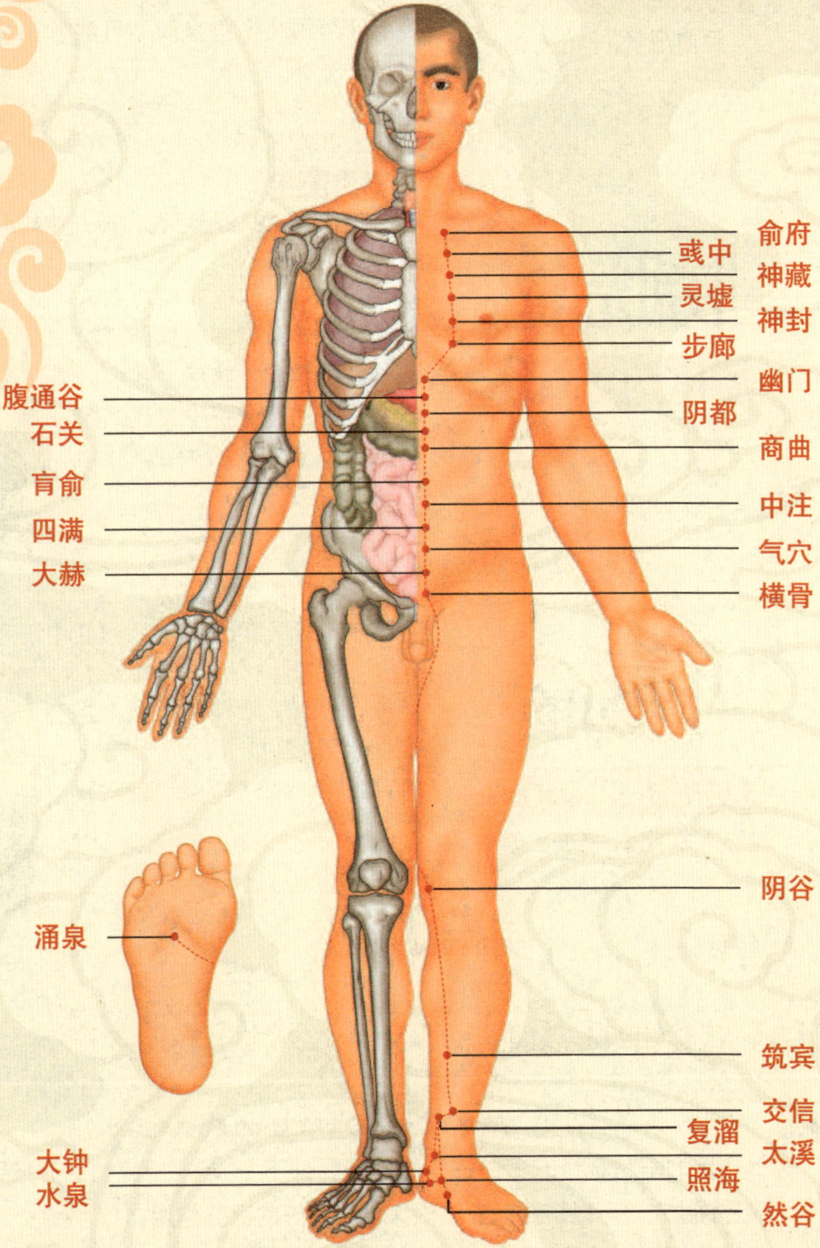
俞府
彧中
神藏
灵墟
神封
步廊
幽门
腹通谷
阴都
石关
商曲
肓俞
中注
四满
气穴
大赫
横骨
阴谷
涌泉
筑宾
交信
复溜
大钟
太溪
照海
水泉
然谷

## 足少阴肾经常用腧穴

### 涌泉

主要功效

滋阴熄风，醒脑开窍

〈标准定位〉

在足底，屈足卷趾时足心最凹陷中。

〈简易取法〉

坐位，卷足，在足底掌心前面正中凹陷处的前方，隐约可见“人”字纹路的交叉部分就是涌泉。

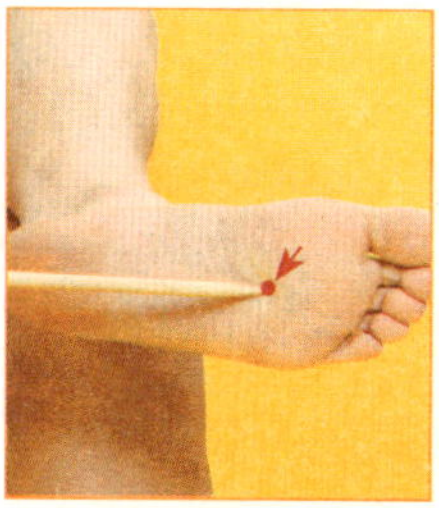

### 然谷

主要功效

滋阴补肾，清热利湿

〈标准定位〉

在足内侧，足舟骨粗隆下方，赤白肉际处。

〈简易取法〉

坐位或仰卧位，找到内踝前下方较明显的骨性标志（舟骨），在舟骨粗隆前下方的凹陷中，按压有酸胀感。

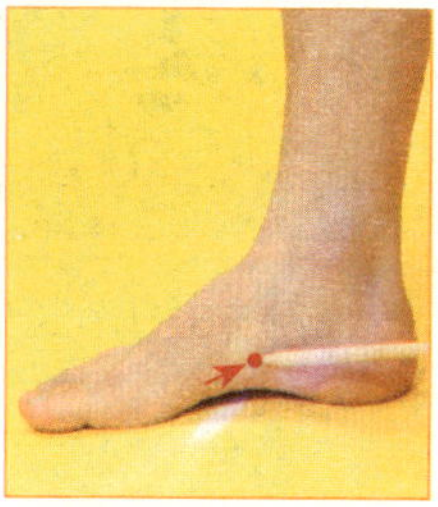

### 太溪

主要功效

滋阴益肾，壮阳强腰

〈标准定位〉

在踝后内侧，内踝尖与跟腱之间的凹陷中。

〈简易取法〉

坐位或仰卧位，由内踝尖向后推至与跟腱之间的凹陷中，大约相当于内踝尖与跟腱之间的中点。

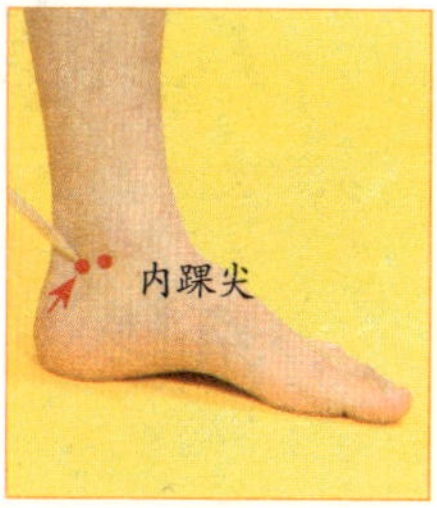


### 大钟

主要功效

利水消肿，活血调经

〈标准定位〉

在足内侧，内踝后下方，跟骨上缘，跟腱附着部内侧前缘凹陷中。

〈简易取法〉

坐位或仰卧位，先取太溪，由太溪向下量0.5寸，再向后平推，在跟腱前缘可触及的凹陷中。

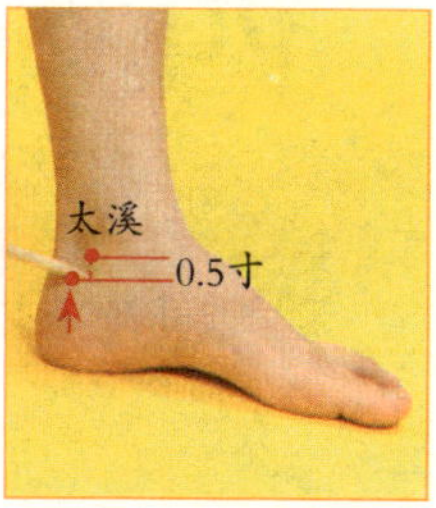

# 照海

主要功效

滋阴调经，熄风安神

〈标准定位〉

在足内侧，内踝尖下1寸，内踝下缘边际凹陷中。

〈简易取法〉

坐位或仰卧位，在足内侧由内踝尖垂直向下推至其下缘凹陷中。

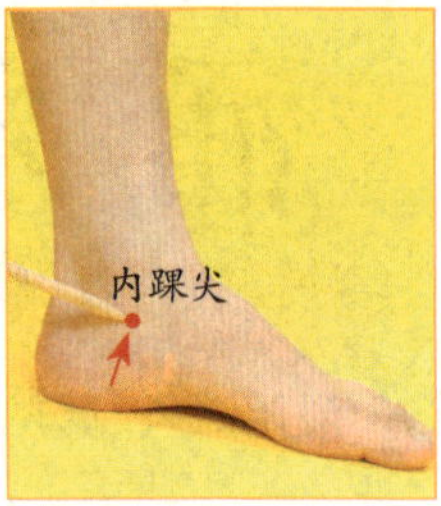


# 复溜

主要功效

补肾益阴，温阳利水

〈标准定位〉

在小腿后内侧，内踝尖上2寸，跟腱的前缘。

〈简易取法〉

坐位或仰卧位，先取太溪，再向上量约 2 横指，在跟腱前缘处，按压有酸胀感。

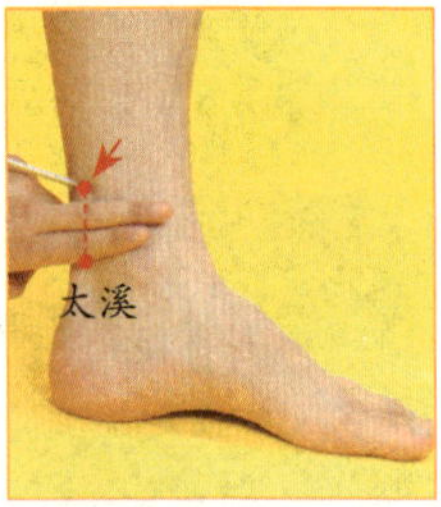


# 大赫

主要功效

益肾助阳，调经止带

〈标准定位〉

在下腹部，脐中下4寸，前正中线旁开0.5寸。

〈简易取法〉

仰卧位，在腹白线与耻骨联合上缘水平线的交点，旁开0.5寸（半横指），再向上量1横指（拇指）处，按压有酸胀感。

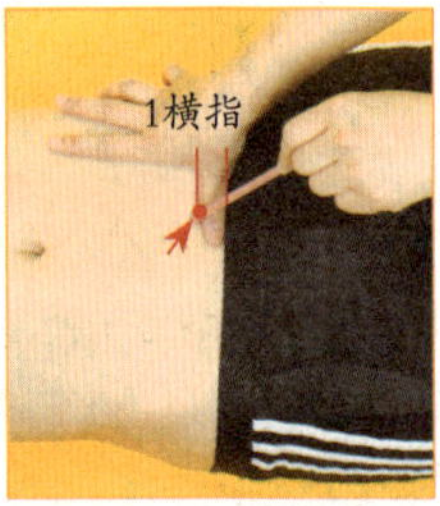


# 四满

主要功效

理气健脾，清热调经

〈标准定位〉

在下腹部，脐中下2寸，前正中线旁开0.5寸。

〈简易取法〉

仰卧位，在腹白线与耻骨联合上缘水平线的交点，旁开0.5寸（半横指），先取气穴再向上量1横指（拇指）处。

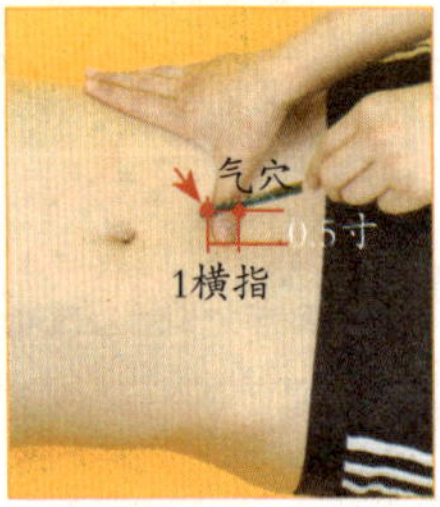

## 中注

主要功效

通便止泻，行气调经

标准定位

在下腹部，脐中下1寸，前正中线旁开0.5寸。

简易取法

仰卧位，在腹白线与肚脐水平线的交点，旁开0.5寸（半横指），再向下量1横指（拇指）处。

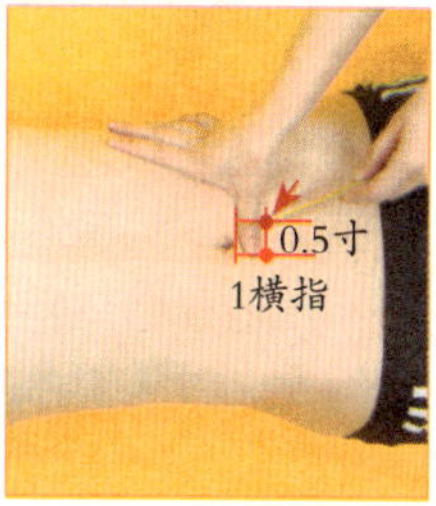


## 肓俞

主要功效

通便止泻，理气止痛

标准定位

在上腹部，脐中旁开0.5寸，腹直肌内侧缘处。

简易取法

仰卧位，在腹白线与肚脐水平线的交点，旁开0.5寸（半横指），腹直肌内侧缘处。

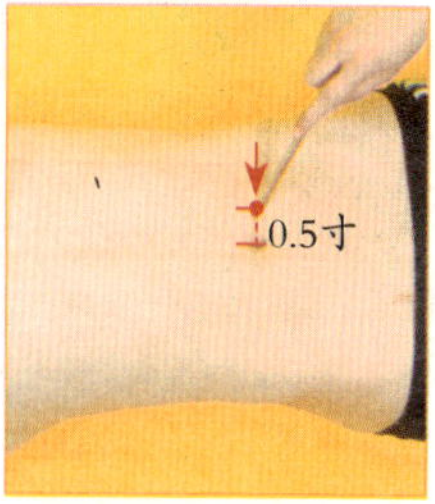


## 商曲

主要功效

健脾和胃，消积止痛，清热降火

标准定位

在上腹部，脐中上2寸，前正中线旁开0.5寸。

简易取法

仰卧位，在腹白线与肚脐水平线的交点，旁开0.5寸（半横指），再向上量2寸（约2横指）处。

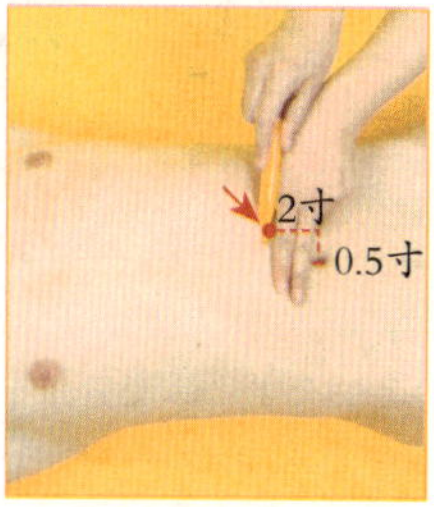


## 石关

主要功效

滋阴清热，和中化湿

标准定位

在上腹部，脐中上3寸，前正中线旁开0.5寸。

简易取法

仰卧位，在腹白线与肚脐水平线的交点，旁开0.5寸（半横指），再向上量3寸（约4横指）处，按压有酸胀感。

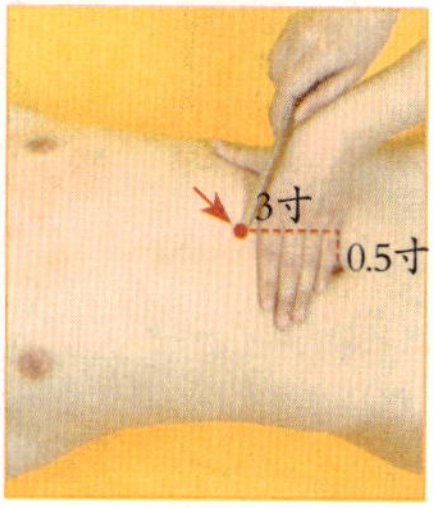

## 阴都

主要功效

调理肠胃，宽胸降逆

【标准定位】

在上腹部，脐中上4寸，前正中线旁开0.5寸。

【简易取法】

仰卧位，先取胸剑联合中点与肚脐连线的中点，再从前正中线旁开0.5寸（半横指），阴都便在此处，按压有酸胀感。

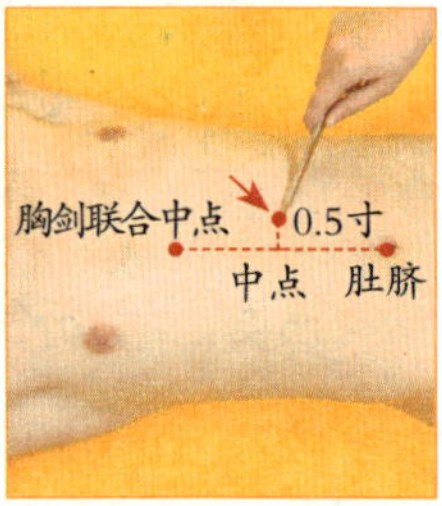


## 幽门

主要功效

健脾和胃，降逆止呕

【标准定位】

在上腹部，脐中上6寸，前正中线旁开0.5寸。

【简易取法】

仰卧位，先从胸剑联合中点向下量约2横指，再从前正中线旁开0.5寸（半横指），幽门便在此处。

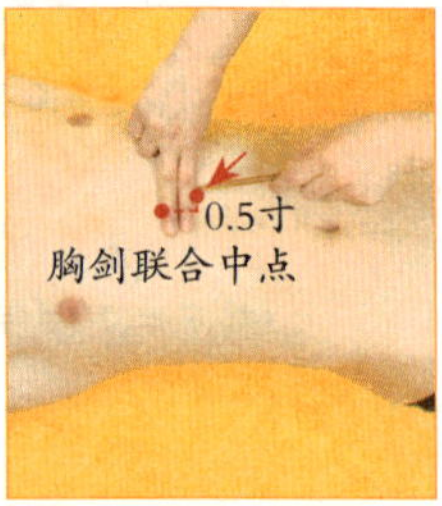


## 步廊

主要功效

宽胸理气，止咳平喘

【标准定位】

在前胸部，第5肋间隙，前正中线旁开2寸。

【简易取法】

仰卧位，于胸骨中线与锁骨中线之间的中点，当第五肋间隙中取穴。

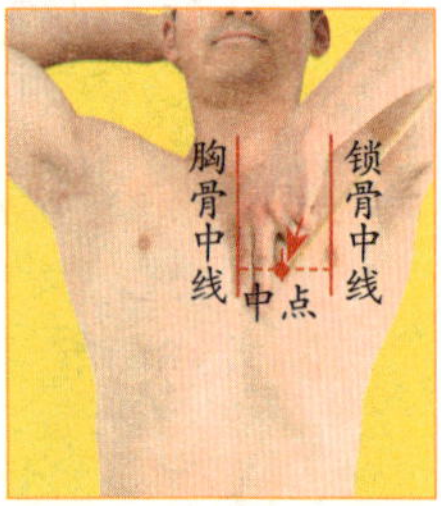


## 神封

主要功效

通乳消痈，降逆平喘

【标准定位】

在前胸部，第4肋间隙，前正中线旁开2寸。

【简易取法】

仰卧位，取平乳头的肋间隙（第4肋间隙），于胸骨中线与锁骨中线的中点处取穴，按压有酸胀感。

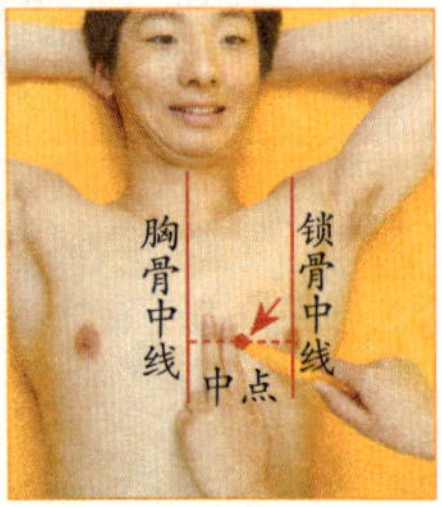

## 灵墟

主要功效

宽胸理气，清热降逆

〈标准定位〉

在前胸部，第3肋间隙，前正中线旁开2寸。

〈简易取法〉

仰卧位，在第4肋间隙向上数1个肋间隙（第3肋间隙），于胸骨中线与锁骨中线的中点处。

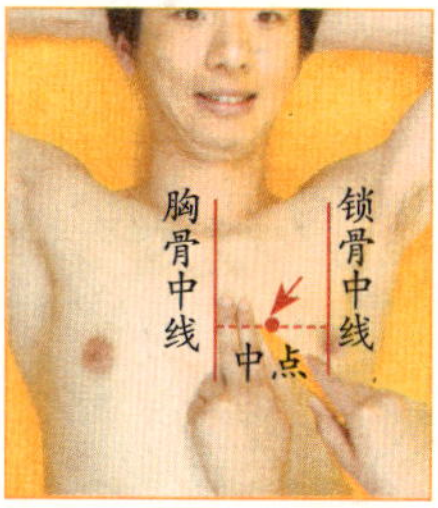


## 神藏

主要功效

止咳平喘，宽胸理气

〈标准定位〉

在前胸部，第2肋间隙，前正中线旁开2寸。

〈简易取法〉

仰卧位，在第4肋间隙向上数2个肋间隙（第2肋间隙），于胸骨中线与锁骨中线的中点处。

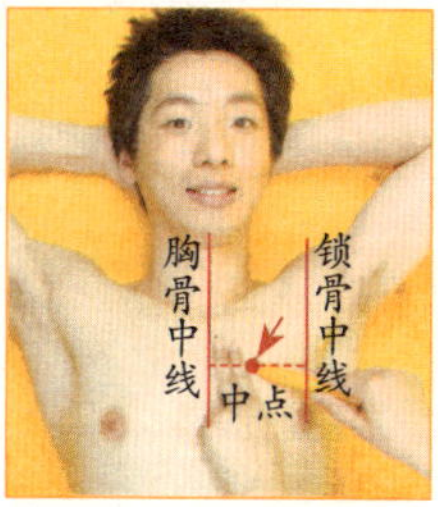


## 彧中

主要功效

止咳平喘，降逆止呕

〈标准定位〉

在前胸部，第1肋间隙，前正中线旁开2寸。

〈简易取法〉

仰卧位，在第4肋间隙向上数3个肋间隙（第1肋间隙），于胸骨中线与锁骨中线的中点处。

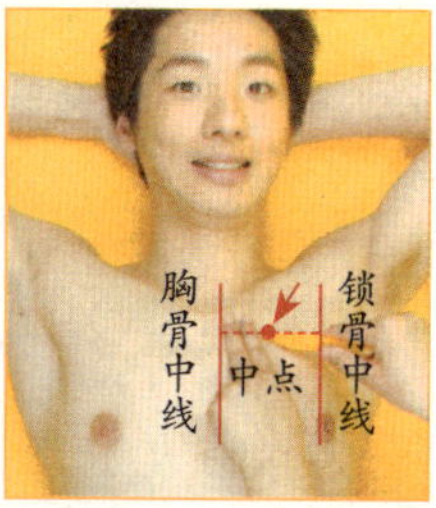


## 俞府

主要功效

止咳平喘，理气降逆

〈标准定位〉

在前胸部，锁骨下缘，前正中线旁开2寸。

〈简易取法〉

仰卧位，在锁骨下可触及一凹陷，于胸骨中线与锁骨中线的中点处。

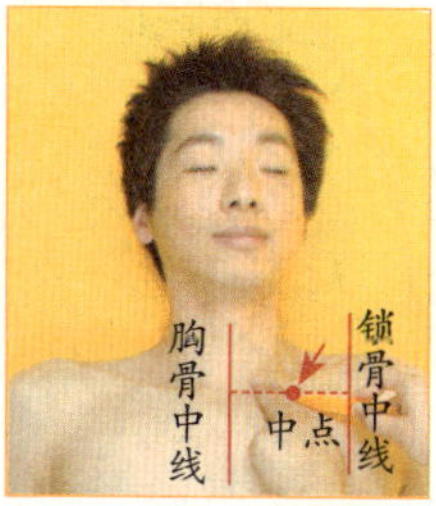

# 十二经脉之手厥阴心包经

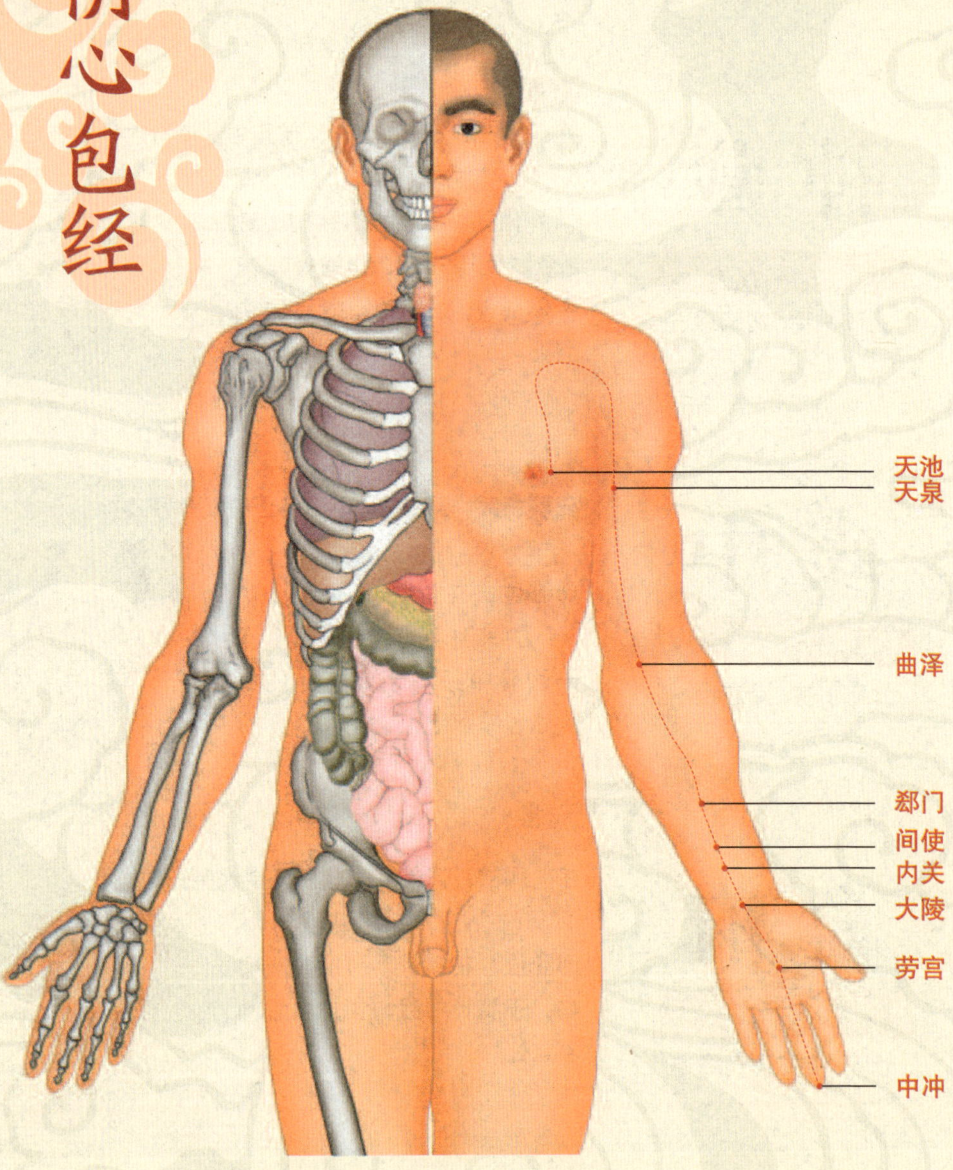

## 手厥阴心包经常用腧穴

### 曲泽

主要功效

清暑泻热，通经活络

《标准定位》

在肘前侧，肘横纹上，肱二头肌腱的尺侧缘凹陷中。

《简易取法》

伸肘仰掌，肘部稍弯曲，在肘弯大筋内凹陷中。

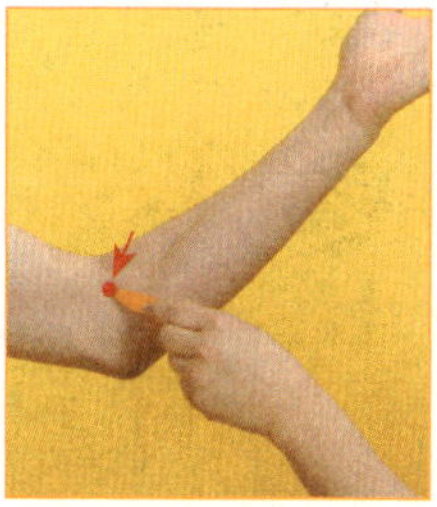

### 郄门

主要功效

理气止血，安神止痛

《标准定位》

在前臂前侧，曲泽与大陵的连线上，腕掌侧远端横纹上5寸，掌长肌腱与桡侧腕屈肌腱之间。

《简易取法》

伸肘，微屈腕握拳，从曲泽与大陵的连线中点处向下量1横指（拇指，即1寸），在掌长肌腱与桡侧腕屈肌腱之间的凹陷中。

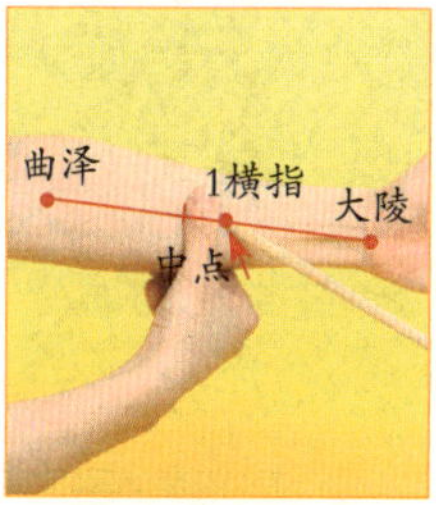


### 内关

主要功效

和胃降逆，宽胸理气

《标准定位》

在前臂前侧，曲泽与大陵的连线上，腕掌侧远端横纹上2寸，掌长肌腱与桡侧腕屈肌腱之间。

《简易取法》

伸肘仰掌，微屈腕，从腕横纹处向上量约2横指，在掌长肌腱与桡侧腕屈肌腱之间的凹陷处。

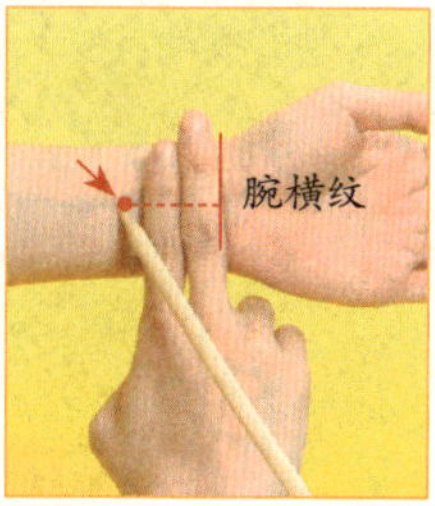


### 大陵

主要功效

清热宁心，通经活血

《标准定位》

在腕前侧，腕掌侧远端横纹中，掌长肌腱与桡侧腕屈肌腱之间。

《简易取法》

伸肘仰掌，微屈腕握拳，在腕横纹上，掌长肌腱与桡侧腕屈肌腱之间的凹陷中，按压有酸胀感。

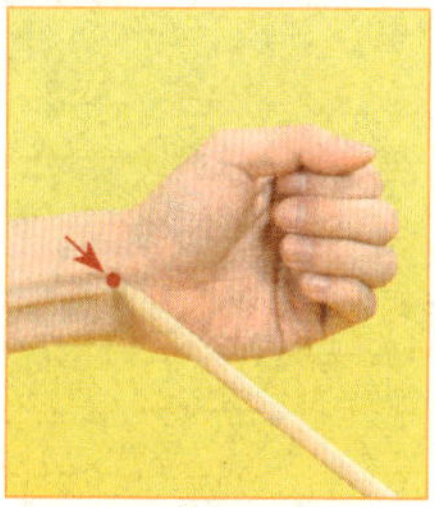

# 十二经脉之手少阳三焦经

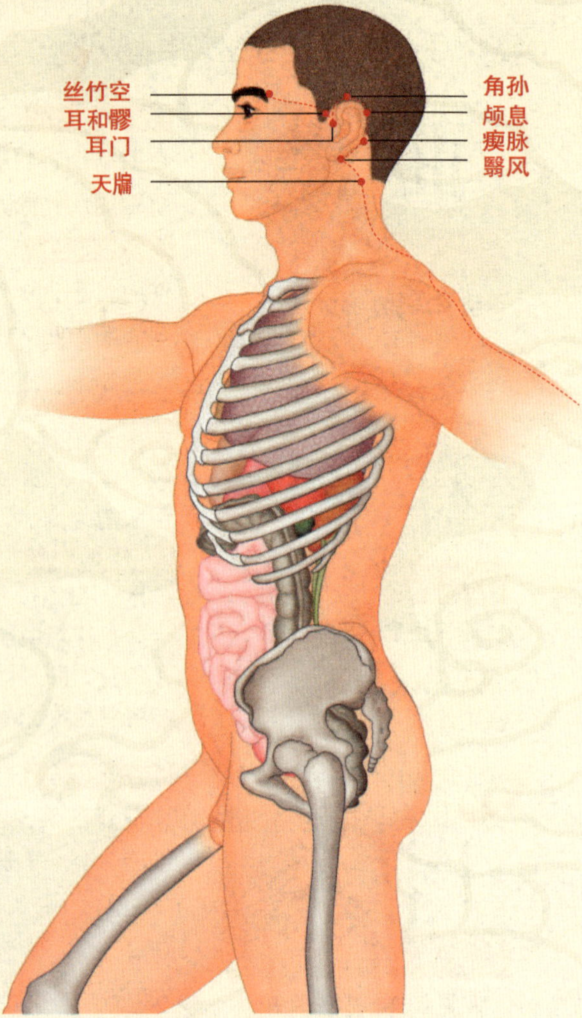


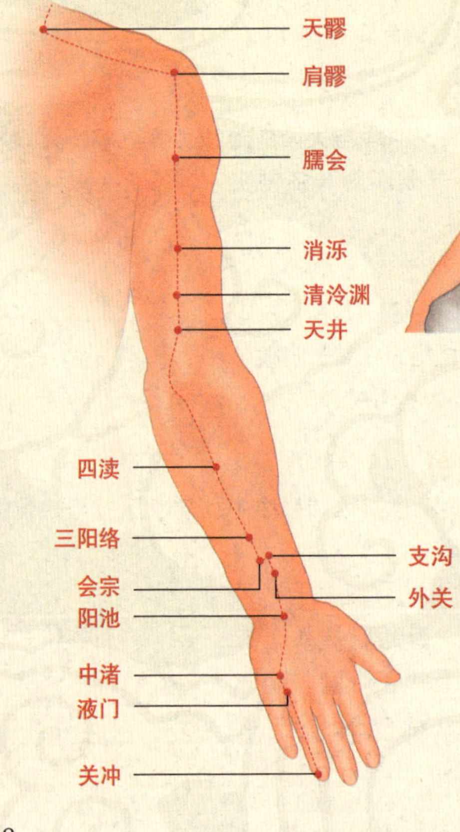

## 手少阳三焦经常用腧穴

### 中渚

主要功效

清热散邪，明目益聪

〈标准定位〉

在手背，第4、5掌骨间，第4掌指关节近端凹陷中。

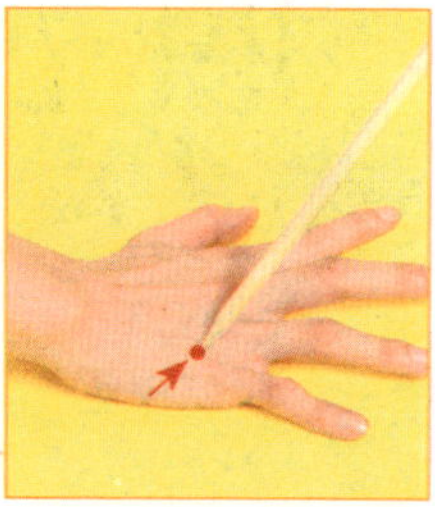

〈简易取法〉

俯掌，在手背部第4、5掌指关节后可触及的凹陷中。

### 阳池

主要功效

和解少阳，益阴增液

〈标准定位〉

在腕后侧，腕背侧远端横纹上，指伸肌腱的尺侧缘凹陷中。

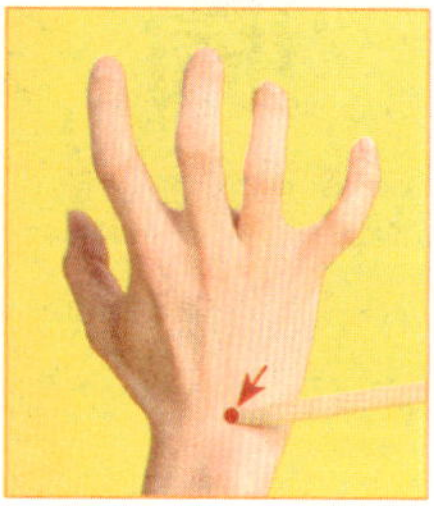

〈简易取法〉

微屈指，沿手背部第4、5掌指关节向上至腕背侧横纹处可触及一凹陷，阳池便在此处，用力按压有酸胀感。

### 外关

主要功效

清热解表，通经活络

〈标准定位〉

在前臂后侧，阳池与肘尖的连线上，腕背侧远端横纹上2寸，尺骨与桡骨间隙中点。

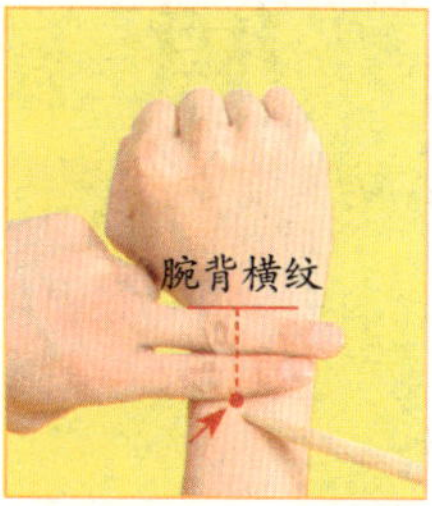


〈简易取法〉

抬上臂，从腕背横纹中点直上量2寸（约2横指），在前臂尺骨与桡骨间隙中点，与内关相对。

### 支沟

主要功效

清热理气，降逆通便

〈标准定位〉

在前臂后侧，阳池与肘尖的连线上，腕背侧远端横纹上3寸，尺骨与桡骨间隙中点。

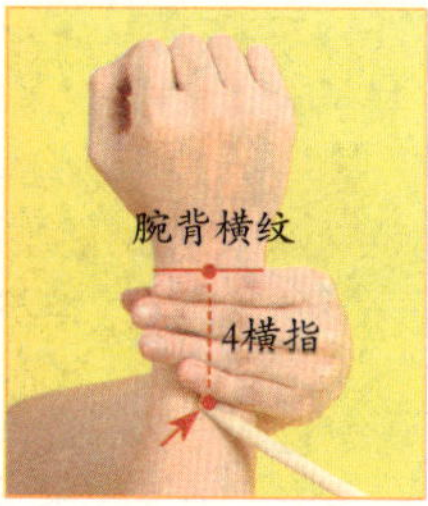


〈简易取法〉

抬上臂，从腕背横纹中点直上量3寸（4横指），在前臂尺骨与桡骨间隙中点处，与间使相对。

## 四渎

主要功效

疏通经脉，聪耳利咽

【标准定位】

在前臂后侧，尺骨鹰嘴尖下5寸，尺骨与桡骨间隙中点。

【简易取法】

在前臂后侧，从阳池与肘尖连线中点向上量1寸（1横指），尺骨与桡骨间隙中点处。

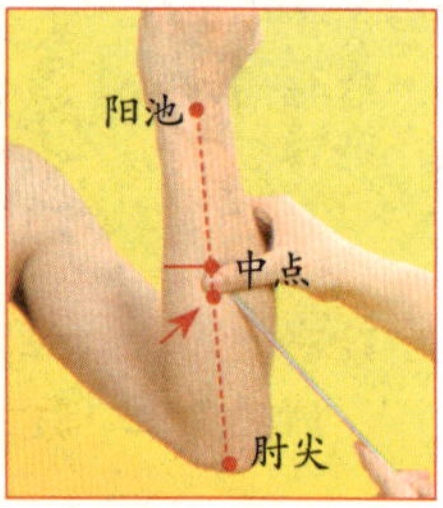


## 臑会

主要功效

化痰散结，疏通经脉

【标准定位】

在臂后侧，在肘尖与肩髎的连线上，肩髎下3寸，三角肌后缘处。

【简易取法】

抬臂屈肘，稍用力，可见上臂外侧上端有一块三角形肌肉（三角肌），臑会便在该肌肉下缘与肱骨的交点处，与腋后纹头平齐。

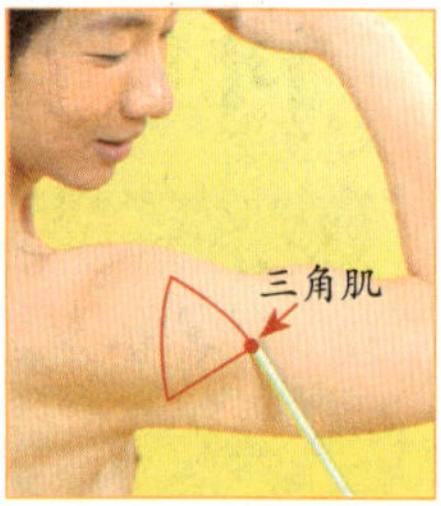


## 肩髎

主要功效

祛风利湿，疏通经脉

【标准定位】

在肩带部，肩峰角与肱骨大结节两骨间凹陷中。

【简易取法】

上臂外展平举时，关节部可呈现2个凹陷，后一凹陷为肩髎所在。

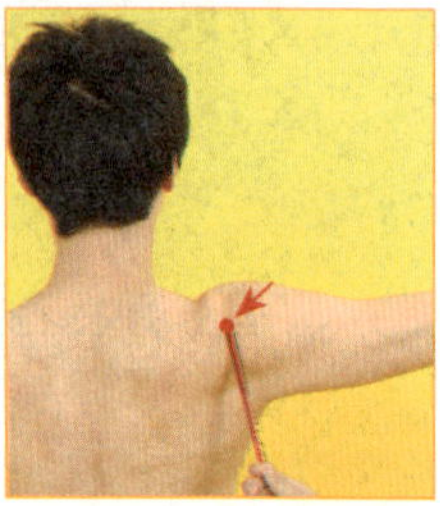

## 天牖

主要功效

清头明目，消痰截疟

【标准定位】

在颈前部，横平下颌角，胸锁乳突肌的后缘凹陷中。

【简易取法】

侧坐或俯卧位，在耳后乳突后下方，横平下颌角，胸锁乳突肌的后缘凹陷中。

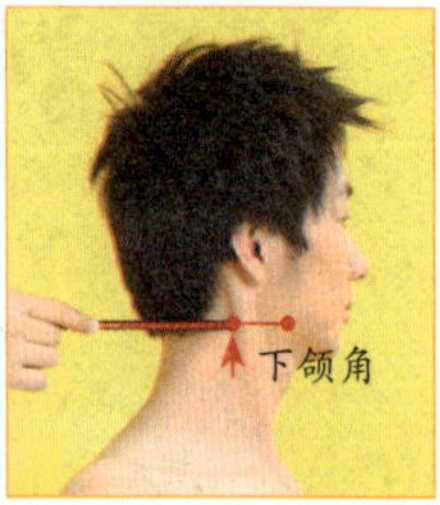

## 翳风

**主要功效**

通利耳窍，祛风泻热

**〈标准定位〉**

在颈部，耳垂后方，乳突下端前方凹陷中。

**〈简易取法〉**

侧坐或侧伏位，张口取穴，将耳垂向后按，正对耳垂边缘的凹陷中。

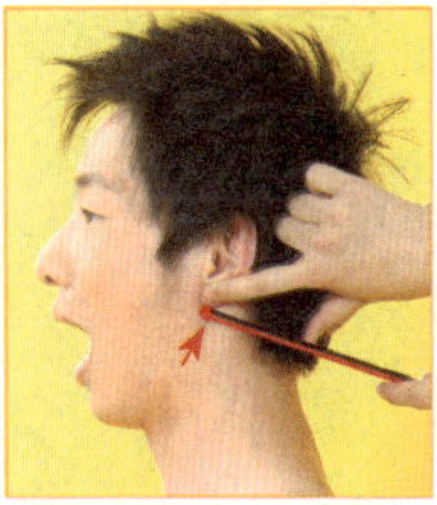

## 瘈脉

**主要功效**

熄风止痉，活络通窍

**〈标准定位〉**

在头部，乳突中央，角孙与翳风沿耳轮弧形连线的上2/3与下1/3的交点处。

**〈简易取法〉**

侧坐位，在头部，乳突中央，耳后发际与外耳道口平齐处。

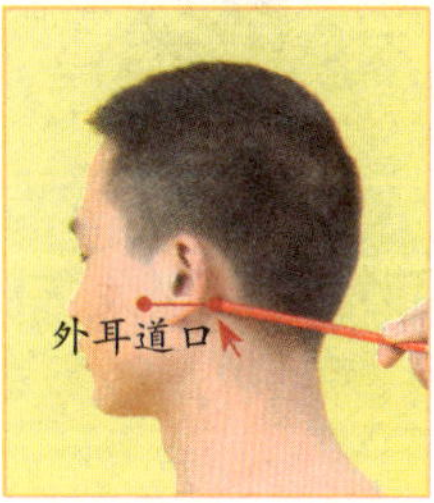


## 耳和髎

**主要功效**

祛风通络，消肿止痛

**〈标准定位〉**

在头部，鬓发后缘，耳郭根的前方，颞浅动脉的后缘。

**〈简易取法〉**

侧坐，在耳门前上方，耳郭根的前方，鬓发后缘的动脉搏动处。

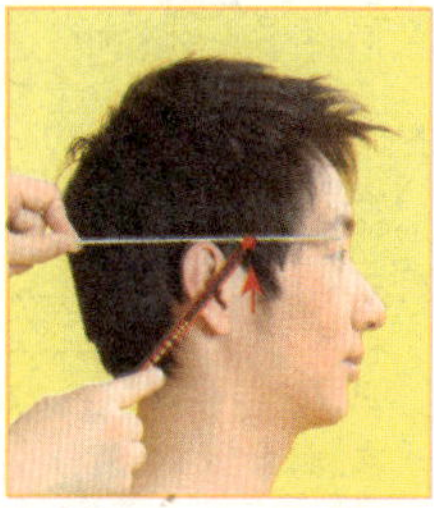

## 丝竹空

**主要功效**

清头明目，散风止痛

**〈标准定位〉**

在头部，眉梢凹陷中。

**〈简易取法〉**

侧坐，沿眉毛从内向外推，在眉梢末端摸到的凹陷中。

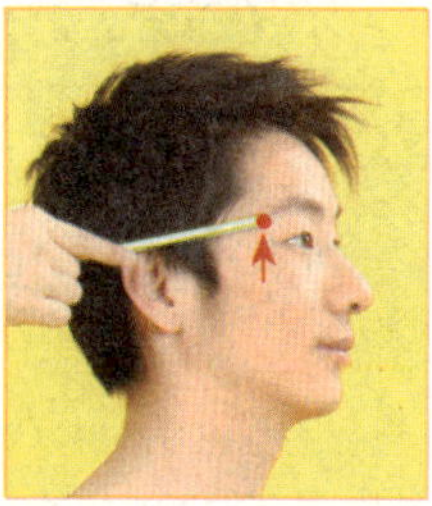

# 十二经脉之足少阳胆经

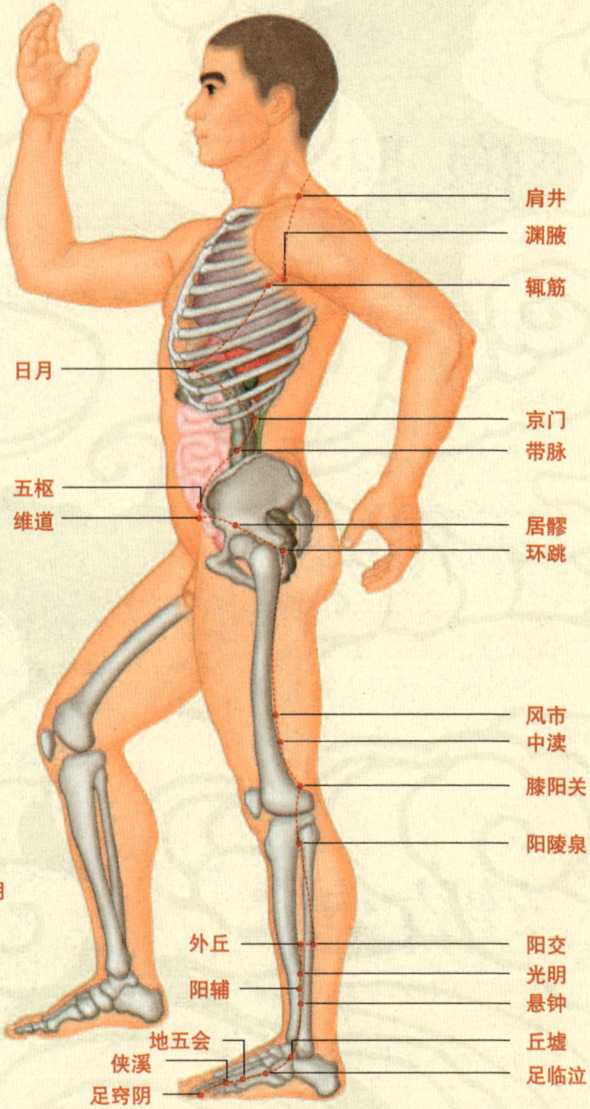
肩井
渊腋
辄筋
日月
京门
带脉
五枢
维道
居髎
环跳
风市
中渎
膝阳关
阳陵泉
外丘
阳交
光明
阳辅
悬钟
地五会
丘墟
侠溪
足临泣
足窍阴

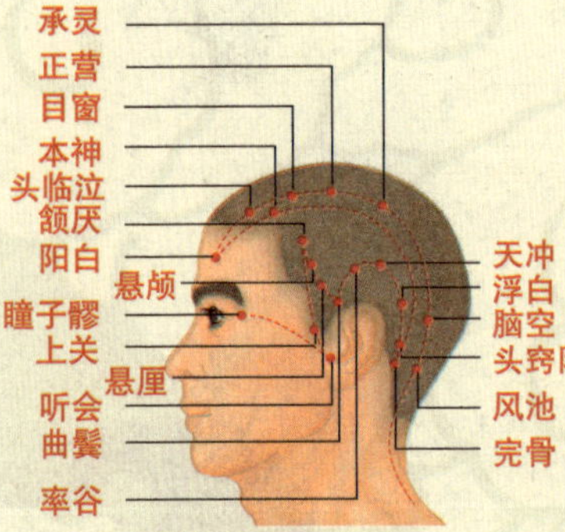
承灵
正营
目窗
本神
头临泣
颔厌
阳白
悬颅
瞳子髎
上关
悬厘
听会
曲鬓
率谷
天冲
浮白
脑空
头窍阴
风池
完骨

## 足少阳胆经常用腧穴

### 瞳子髎

**主要功效**

疏风散热，明目退翳

**标准定位**

在头部，目外眦外侧0.5寸凹陷中。

**简易取法**

正坐仰靠位，在头部，闭目，眼角纹处，按压有酸胀感。

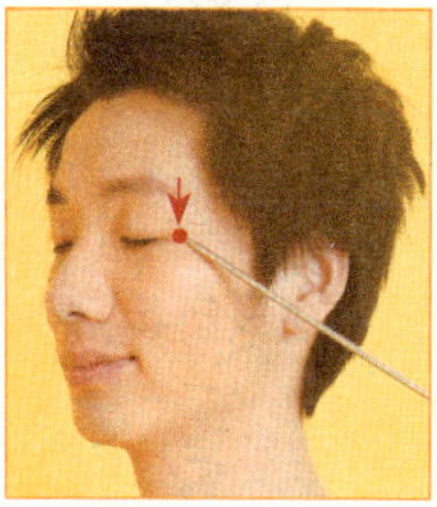

### 率谷

**主要功效**

清热熄风，通经活络

**标准定位**

在头部，耳尖直上入发际1.5寸，角孙直上方。

**简易取法**

侧坐位，将耳部向前折，于耳尖（角孙）直上入发际1.5寸处，咀嚼时，按压有肌肉鼓动。

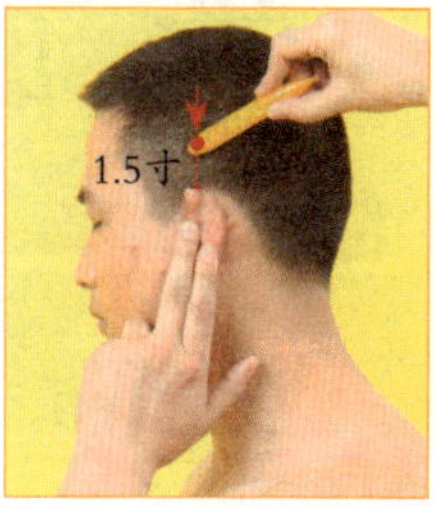


### 阳白

**主要功效**

清脑明目，祛风泻热

**标准定位**

在头部，眉上1寸，瞳孔直上。

**简易取法**

正坐位，在头部，目正视，自眉中直上1寸（1横指）处，按压有酸胀感。

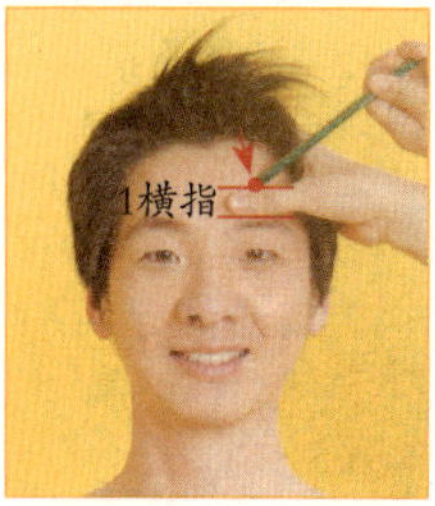


### 头临泣

**主要功效**

清脑明目，安神定志

**标准定位**

在头部，前发际上0.5寸，瞳孔直上。

**简易取法**

正坐位，目正视，在神庭与头维连线的中点处，按压有酸胀感。

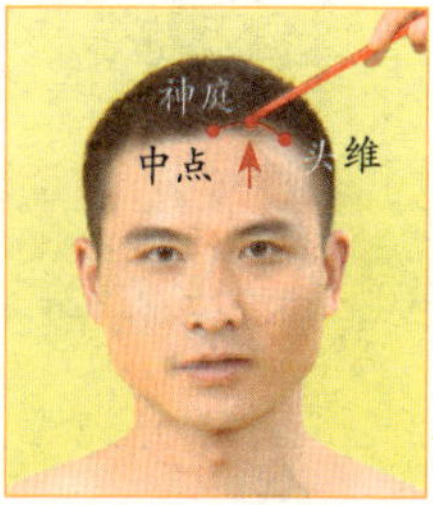

## 风池

主要功效

祛风解毒，通利孔窍

〈标准定位〉

在颈部，枕骨之下，胸锁乳突肌上端与斜方肌上端之间的凹陷中。

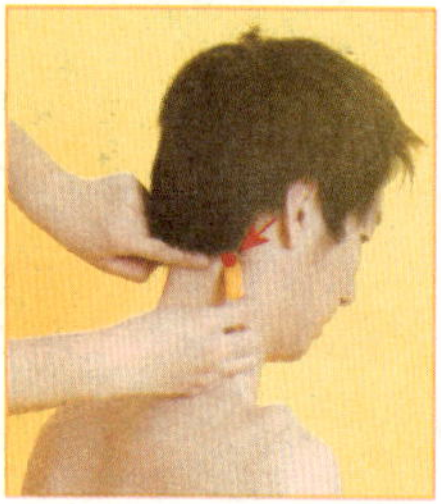

〈简易取法〉

坐位，在头部，枕骨下斜方肌与胸锁乳突肌之间的凹陷中，大约与风府持平，按压有酸胀感。

## 带脉

主要功效

健脾调经，通经止痛

〈标准定位〉

在侧腹部，章门下1.8寸，第11肋骨游离端垂线与脐水平线的交点上。

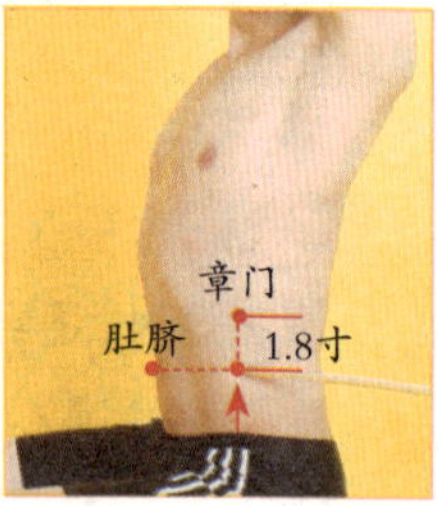


〈简易取法〉

侧坐举臂，在章门下1.8寸处，与肚脐持平，按压有酸胀感。

## 环跳

主要功效

疏通经脉，活血止痛

〈标准定位〉

在股外侧部，侧卧屈股，股骨大转子最凸点与骶管裂孔连线的外1/3与内2/3交点处。

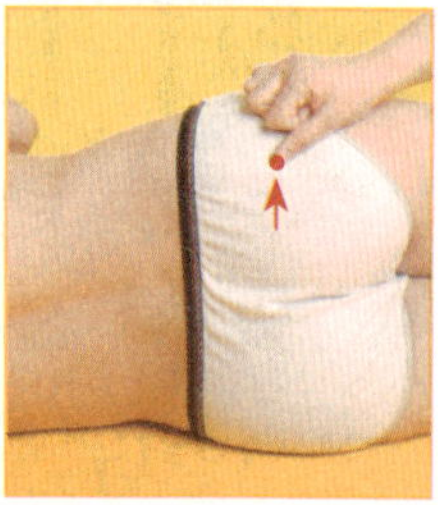

〈简易取法〉

侧卧位，伸直下腿，屈上腿，用拇指关节横纹按在股骨大转子上，拇指指向脊柱，拇指尖处即环跳，按压有酸胀感。

## 阳陵泉

主要功效

活血通络，疏调经脉

〈标准定位〉

在小腿外侧，腓骨头前下方凹陷中。

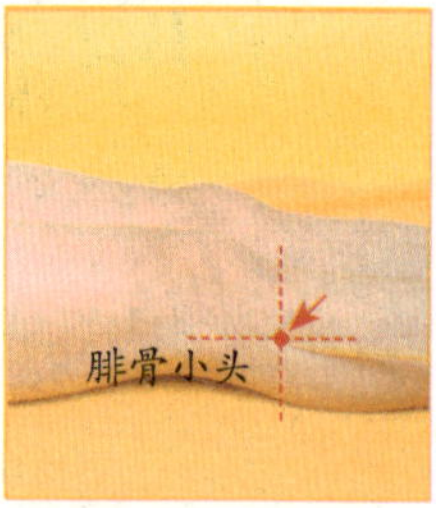


〈简易取法〉

仰卧位，在小腿外侧，先摸到腓骨小头，过腓骨小头前缘做一条竖直切线，再过腓骨小头的下缘做一水平切线，两条切线的交点处即阳陵泉。

## 悬钟

主要功效

通经活络，疏筋止痛

〈标准定位〉

在小腿外侧，外踝尖上3寸，腓骨前缘。

〈简易取法〉

正坐位或仰卧位，从外踝尖向上量3寸（4横指），腓骨前缘，悬钟就在此处。

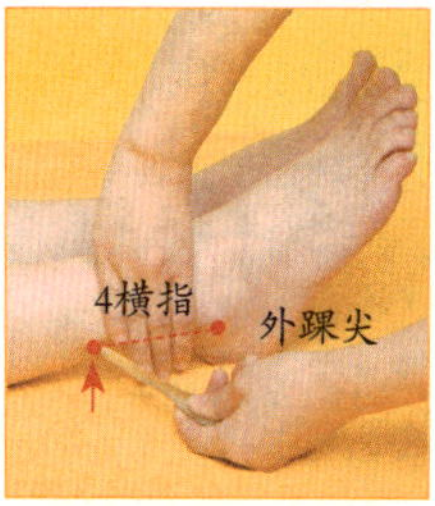


## 丘墟

主要功效

清肝明目，通经活络

〈标准定位〉

在踝前外侧，外踝的前下方，趾长伸肌腱的外侧凹陷中。

〈简易取法〉

侧坐，先取外踝，过外踝前缘做一竖直切线，再过外踝下缘做一水平切线，两条切线的交点处即丘墟，按压有痛感。

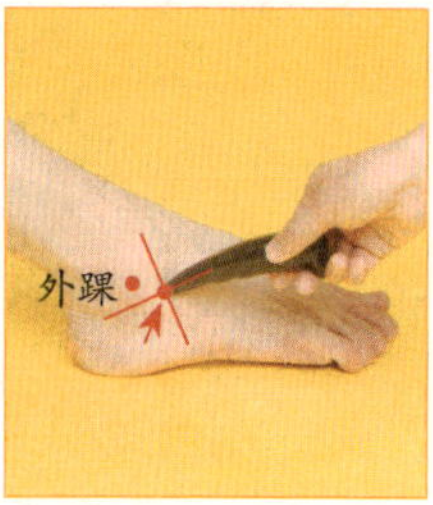


## 足临泣

主要功效

疏肝解郁，熄风泻火

〈标准定位〉

在足背外侧，第4、5跖骨底结合部的前方，第5趾长伸肌腱外侧凹陷中。

〈简易取法〉

侧坐，当小趾向上跷时，可看到第5趾长伸肌腱，在肌腱的外侧处。

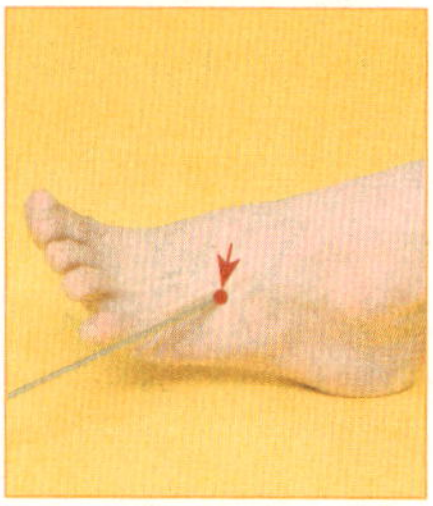

## 足窍阴

主要功效

祛风止痛，通经聪耳

〈标准定位〉

在足趾，第4趾末节外侧，趾甲根角侧后方0.1寸。

〈简易取法〉

侧坐，在第4趾趾甲外侧缘（掌背交界处）与下缘各做一垂线，两垂线的交点处即足窍阴。

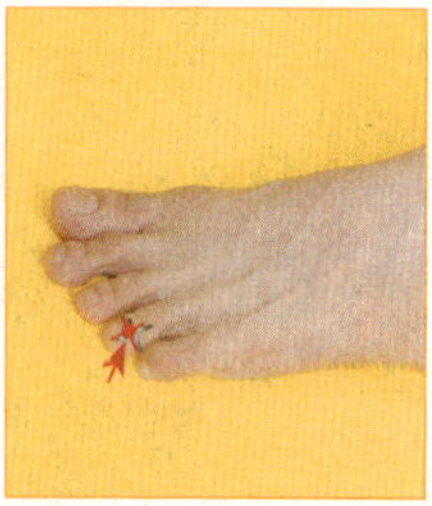

# 十二经脉之足厥阴肝经

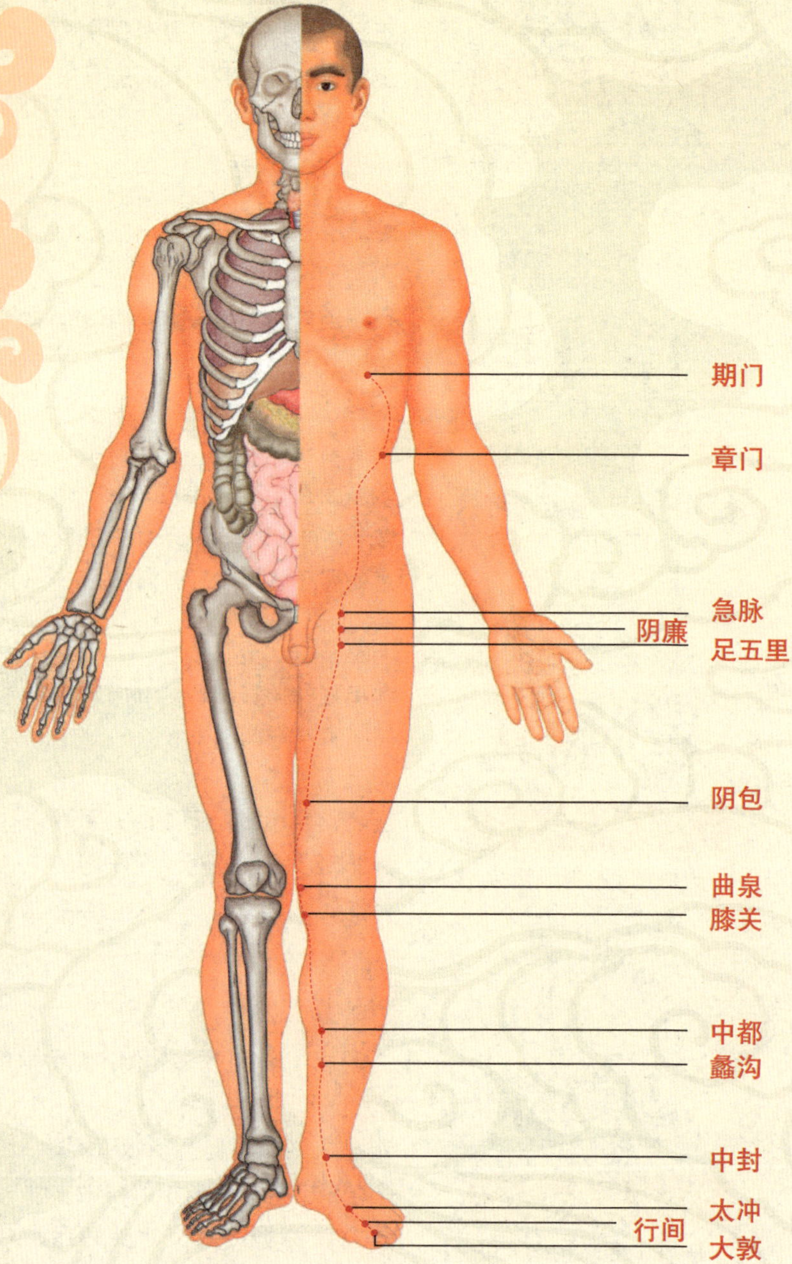

## 足厥阴肝经常用腧穴

### 行间

**主要功效**

清肝泻热，安神止血

**〈标准定位〉**

在足背，第1、2趾间，趾蹼缘后方赤白肉际处。

**〈简易取法〉**

侧坐垂足，于足背第1、2趾趾缝端凹陷处取穴。

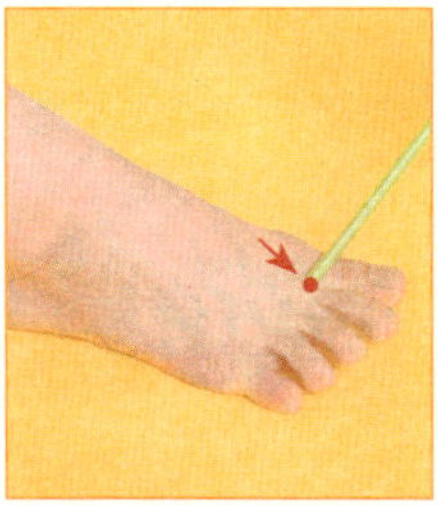

### 大敦

**主要功效**

回阳救逆，调经止淋

**〈标准定位〉**

在足趾，大趾末节外侧，趾甲根角侧后方0.1寸。

**〈简易取法〉**

侧坐伸足或仰卧位，从足大趾甲外侧缘与基底部各做一垂线，两垂线的交点处即大敦，按压有痛感。

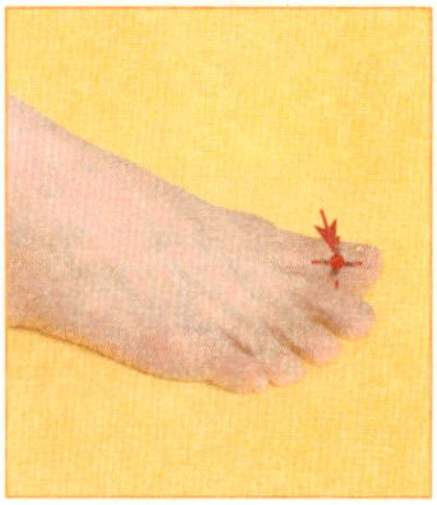

### 太冲

**主要功效**

调经和血，疏肝理气

**〈标准定位〉**

在足背，第1、2跖骨间，跖骨底结合部前方凹陷中，在拇长伸肌腱外缘处。

**〈简易取法〉**

侧坐伸足或仰卧位，在足背，第1、2跖骨间，跖骨底结合部前方凹陷中，或触及动脉搏动。

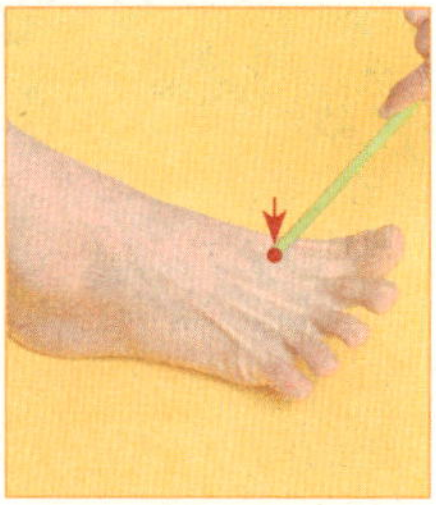

### 中封

**主要功效**

通经活络，疏肝解郁

**〈标准定位〉**

在踝区，内踝前下方，商丘与解溪连线上，胫骨前肌肌腱的内侧缘凹陷中。

**〈简易取法〉**

侧坐伸足或仰卧位，足大趾上跷，足背内侧可见一大筋（胫骨前肌肌腱），在其内侧，足内踝前下方可触及一凹陷，此处为中封。

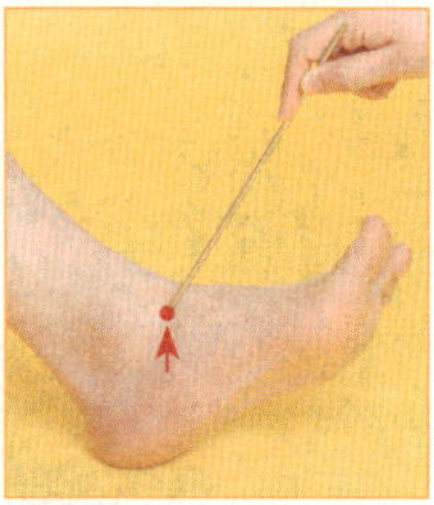

## 蠡沟

**主要功效**

疏肝理气，调经止带

【标准定位】

在小腿前内侧，内踝尖上5寸，胫骨内侧面的中央。

【简易取法】

侧坐或仰卧位，内踝尖上3寸（4横指）为三阴交，再向上约2横指，胫骨内侧面的中央，此处即蠡沟。

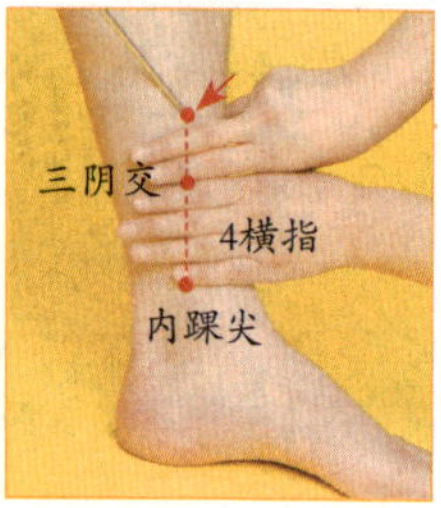


## 中都

**主要功效**

疏肝理气，调经止血

【标准定位】

在小腿前内侧，内踝尖上7寸，胫骨内侧面的中央。

【简易取法】

仰卧或坐位，在内踝尖至胫骨内侧髁下缘连线中点之上0.5寸处。

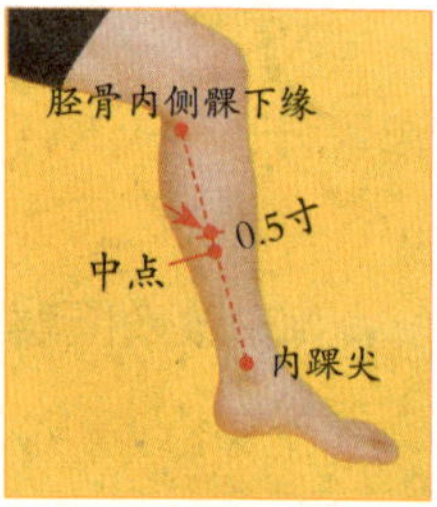


## 膝关

**主要功效**

祛风除湿，疏利关节

【标准定位】

在小腿内侧，胫骨内侧髁的下方，阴陵泉后1寸。

【简易取法】

仰卧或坐位，屈膝，先取胫骨内侧髁下缘的阴陵泉，再由阴陵泉向后量1寸（1横指），可触及一凹陷，此处即膝关。

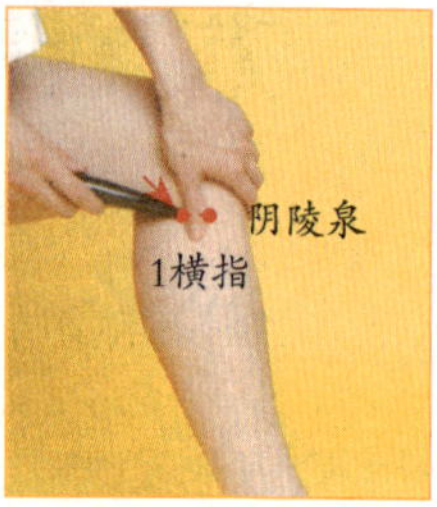


## 曲泉

**主要功效**

疏肝理气，调经止带

【标准定位】

在膝内侧，腘横纹内侧端，半腱肌肌腱内缘凹陷中。

【简易取法】

屈膝正坐，在股骨内上髁与半膜肌之间，膝内侧横纹端凹陷处。

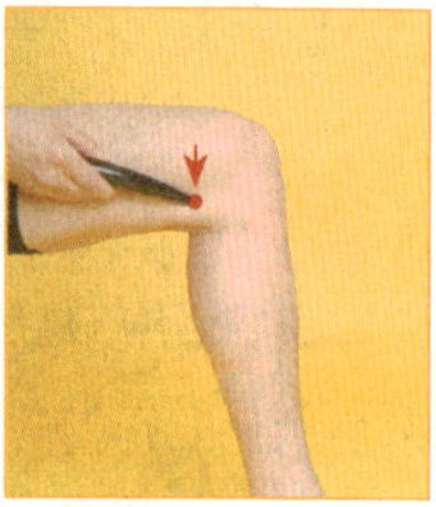

## 足五里

主要功效

疏肝理气，清热利湿

〈标准定位〉

在股内侧（股前区），气冲直下3寸，动脉搏动处。

〈简易取法〉

仰卧位或侧卧位，在大腿根部，耻骨联合上缘的下方，长收肌的前缘，气冲直下3寸处，按压有动脉搏动感。

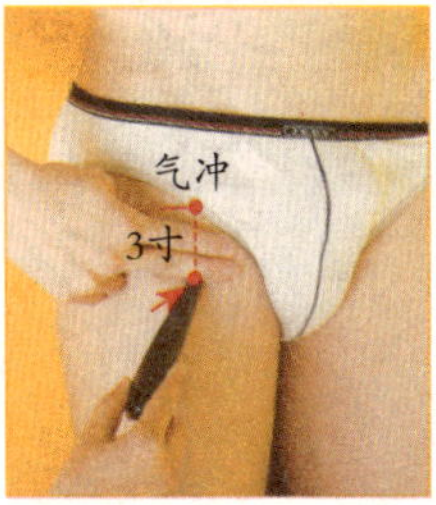


## 阴廉

主要功效

调经止带，通利下焦

〈标准定位〉

在股内侧，气冲直下2寸，大腿根部，耻骨结节下方，长收肌的外侧缘。

〈简易取法〉

仰卧位，从耻骨联合上缘连线的中点旁开2横指为足五里，再向上量1横指处即阴廉。

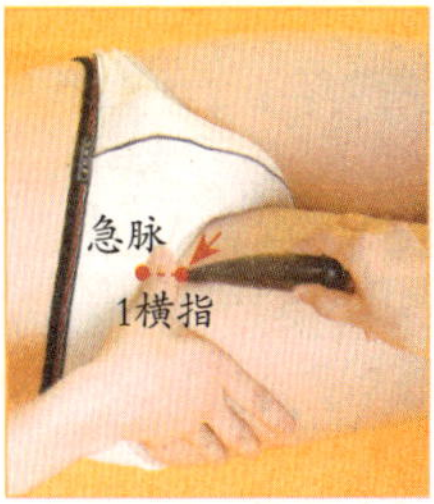


## 章门

主要功效

疏肝健脾，理气散结

〈标准定位〉

在侧腹部，在第11肋游离端的下际。

〈简易取法〉

侧卧举臂，从腋前线的肋弓软骨缘下向前触摸第11肋游离端，其下方即章门。

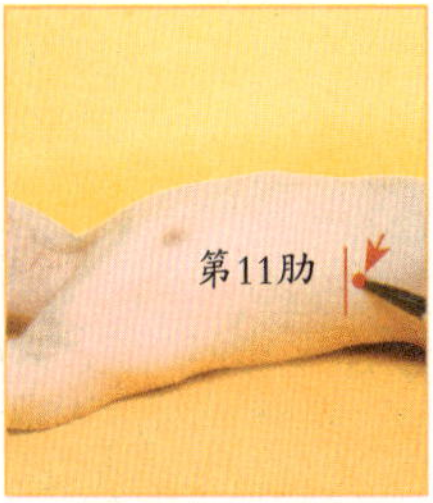


## 期门

主要功效

平肝潜阳，疏肝健脾

〈标准定位〉

在前胸部，第6肋间隙，前正中线旁开4寸。

〈简易取法〉

仰卧或正坐位，在前胸部，锁骨中线上，前正中线旁开4寸，男性在沿乳头向下推2个肋间隙（第6肋间隙）处，女性则在锁骨中线的第6肋间隙处。

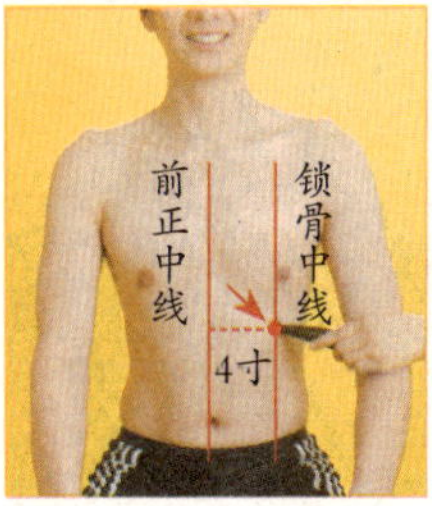

# 督脉

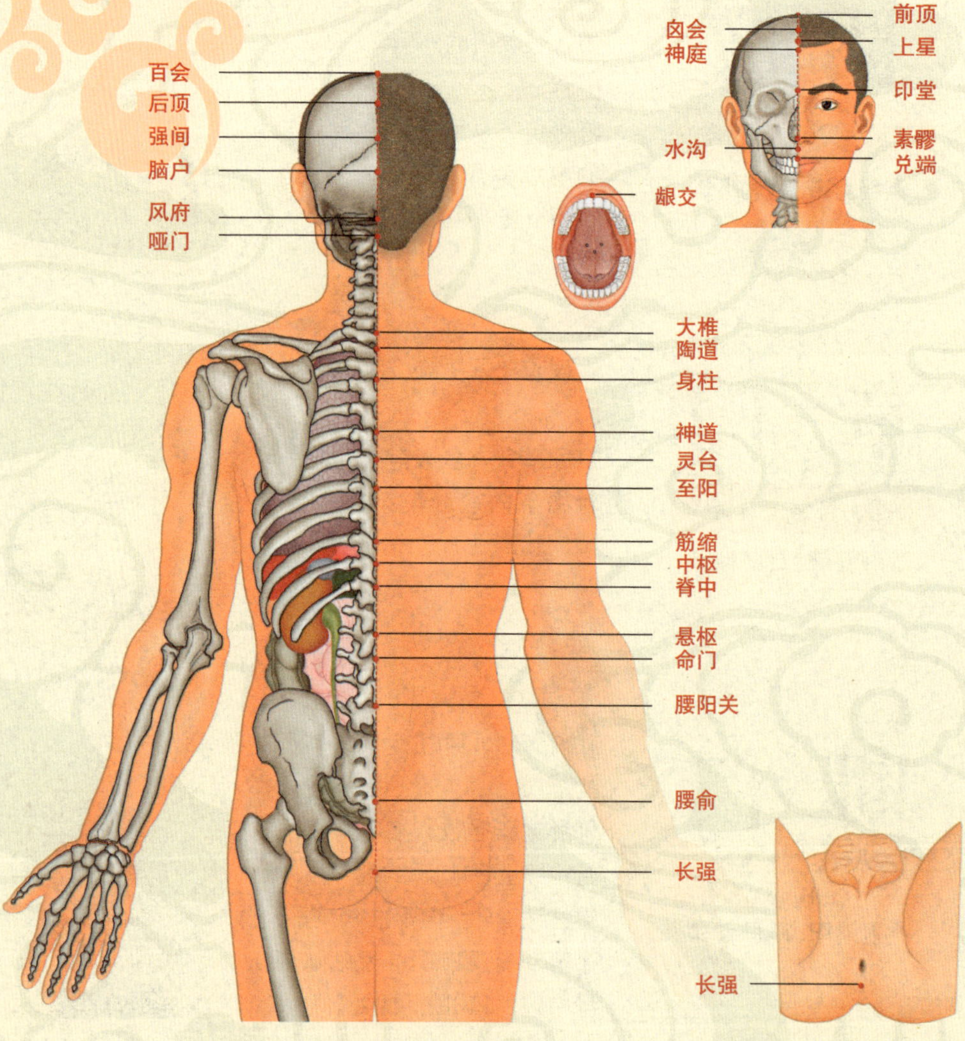

百会
后顶
强间
脑户
风府
哑门
囟会
神庭
水沟
龈交
前顶
上星
印堂
素髎
兑端
大椎
陶道
身柱
神道
灵台
至阳
筋缩
中枢
脊中
悬枢
命门
腰阳关
腰俞
长强
长强

## 督脉常用腧穴

### 百　会

**主要功效**

升阳固脱，醒脑开窍

**标准定位**

在头部，前发际正中直上5寸。

**简易取法**

正坐或仰卧位，在头部，两耳尖连线中点与眉间的中心线交汇的凹陷中。

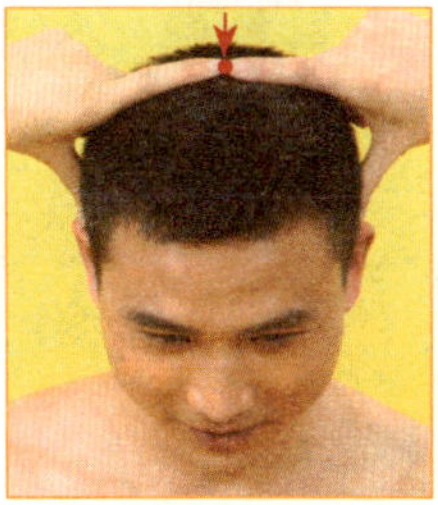

### 腰　俞

**主要功效**

益肾强腰，调经利湿

**标准定位**

在骶部，正对骶管裂孔，后正中线上。

**简易取法**

坐位，在骶部，取尾骨上方的骶角，正对骶管裂孔，两骶角下缘的连线与后正中线的交点处。

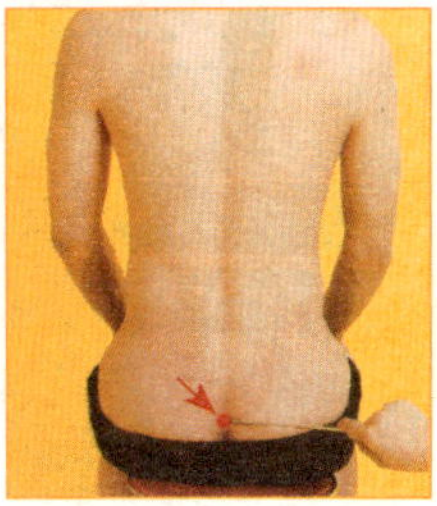

### 腰阳关

**主要功效**

除湿散寒，舒筋活络

**标准定位**

在腰部，第4腰椎棘突下凹陷中，后正中线上。

**简易取法**

坐位，在腰部，两髂前上棘连线与后正中线的交点处为第4腰椎，腰阳关在第4腰椎下的凹陷中。

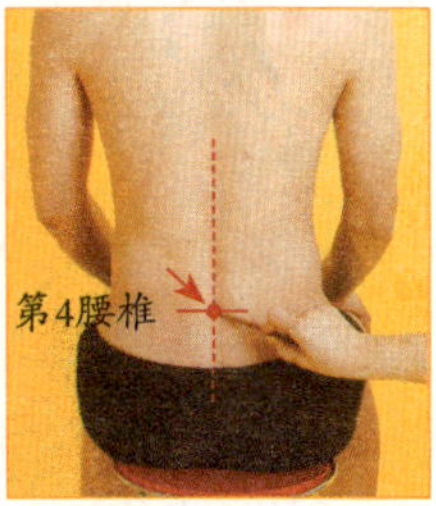


### 脊　中

**主要功效**

调理肠胃，益肾宁神

**标准定位**

在背部，第11胸椎棘突下凹陷中，后正中线上。

**简易取法**

坐位，在背部，两肩胛骨下角连线与后正中线的交点处为第7胸椎，向下数4个棘突即第11胸椎，脊中在第11胸椎下的凹陷中。

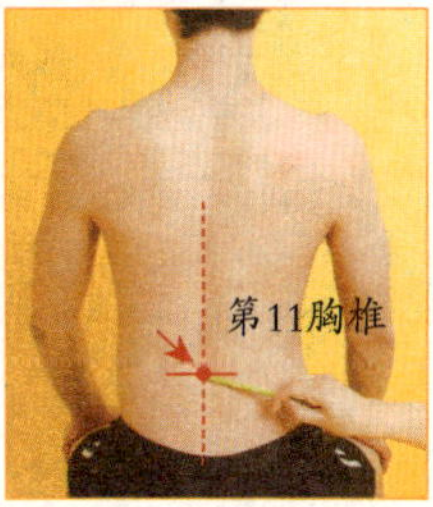

## 中枢

主要功效

利湿健脾，清热止痛

〈标准定位〉

在背部，第10胸椎棘突下凹陷中，后正中线上。

〈简易取法〉

坐位，在背部，从第7胸椎向下数3个棘突即第10胸椎，中枢在第10胸椎下的凹陷中。

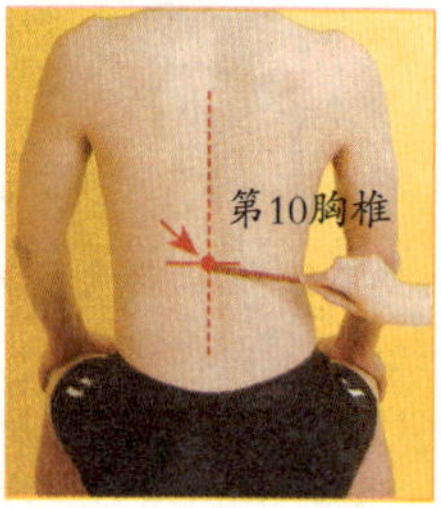


## 至阳

主要功效

利胆退黄，利膈宽胸

〈标准定位〉

在背部，第7胸椎棘突下凹陷中，后正中线上。

〈简易取法〉

俯卧或正坐，在背部，第7胸椎下的凹陷中。

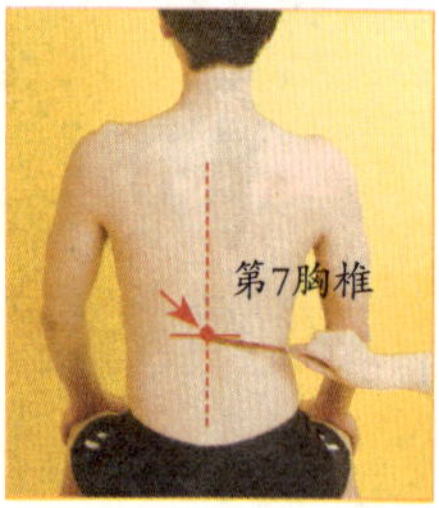


## 灵台

主要功效

清热解毒，定喘止咳

〈标准定位〉

在背部，第6胸椎棘突下凹陷中，后正中线上。

〈简易取法〉

坐位，在背部，从第7胸椎向上数1个棘突即第6胸椎，灵台在第6胸椎下的凹陷中。

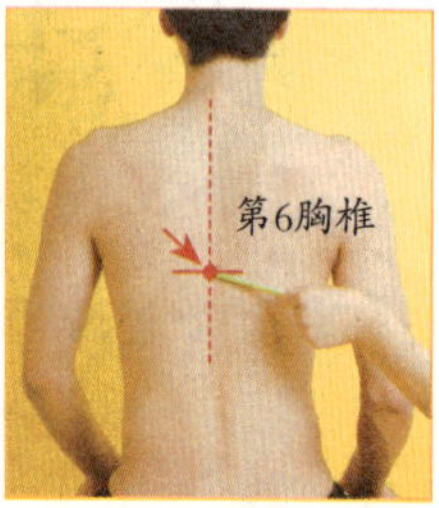


## 身柱

主要功效

宣肺止咳，宁神解痉

〈标准定位〉

在背部，第3胸椎棘突下凹陷中，后正中线上。

〈简易取法〉

坐位，在背部，从第7胸椎向上数4个棘突即第3胸椎，身柱在第3胸椎下的凹陷中。

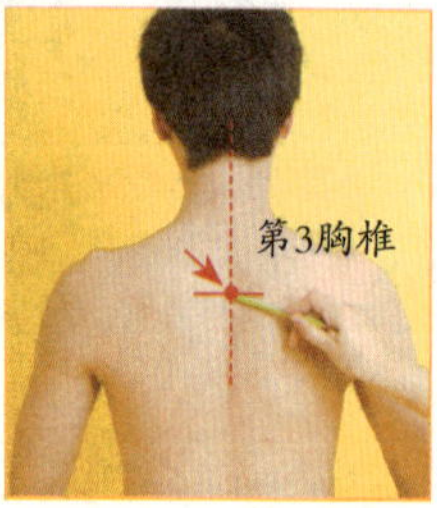

# 陶道

主要功效

清热解表，宁神截疟

【标准定位】

在背部，第1胸椎棘突下凹陷中，后正中线上。

【简易取法】

坐位，在背部，从颈背交界处椎骨的最高点（第7颈椎）向下数1个椎骨即第1胸椎，陶道在第1胸椎下的凹陷中。

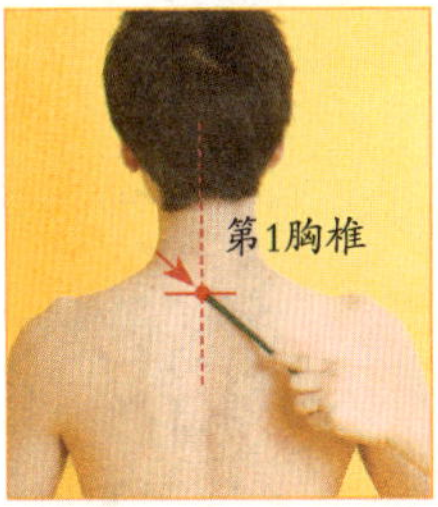


# 大椎

主要功效

解表清热，截疟止痫

【标准定位】

在颈后部，第7颈椎棘突下凹陷中，后正中线上。

【简易取法】

坐位，在颈后部，第7颈椎下的凹陷中。

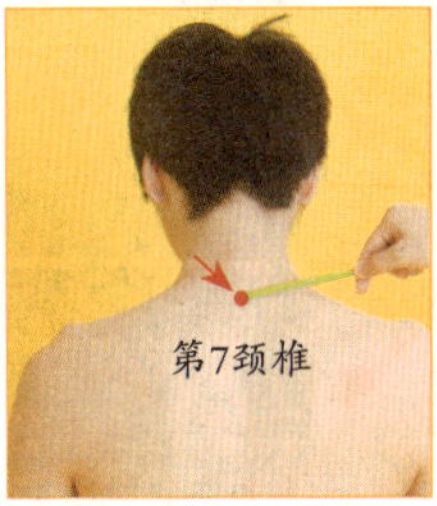


# 哑门

主要功效

开窍醒神，散风熄风

【标准定位】

在颈后部，后发际正中直上0.5寸处，第2颈椎棘突上际凹陷中。

【简易取法】

俯卧位或坐位，在颈后部，后发际正中向上量0.5寸处。

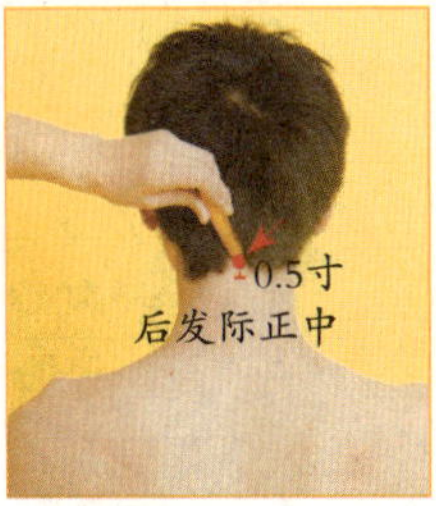


# 风府

主要功效

熄风散风，通关开窍

【标准定位】

在颈后部，后发际正中直上1寸处，枕外隆凸直下，两侧斜方肌之间凹陷中。

【简易取法】

坐位，在枕部摸到突出的隆起，在该隆起下、后发际两条大筋之间可触及一凹陷，风府就在此凹陷中，按压有酸胀感。

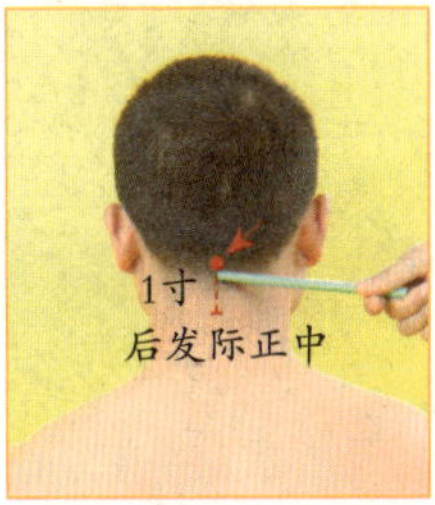

# 任脉

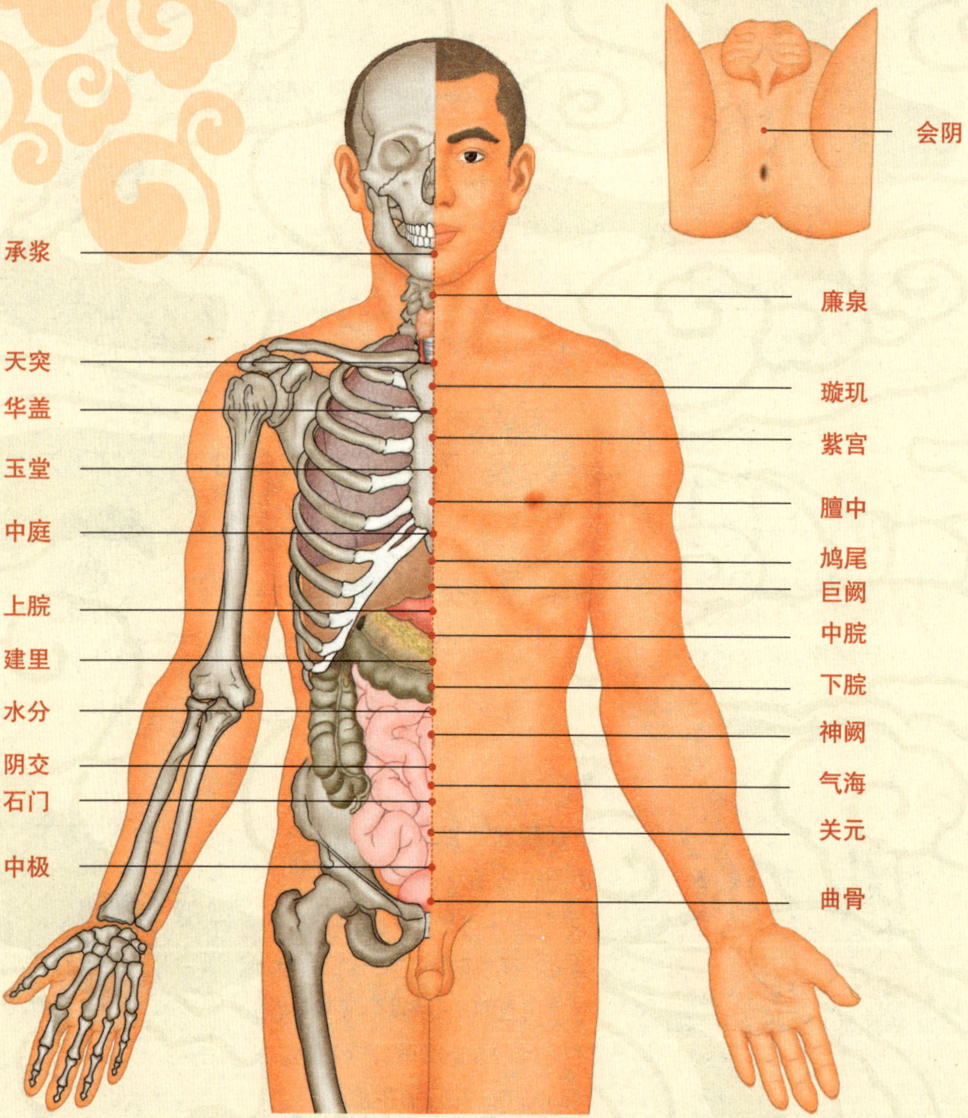

## 任脉常用腧穴

### 神阙

**主要功效**

培元固本，回阳救逆

〈标准定位〉

在上腹部，脐中央。

〈简易取法〉

仰卧位，在上腹部，肚脐中央。

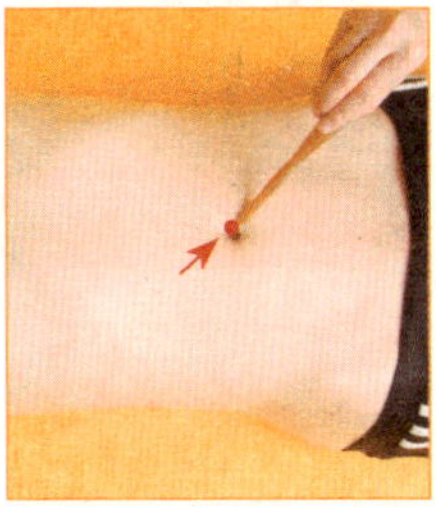

### 关元

**主要功效**

培元固本，补益下焦

〈标准定位〉

在下腹部，脐中下3寸（4横指宽），前正中线上。

〈简易取法〉

仰卧位，将耻骨联合上缘的中点和肚脐连线5等分，由下向上2/5处。

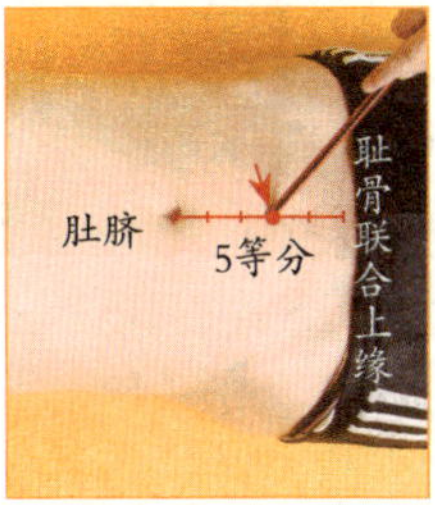


### 气海

**主要功效**

补气益肾，涩精固本

〈标准定位〉

在下腹部，脐中下1.5寸，前正中线上。

〈简易取法〉

仰卧位，取关元，在关元与肚脐连线的中点处。

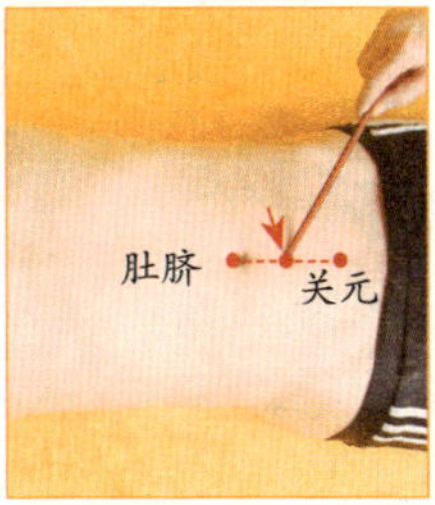


### 阴交

**主要功效**

温肾益精，调理冲任

〈标准定位〉

在下腹部，脐中下 1 寸，前正中线上。

〈简易取法〉

仰卧位，将耻骨联合上缘的中点和肚脐连线5等分，由上向下1/5处。

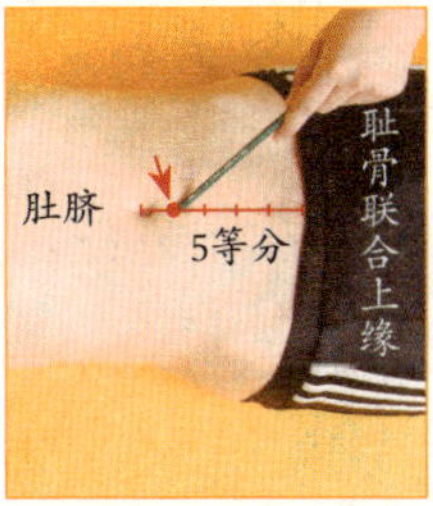

## 中极

主要功效

益肾助阳，通经止带

〈标准定位〉

在下腹部，脐中下 4 寸，前正中线上。

〈简易取法〉

仰卧位，将耻骨联合上缘的中点和肚脐连线5等分，由下向上1/5处。

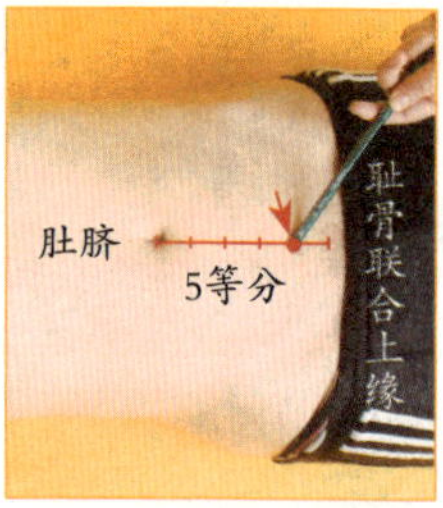


## 巨阙

主要功效

宽胸利膈，宁心安神

〈标准定位〉

在上腹部，脐中上 6 寸，前正中线上。

〈简易取法〉

仰卧位，在上腹部，前正中线上，将胸剑联合中点与神阙连线4等分，由上向下1/4处。

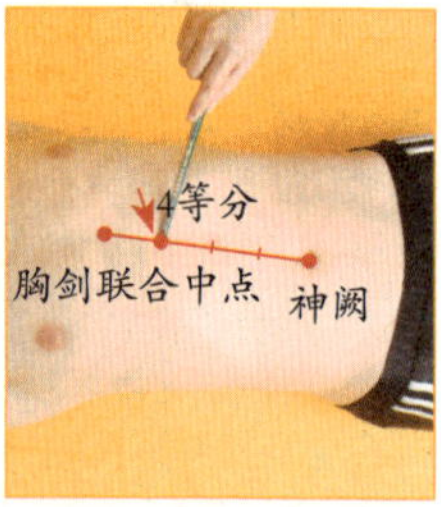


## 鸠尾

主要功效

和中降逆，宽胸宁神

〈标准定位〉

在上腹部，剑突尖下 1 寸，前正中线上。

〈简易取法〉

仰卧位，在上腹部，前正中线上，将胸剑联合中点与神阙连线8等分，由上向下1/8处。

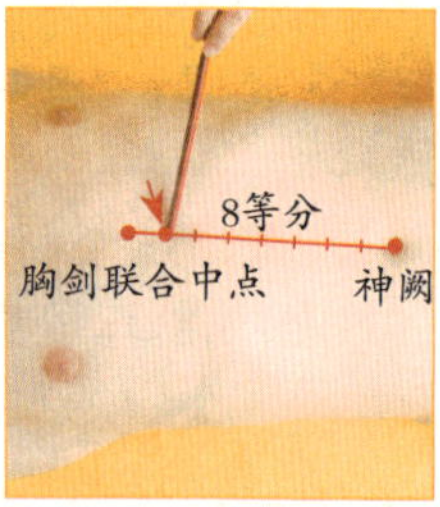


## 膻中

主要功效

宽胸理气，宁心安神

〈标准定位〉

在前胸部，横平第 4 肋间隙，前正中线上，两乳头连线的中点。

〈简易取法〉

正坐或仰卧位，在前胸部，两乳头之间连线的中点，按压有酸胀感。

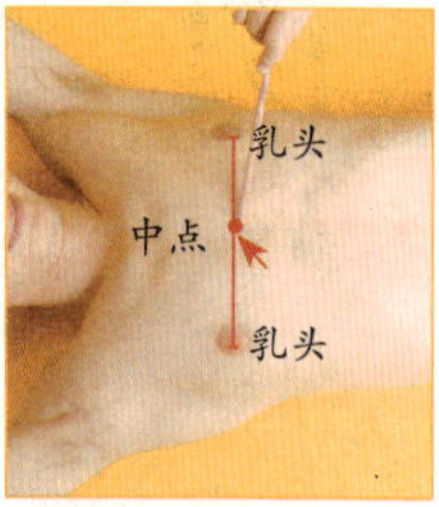

## 华盖

**主要功效**

宽胸理气，清肺利咽

**标准定位**

在前胸部，横平第1肋间隙，前正中线上。

**简易取法**

仰卧位，前胸部可见胸骨前部有一微向前突的骨性标志（胸骨角），此角平第2肋，由第2肋向上循摸到第1肋，华盖就在前正中线上，横平第1肋间隙处，按压有酸胀感。

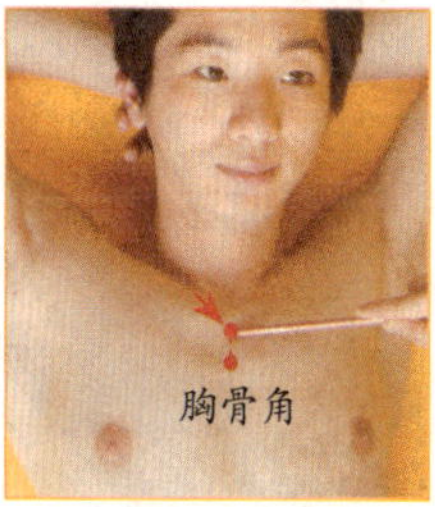


## 天突

**主要功效**

宽胸理气，化痰利咽

**标准定位**

在颈前部，胸骨上窝中央，前正中线上。

**简易取法**

仰卧位，在前正中线上，两锁骨中间，胸骨上窝中央。

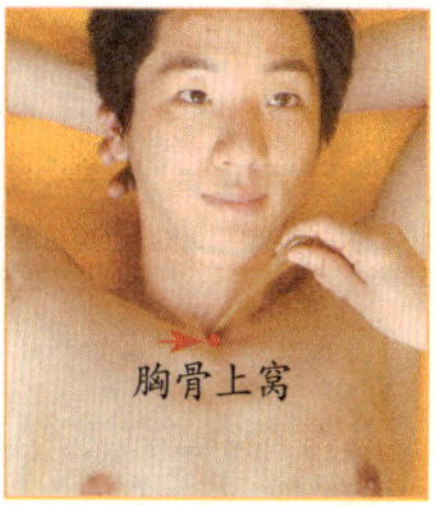


## 廉泉

**主要功效**

清热化痰，开窍利喉

**标准定位**

在颈前部，甲状软骨上缘（约相当于喉结处）上方，舌骨上缘凹陷中，前正中线上。

**简易取法**

正坐仰靠，在颈前部，前正中线上，喉结上方，舌骨上缘凹陷中。

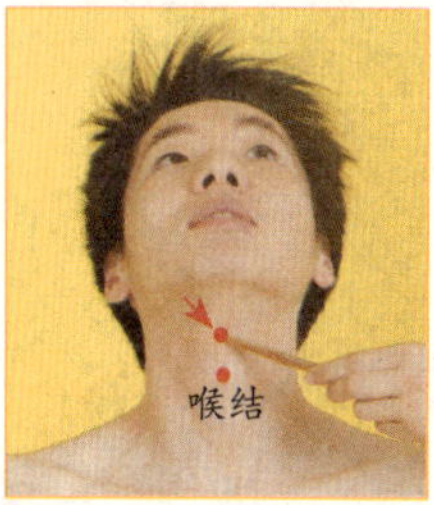


## 承浆

**主要功效**

祛风通络，疏调任督，消肿止痛，提神醒脑

**标准定位**

在面部，颏唇沟的正中凹陷处。

**简易取法**

正坐位或仰卧位，在面部口唇下0.5寸处，按压有痛感。

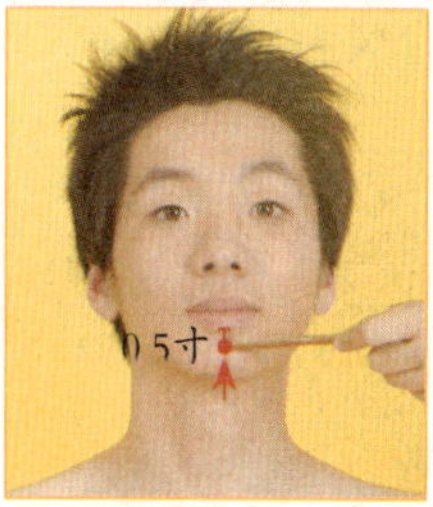

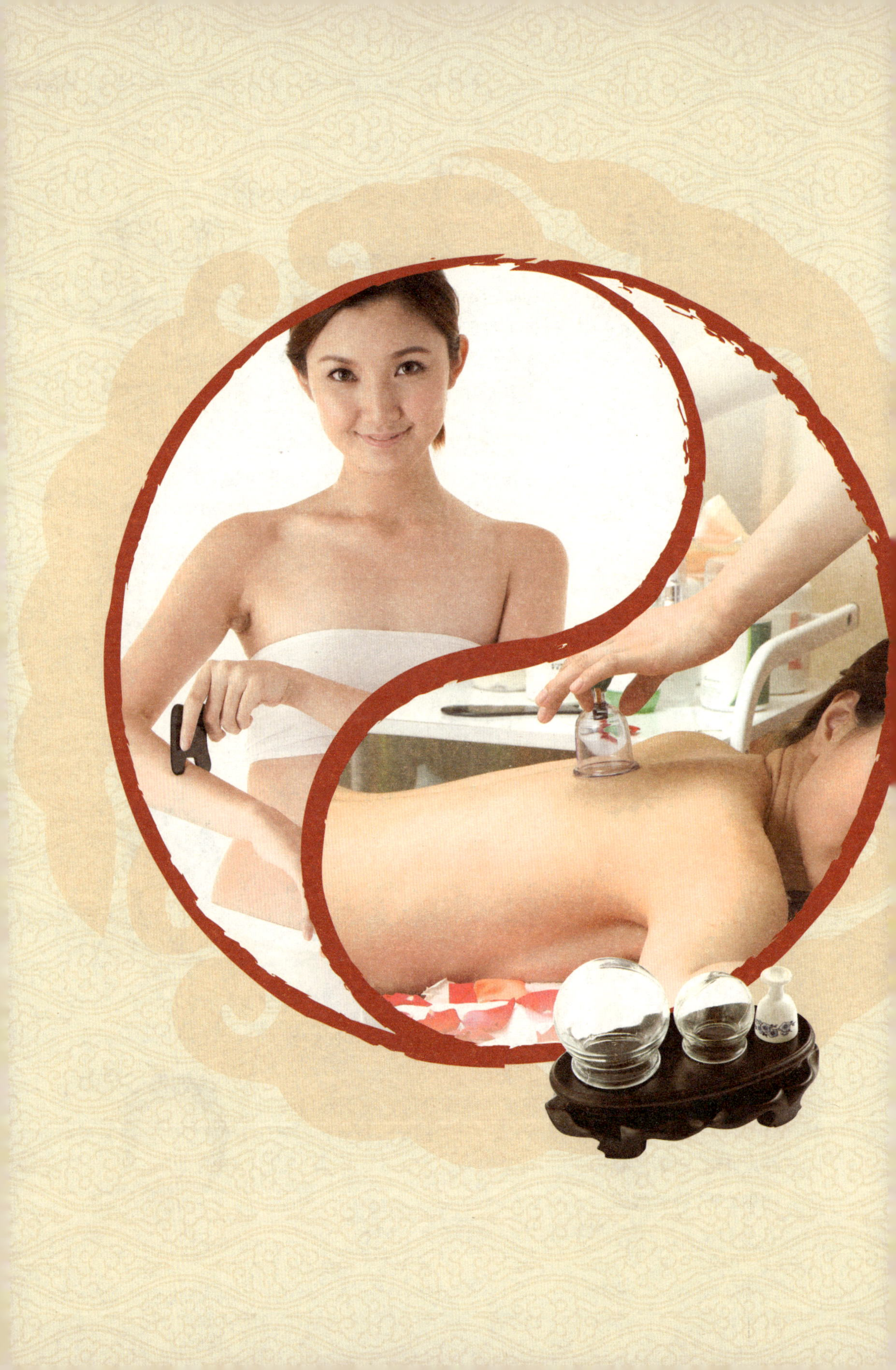

第四章

# 刮痧+拔罐，让您从头到脚都健康

刮痧和拔罐都是简单易学、安全实用、效果显著的自然疗法。本章将详细地为读者介绍常见病症的刮痧、拔罐疗法，以帮助读者掌握刮痧、拔罐的正确操作方法，实现缓解病痛、强身健体的功效，让读者在家即可轻松享受健康生活。

# 内科

## 急性上呼吸道感染

急性上呼吸道感染是对鼻腔、咽或喉部等上呼吸道急性炎症的概称。其发病无性别、年龄、职业和地区的差异，具有一定的传染性。全年皆可发病，但以冬季、春季为高发季节。刮痧、拔罐通过对皮肤的刺激，可以实现郁气外散的效果。

### 刮痧疗法

**正确取穴** **主穴：**太阳、大椎、风门、肺俞、列缺。

**配穴：**鼻塞者，加迎香；前额头痛者，加印堂；巅顶疼痛者，加百会；两侧头痛者，加风池、翳风；发热者，加曲池、合谷。

**适宜体位** 坐位、俯卧位。

**选择器具** 刮痧板、瓷勺。

**操作方法** 刮风门、列缺等主穴，直至皮肤变得潮红（图①、图②）。

**名医解读** 本病相当于中医的感冒、发热，所以取穴的时候也是立足解表祛邪的思路考虑的，而刮太阳、风门等穴都能起到扶正祛邪的作用。

### 拔罐疗法

**正确取穴** **主穴：**曲泽、大椎。

**配穴：**兼有咳嗽者，加尺泽、列缺；兼有咳痰黄稠者，加丰隆、阴陵泉。

**适宜体位** 坐位、侧卧位、俯卧位。

**选择器具** 火罐、三棱针。

**操作方法** 常规消毒，取1.5寸三棱针，在曲泽、大椎处浅刺出血。分别取2个小号罐，在出血部位行拔罐、留罐。30分钟后，可吸出1～2毫升血，除去火罐（图③、图④）。

**名医解读** 针刺放血拔罐有开窍泻热的作用，是一种操作简单、效果显著的疗法。

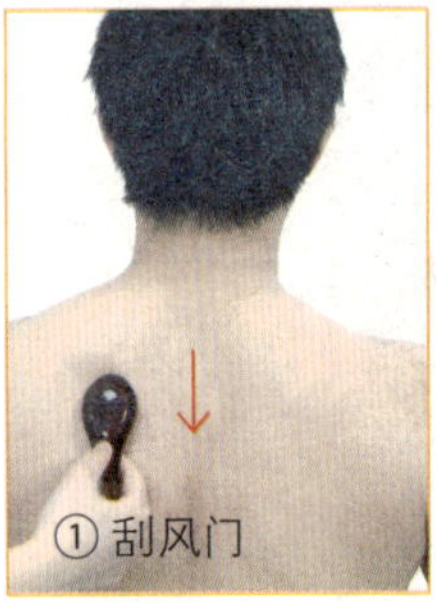
① 刮风门

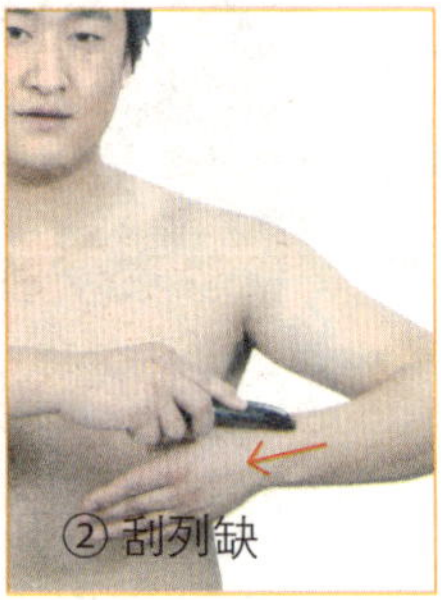
② 刮列缺

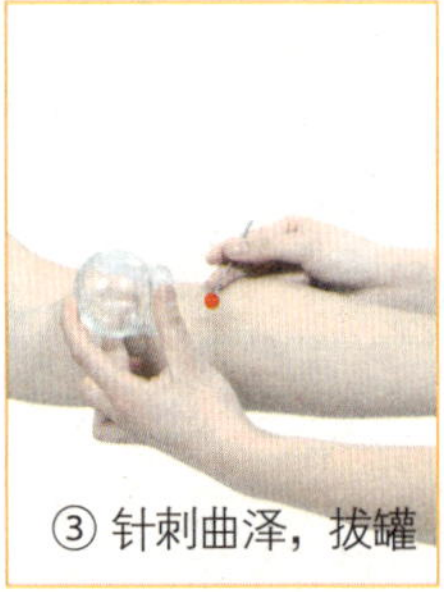
③ 针刺曲泽，拔罐

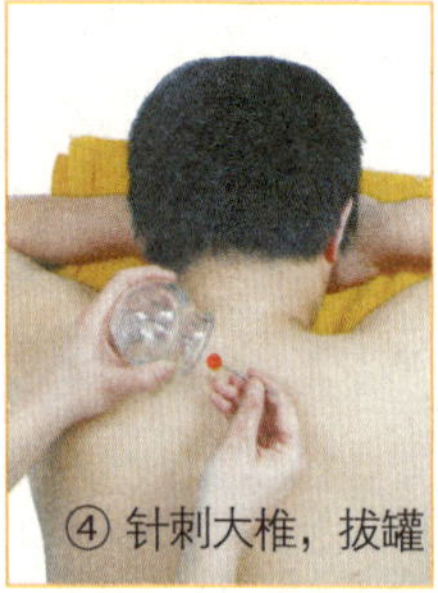
④ 针刺大椎，拔罐

# 支气管扩张

支气管扩张是近端支气管和中等大小支气管管壁组织遭到破坏导致的不可逆性扩张。主要致病因素为支气管的阻塞和牵拉，且常与肺部感染相互影响。刮痧、拔罐作用于相应的穴位，可以帮助减缓呼吸道症状。

## 刮痧疗法

**正确取穴**　**主穴：**双侧肺俞至肾俞、尺泽、膻中、天突。

**配穴：**兼有少量咯血者，加膈俞、肺俞。

**适宜体位**　俯卧位、仰卧位。

**选择器具**　刮痧板、瓷勺。

**操作方法**　先刮双侧肺俞至肾俞的皮肤，直至皮肤出现痧痕或变得潮红（图①）。再刮天突，刮天突的时候力度要小，或用手揪（图②）。

**名医解读**　中医理论认为“邪之所凑，其气必虚”，疾病发生的根本是正气的损伤，因此施术肺俞、天突、膻中来补益、调理肺气。尺泽属于手太阴肺经，施术尺泽可以用来治疗咳嗽、气喘。

## 拔罐疗法

**正确取穴**　**主穴：**曲池、大椎、尺泽。

**配穴：**兼有咳痰脓浊者，加丰隆、阴陵泉；兼有气虚者，加肺俞、厥阴俞。

**适宜体位**　坐位、俯卧位。

**选择器具**　火罐、三棱针。

**操作方法**　先定位曲池、大椎，局部消毒，再用三棱针点刺放血，并施以拔罐（图③、图④），留罐20分钟，可吸拔出紫黑色血。对尺泽、天突、膻中施以单纯罐法即可。

**名医解读**　支气管扩张常因有感染因素而出现发热症状，因此选大椎、曲池、尺泽，通过针刺放血拔罐的疗法，能很快达到退热的效果。

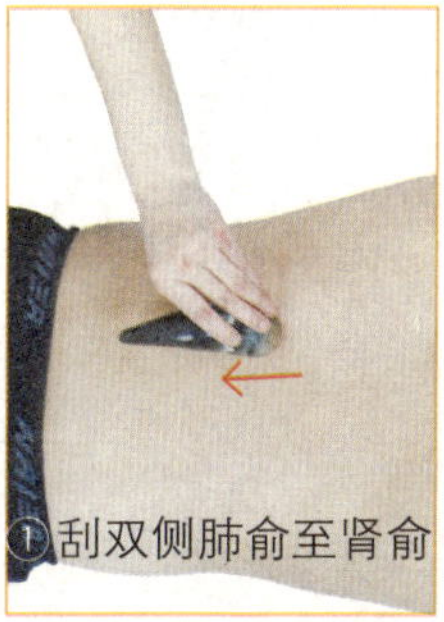

①刮双侧肺俞至肾俞

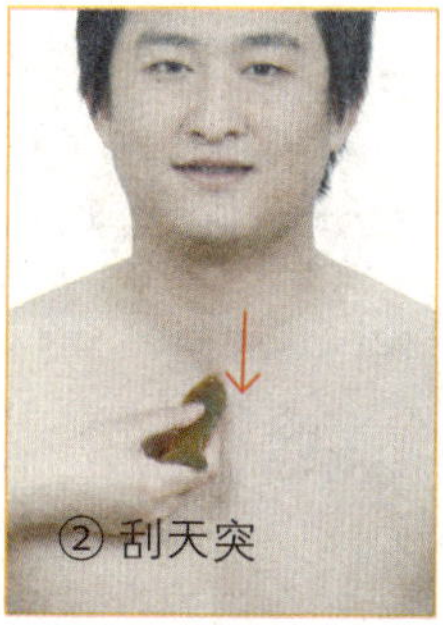

②刮天突

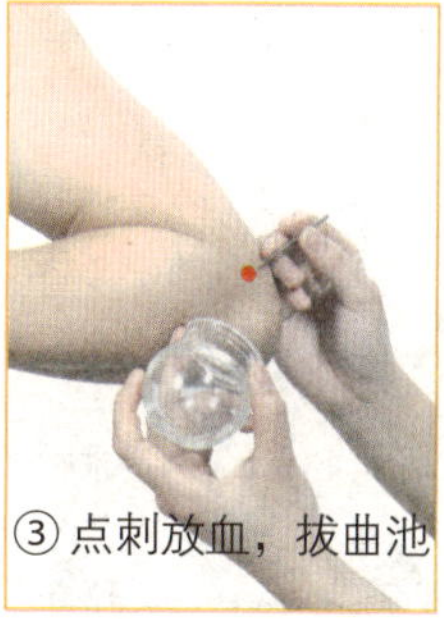

③点刺放血，拔曲池

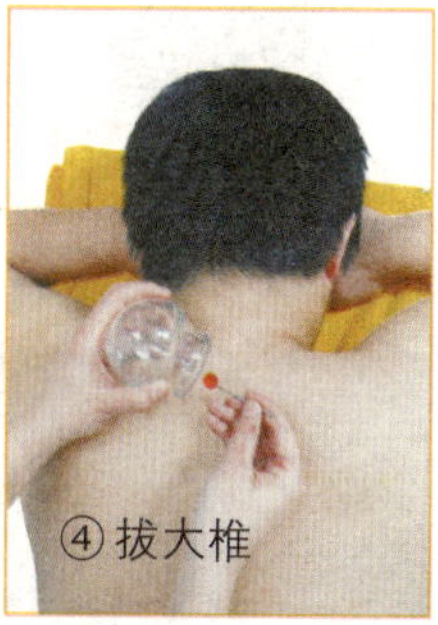

④拔大椎

# 肺炎

肺炎是指肺终末气道、肺泡和肺间质的炎症，其临床表现为发热、呼吸急促、持久干咳等，并可伴有一侧胸痛，或者在深呼吸和咳嗽时胸痛、有痰，甚至痰中带有血丝。刮痧和拔罐能通过对穴位的刺激和牵拉起到调整脏腑气机的作用。

## 刮痧疗法

**正确取穴** **主穴：**风门、肺俞、太渊。

**配穴：**感受外邪所致者，加百会、风池；发热明显者，加大椎、曲池；痰液较多者，加丰隆、中脘。

**适宜体位** 坐位、俯卧位。

**选择器具** 刮痧板、三棱针、瓷勺。

**操作方法** 沿着风门、肺俞刮痧时按照由上到下的顺序进行，直至皮肤出现痧痕（图①）；刮太渊时由近至远进行（图②），也可以用刮痧板的角端点按，用力可重。发热时施术大椎、曲池，在刮痧后点刺放血即可。

**名医解读** 太渊为手太阴肺经的原穴，为经脉汇集之处，刮太渊可以增强肺气的功能。

## 拔罐疗法

**正确取穴** **主穴：**孔最、膈俞、肺俞、三阴交。

**配穴：**痰湿盛者，加膻中、丰隆；阴虚火旺者，加太溪、劳宫；肝火犯肺者，加太冲、阳陵泉；肺肾气虚者，加脾俞、足三里。

**适宜体位** 坐位、俯卧位。

**选择器具** 火罐、抽气罐。

**操作方法** 膈俞、三阴交等主穴均施闪火法或抽气法，留罐15分钟（图③、图④）。

**名医解读** 孔最是手太阴肺经的郄穴，用于急症、重症的治疗，施术肺俞、膈俞、三阴交等穴能补肺降气，是治本之法。

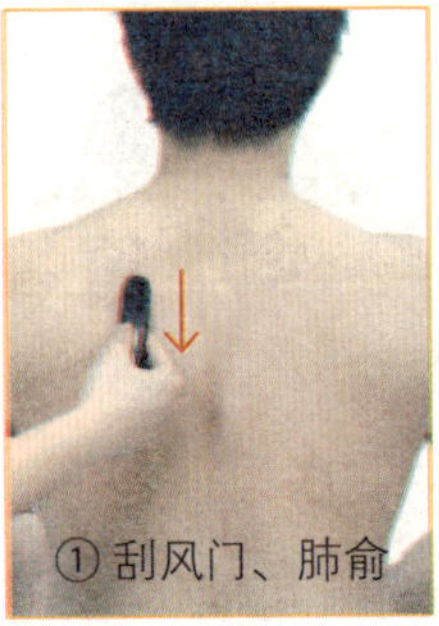
①刮风门、肺俞

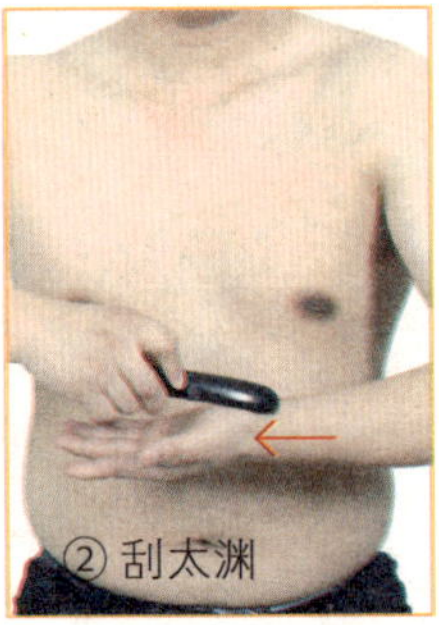
②刮太渊

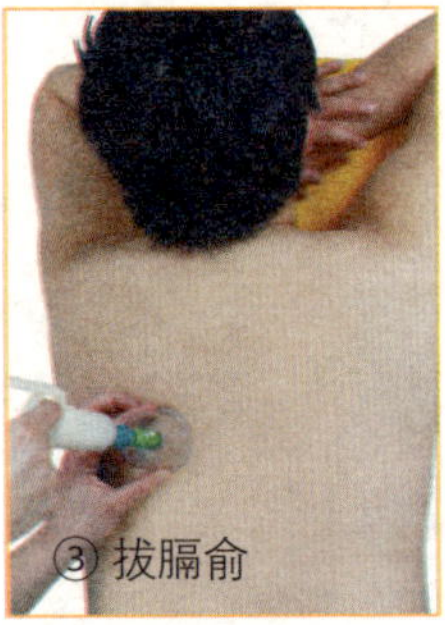
③拔膈俞

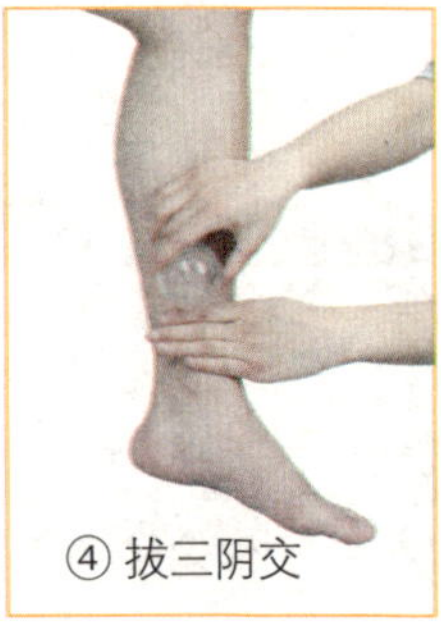
④拔三阴交

# 肺气肿

肺气肿是指终末细支气管远端（呼吸细支气管等）气道弹性减退，导致过度膨胀、充气和肺容积增大或同时伴有气道壁破坏的病理状态。刮痧和拔罐对轻度的肺气肿有一定的缓解作用。

## 刮痧疗法

**正确取穴** **主穴：** 大椎、肺俞、膻中、足三里。

**配穴：** 兼有脾胃虚弱者，加脾俞、胃俞；兼有胸闷者，加内关；气喘明显者，加太渊。

**适宜体位** 坐位、仰卧位。

**选择器具** 刮痧板、瓷勺。

**操作方法** 刮膻中（图①）、肺俞时要用刮痧板的厚缘，用力宜轻；刮足三里时循着经脉的路线进行（图②）；刮大椎时沿着督脉经脉循行路线由上到下进行。以补法为主。

**名医解读** 施术肺俞、膻中属于胸背相合取穴（即前后配穴），旨在增强肺气的功能；足三里属于足阳明胃经的穴位，施术足三里可增强正气。

## 拔罐疗法

**正确取穴** **主穴：** 肺俞、膏肓、肾俞、膈俞。

**配穴：** 胸闷明显者，加膻中、内关。

**适宜体位** 俯卧位、坐位。

**选择器具** 火罐。

**操作方法** 采用留罐法，患者取俯卧位或坐位，用火罐吸拔肺俞、膏肓等主穴（图③、图④），至局部发红为止；也可以采用走罐法，沿脊柱两侧往返移动，以皮肤红晕为度。每日2～3次，5日为1个疗程。

**名医解读** 针对此病的拔罐是根据近部取穴和远部取穴的原则进行的，并结合了穴位自身的特点。

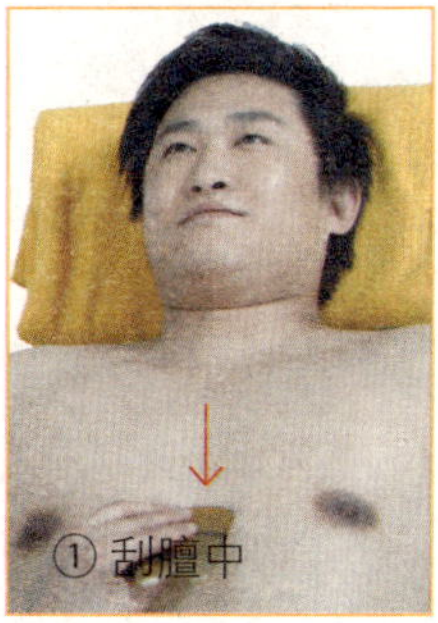
① 刮膻中

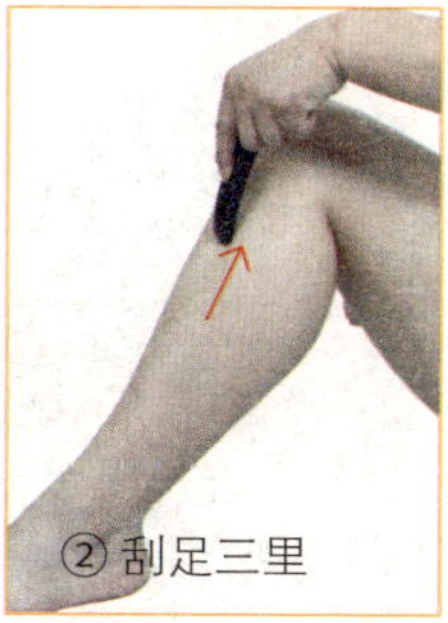
② 刮足三里

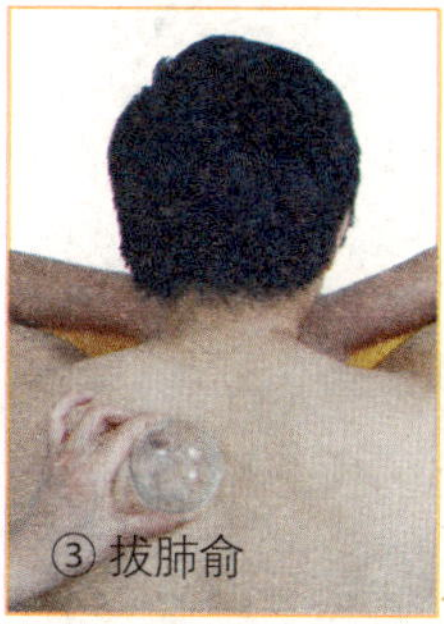
③ 拔肺俞

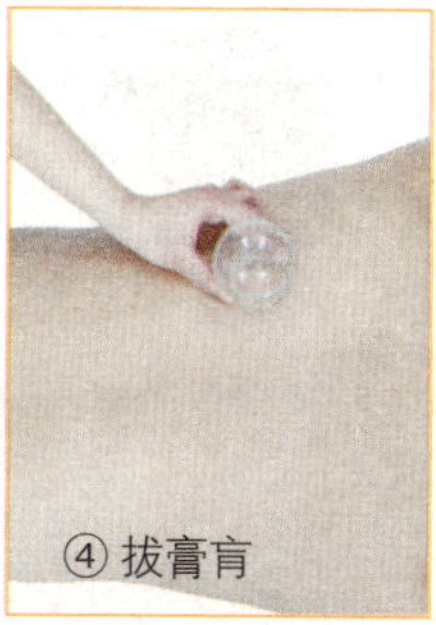
④ 拔膏肓

# 肺结核

肺结核是由结核分枝杆菌引起的慢性传染病，是一种呼吸道传染病。本病可累及所有年龄段的人群，但以青壮年居多，男性患者多于女性患者。刮痧、拔罐有助于缓解肺结核，施术某些穴位对此疾病有特殊的治疗作用。

## 刮痧疗法

**正确取穴** **主穴：**大椎、肺俞、膻中、结核穴、尺泽。

**配穴：**盗汗明显者，加复溜；潮热且晚上明显者，加肾俞、曲池、合谷；咯血者，加膈俞、孔最。

**适宜体位** 坐位、俯卧位。

**选择器具** 刮痧板、瓷勺。

**操作方法** 先刮主穴，直至每个穴位周围皮肤变成紫红色或刮出紫黑色痧点。然后在刮完大椎、尺泽后配合点刺放血（图①、图②）。

**名医解读** 取穴时要注意肺气的调理，可选用特效穴进行施术，并结合其兼有症状选穴进行治疗。例如，结核穴就是治疗肺结核的一个特效穴。

## 拔罐疗法

**正确取穴** **主穴：**天突、膻中、胆俞、肺俞、膏肓、结核穴。

**配穴：**肺气不足者，加定喘，并按揉中脘；呼吸浅短难续，甚至不能平卧者，加关元、气海、百会；阴虚火旺、潮热显现者，加尺泽、曲池、大椎、肾俞、太溪、三阴交。

**适宜体位** 仰卧位、俯卧位、坐位。

**选择器具** 火罐。

**操作方法** 结核穴、膏肓等主穴以闪火法拔罐（图③、图④），每次15～20分钟，每日1次。

**名医解读** 根据近部取穴和远部取穴的原则施术，并选用治疗肺结核的特效穴，如结核穴，以促进疾病的恢复。

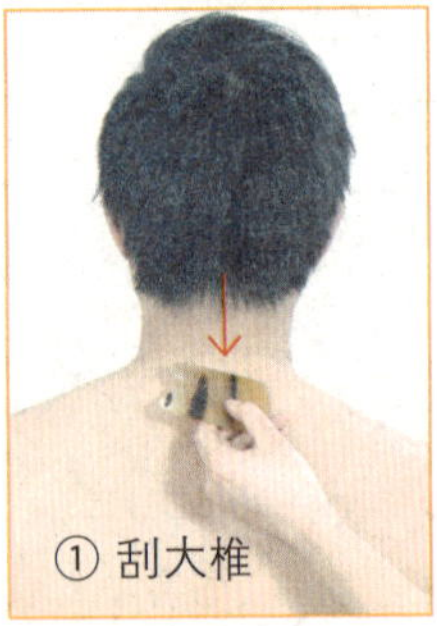
① 刮大椎

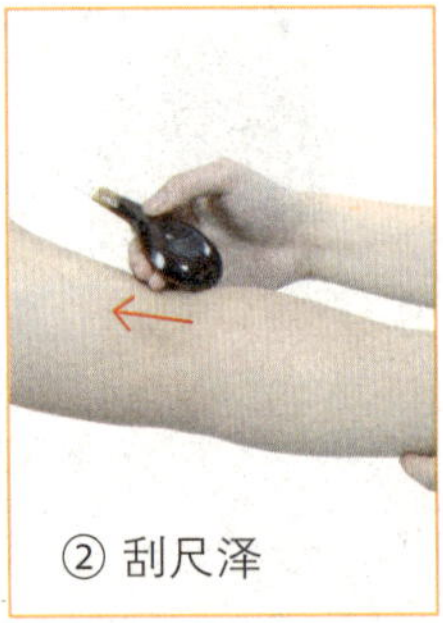
② 刮尺泽

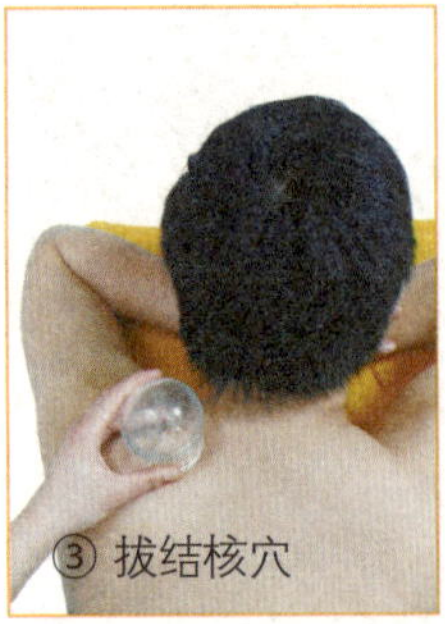
③ 拔结核穴

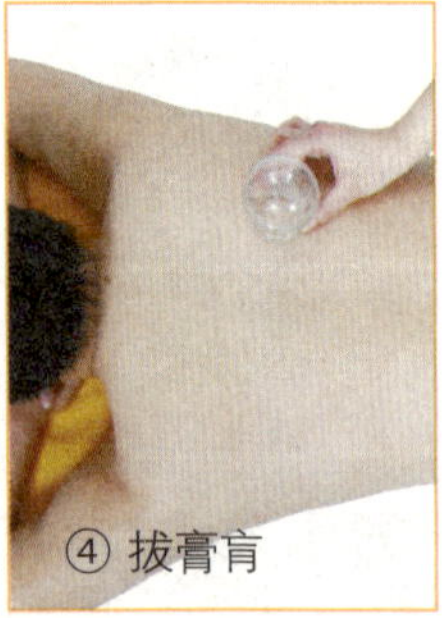
④ 拔膏肓

# 急性支气管炎

急性支气管炎是由病毒或细菌等病原体感染所致的支气管黏膜炎症，往往继发于上呼吸道感染之后，临床上以咳嗽、支气管分泌物增多为特征。刮痧和拔罐有调整气血的作用，并有较好的退热、化痰止咳的作用。

## 刮痧疗法

**正确取穴**　**主穴：**定喘、肺俞、天突、尺泽、列缺。

**配穴：**兼有痉挛性咳嗽者，加孔最；咯血者，加膈俞；兼有胸闷不适者，加膻中、内关。

**适宜体位**　坐位、俯卧位。

**选择器具**　刮痧板、三棱针、瓷勺。

**操作方法**　刮定喘、列缺等主穴可以采用平补平泻的疗法（图①、图②）；刮天突可以采用揪痧的方法。

**名医解读**　刮定喘、肺俞有助于增强肺的功能，定喘、肺俞均在身体的后面，加上胸骨上窝的天突，四肢远端的尺泽、列缺，正好符合远近配穴的原则。

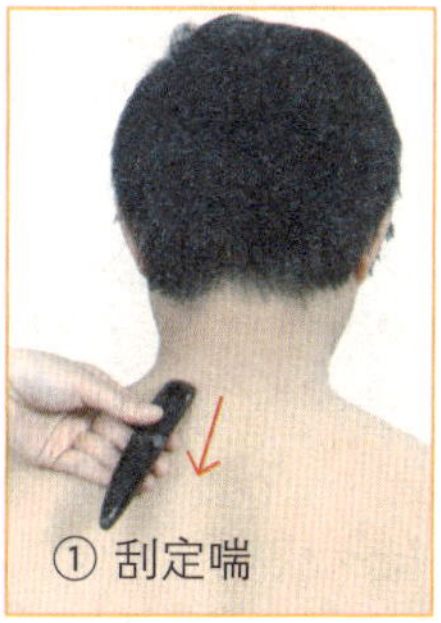
① 刮定喘

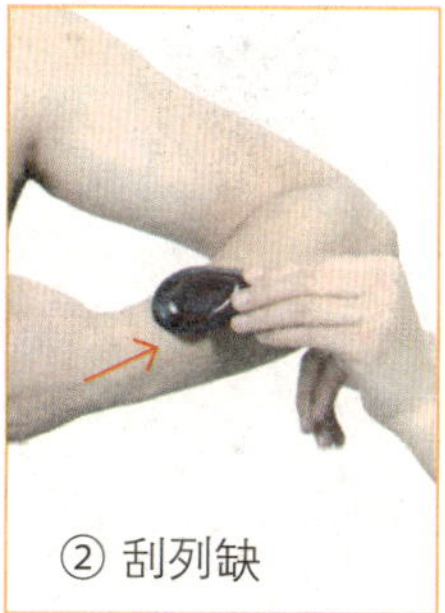
② 刮列缺

## 拔罐疗法

**正确取穴**　**主穴：**足太阳膀胱经的大杼和膈俞、督脉的大椎到至阳、手太阴肺经的孔最到尺泽、足阳明胃经的足三里到丰隆。

**配穴：**喘急者，加天突、定喘；肝火灼肺者，加肝俞；肺肾阴虚者，加肾俞、膏肓、太溪。

**适宜体位**　仰卧位、俯卧位、坐位。

**选择器具**　火罐。

**操作方法**　先吸拔主穴，如大杼和膈俞采用排罐法（图③），留罐15分钟。大椎到至阳采用走罐法，直至局部皮肤变红（图④）。

**名医解读**　施术手太阴肺经的穴位属于本经配穴。施术足阳明胃经的穴位也可达到相同的目的。

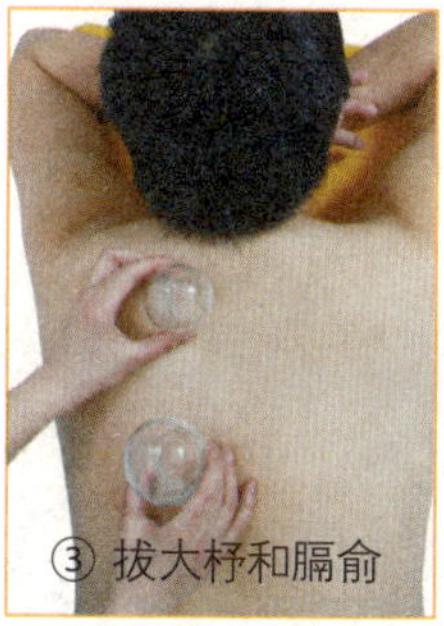
③ 拔大杼和膈俞

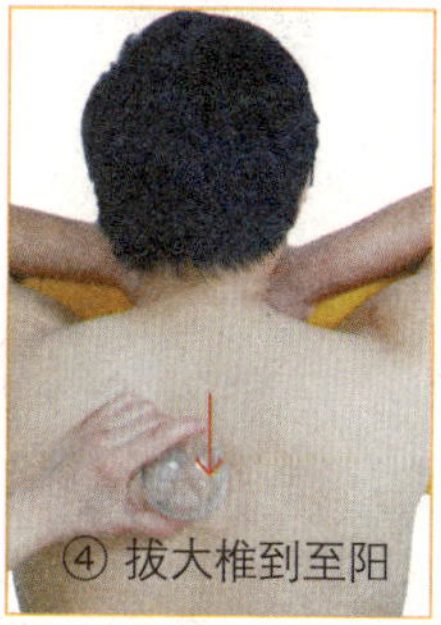
④ 拔大椎到至阳

# 慢性支气管炎

慢性支气管炎指的是气管、支气管黏膜及其周围组织的慢性炎症。连续2年以上，每年至少咳嗽、咳痰3个月的症状才符合本病的诊断。本病多发生于抵抗力较差及过敏体质的人。刮痧、拔罐可以扶正祛邪，有助于排出病邪和扶助肺气。

## 刮痧疗法

**正确取穴** **主穴：**双侧大杼至肾俞、膻中、合谷。

**配穴：**咳嗽气喘明显者，加天突、太渊；体弱血虚者，加足三里、三阴交。

**适宜体位** 俯卧位、仰卧位、坐位。

**选择器具** 刮痧板。

**操作方法** 先刮主穴，比如按照足太阳膀胱经循行的方向从大杼刮至肾俞，采用平补平泻的疗法，直至皮肤出现痧痕（图①）。用刮痧板的厚缘刮膻中，用力要轻（图②）。

**名医解读** 背部的腧穴与胸部的膻中结合刮痧，有增强肺脏功能的作用，能有效解决患者肺气不足的问题。

## 拔罐疗法

**正确取穴** **主穴：**膏肓、肺俞、风市、脾俞。

**配穴：**胸闷明显者，加内关、膻中；咳嗽明显者，加天突、膻中、太渊。

**适宜体位** 俯卧位、坐位。

**选择器具** 火罐。

**操作方法** 用火罐吸拔膏肓、风市等主穴（图③、图④），直至皮肤充血发红。每日2～3次，5～7日为1个疗程。

**名医解读** 根据近部取穴和远部取穴的原则施术，膏肓、肺俞均是足太阳膀胱经的背俞穴，均位于第3胸椎下，与肺的气机调理密切相关。

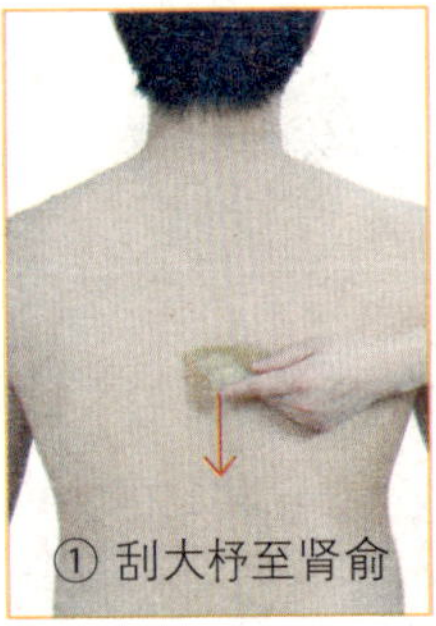
① 刮大杼至肾俞

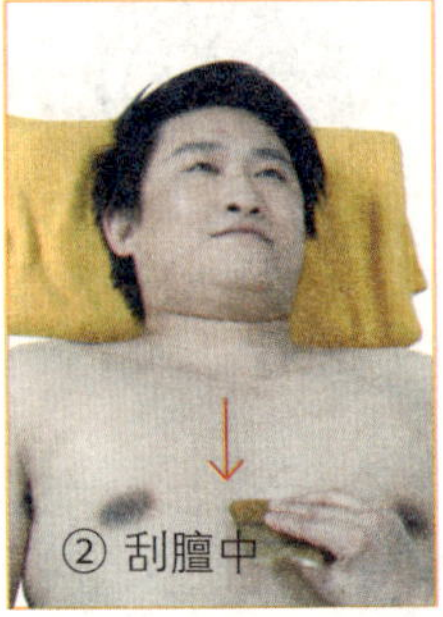
② 刮膻中

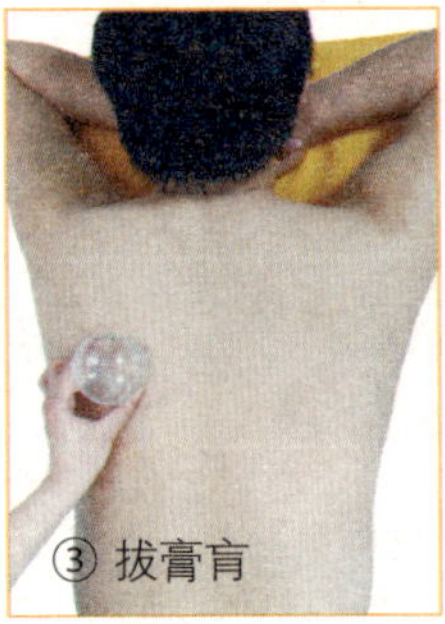
③ 拔膏肓

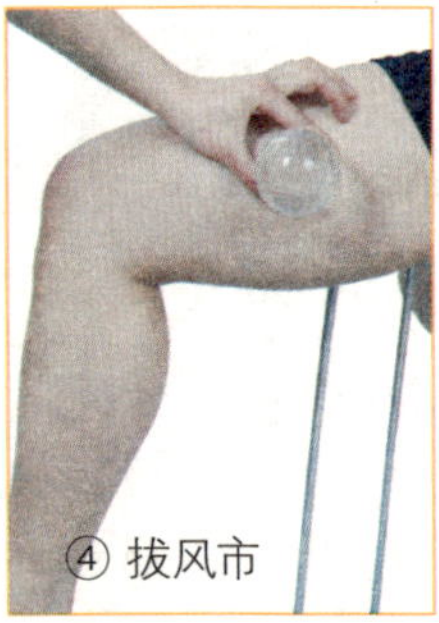
④ 拔风市

# 支气管哮喘

支气管哮喘是一种与遗传和环境等因素有关的慢性气道炎症。常表现为反复发作喘息、气促、胸闷、咳嗽等，多在夜间或凌晨发生。刮痧、拔罐有助于肺气宣降。

## 刮痧疗法

**正确取穴**　**主穴**：肺俞、定喘、膻中、天突、尺泽。

**配穴**：气喘明显、稍用力则气喘不休者，加肾俞、太溪、三阴交。

**适宜体位**　坐位、俯卧位。

**选择器具**　刮痧板、瓷勺。

**操作方法**　刮肺俞、定喘等主穴时沿着由上到下的方向进行，以皮肤出现痧痕为度（图①、图②）。刮膻中时用力要轻，一般用刮痧板的厚缘操作。

**名医解读**　肺俞、定喘都是背部穴位，结合胸部的膻中施术，属于前后配穴；天突位于胸骨上缘，其后就是气管，属于近部取穴；尺泽是手太阴肺经上的穴位，与肺的功能相关。

## 拔罐疗法

**正确取穴**　**主穴**：大椎、肺俞、膏肓、定喘、膻中、足三里。

**配穴**：过敏明显者，加风门、风池；伴有变应性鼻炎者，加迎香、和髎；痰多者，加丰隆、阴陵泉。

**适宜体位**　仰卧位、坐位。

**选择器具**　火罐、三棱针。

**操作方法**　定喘、膻中等主穴采用留罐法，即先用闪火法将火罐吸附在所选的穴位上，然后留罐，以15～20分钟为度（图③）。大椎穴可配合针刺进行拔罐（图④）。

**名医解读**　足三里是足阳明胃经上的穴位，是治疗虚弱证候的要穴。

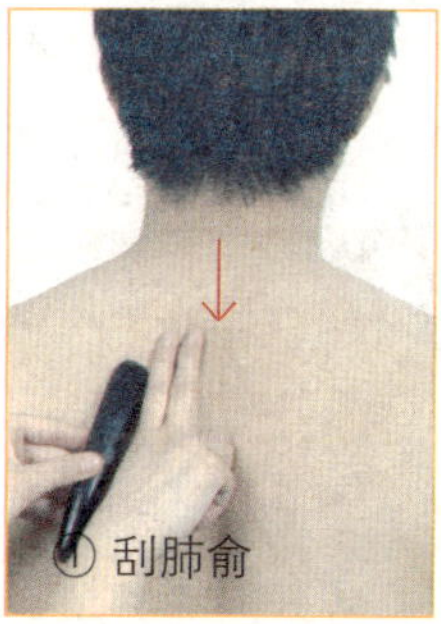
① 刮肺俞

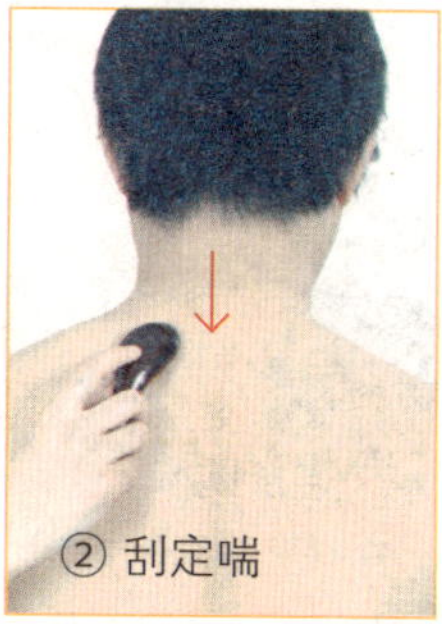
② 刮定喘

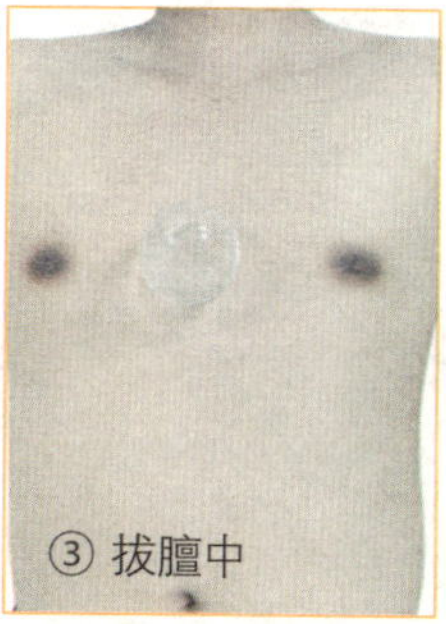
③ 拔膻中

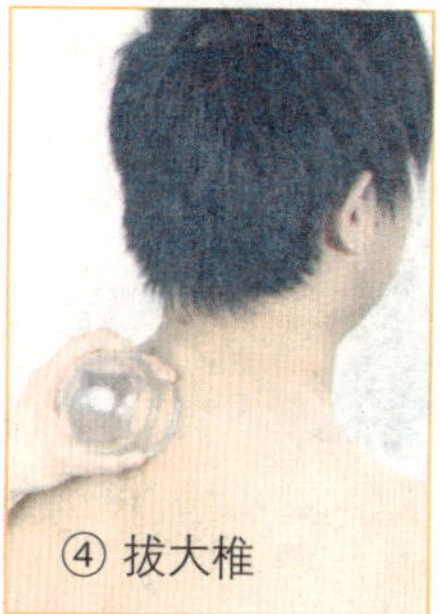
④ 拔大椎

# 急性胃肠炎

急性胃肠炎是由多种原因引起的胃肠道黏膜的急性弥漫性炎症，多发于夏秋季节。其主要临床表现为恶心、呕吐、阵发性腹痛、水样便等。刮痧与拔罐通过对相应穴位的刺激，有助于胃肠气机的调理。

## 刮痧疗法

**正确取穴** **主穴：**大椎、关元、天枢、内关、足三里。

**配穴：**兼有恶心、呕吐者，加中脘；兼有宿食停滞者，加梁门、滑肉门。

**适宜体位** 仰卧位、坐位。

**选择器具** 刮痧板、三棱针、瓷勺。

**操作方法** 先刮主穴，刮关元时采用补法（图①），刮天枢时采用平补平泻法，刮大椎后可以用三棱针点刺放血。内关、足三里都可以采用点按的方法（图②）。

**名医解读** 刮关元有增强人体元气、扶正祛邪的作用，而配合刮内关、足三里可以增强胃肠功能。

**温馨提示** 饮食宜清淡。

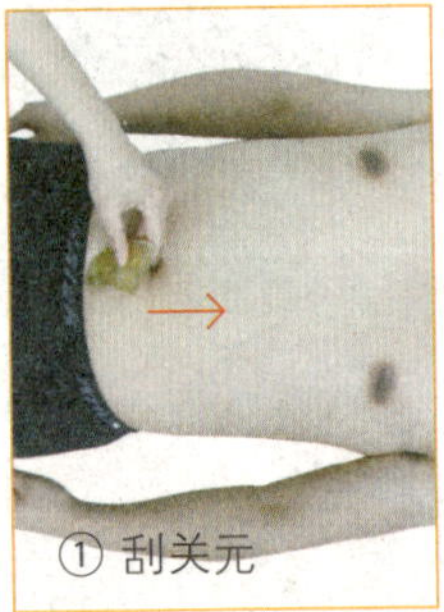
① 刮关元

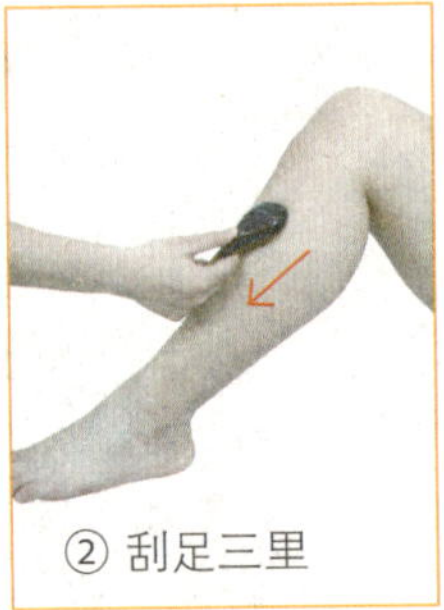
② 刮足三里

## 拔罐疗法

**正确取穴** **主穴：**天枢、大肠俞。

**配穴：**寒湿者，加中脘、气海；湿热者，加中脘、阴陵泉。

**适宜体位** 仰卧位、坐位。

**选择器具** 火罐、抽气罐。

**操作方法** 先用闪罐法对主穴拔罐，留罐15分钟，再随症配合相应的穴位拔罐，也可以用抽气法拔天枢、中脘，留罐时间稍长（图③、图④）。

**名医解读** 天枢位于足阳明胃经，是大肠的募穴，与大肠的背俞穴结合施术，属于募俞结合，对大肠气机的调理有很好的效果。

**温馨提示** 拔罐治疗急性胃肠炎时，应根据不同的病因辨证取穴。

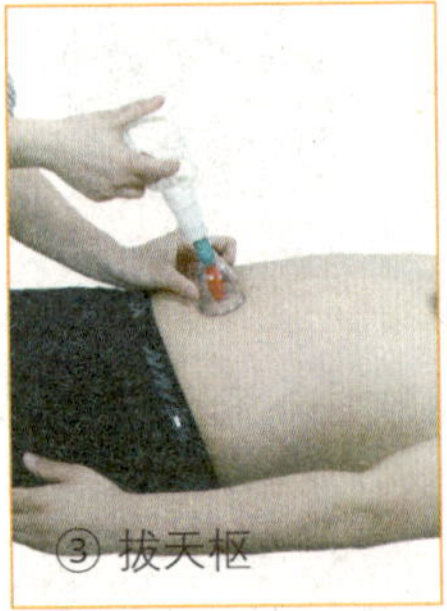
③ 拔天枢

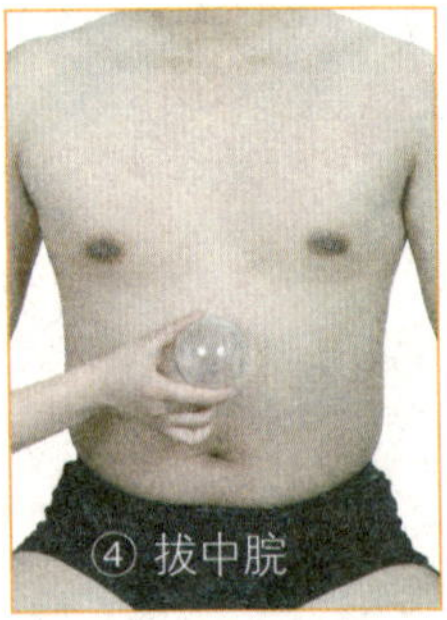
④ 拔中脘

# 慢性胃炎

慢性胃炎是由多种病因引起的各种慢性胃黏膜炎性病变，其起病缓慢，多表现为进食后有胃脘部的不适或疼痛、食欲减退、恶心、呕吐、腹胀及嗳气等。刮痧、拔罐可以通过对胃肠气机的调理恢复其正常的功能，是中医学的特色疗法之一。

## 刮痧疗法

**正确取穴**　**主穴：**双侧的膈俞至脾俞、胃俞、中脘、天枢、足三里。

**配穴：**因肝胃气滞所致者，加太溪、肝俞；兼有消化不良者，加梁丘、梁门。

**适宜体位**　仰卧位、俯卧位。

**选择器具**　刮痧板。

**操作方法**　从膈俞到脾俞、胃俞沿着从上到下的方向进行刮痧，以补法为主（图①）。要用刮痧板厚缘刮中脘、天枢（图②），用力宜轻。可用点按或掐的手法刮足三里。

**名医解读**　刮中脘、足三里可以补益脾胃之气，刮天枢有双向调理的作用。

## 拔罐疗法

**正确取穴**　**主穴：**脾俞、胆俞、胃俞、大椎、中脘。

**配穴：**脾胃虚寒者，加大肠俞、关元、神阙；水泄不止者，加水分、阴陵泉。

**适宜体位**　坐位、俯卧位。

**选择器具**　火罐、三棱针、抽气罐。

**操作方法**　脾俞、胆俞、胃俞、中脘使用常规拔罐疗法（图③），留罐10分钟，隔日1次。先用三棱针点刺大椎放血，再用闪火法拔罐（图④），留罐10分钟，隔日1次。

**名医解读**　肝胆和脾胃有密切的关系，对肝胆进行调理，可以缓解慢性胃炎症状。拔罐脾俞、胃俞可以补益脾胃，而刺络、拔罐大椎可以起到泻实的作用。

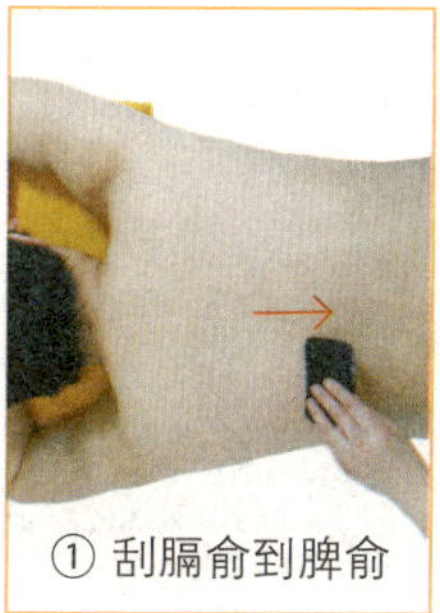
① 刮膈俞到脾俞

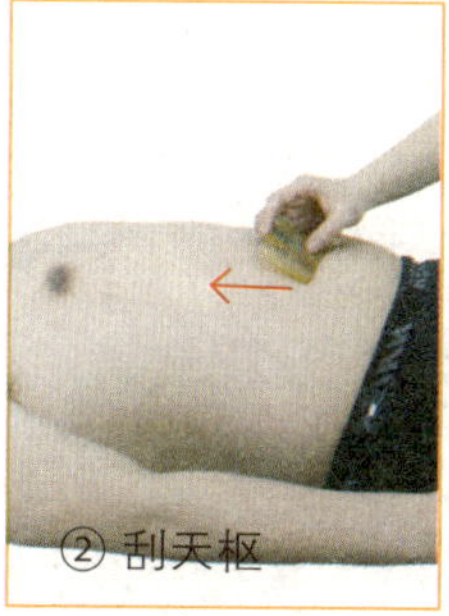
② 刮天枢

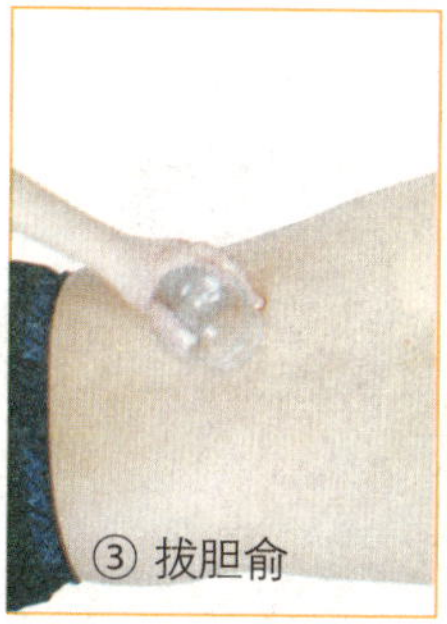
③ 拔胆俞

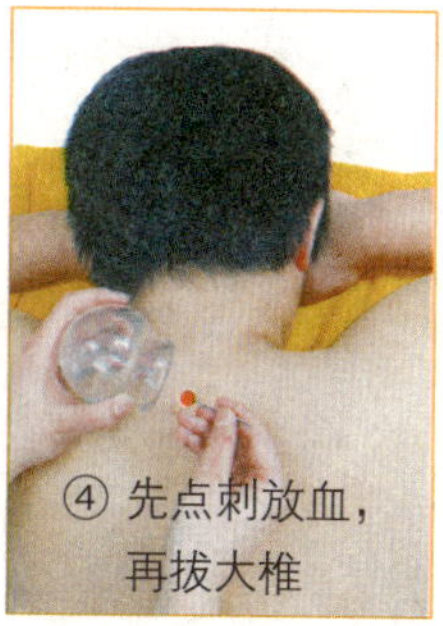
④ 先点刺放血，再拔大椎

# 胃神经症

胃神经症是由高级神经活动障碍导致的自主神经系统功能紊乱，主要是胃的运动与分泌功能的失调。临床表现常有反酸、嗳气、恶心、呕吐、食后饱胀等。刮痧与拔罐可以调理气血，对胃神经症有一定疗效。

## 刮痧疗法

**正确取穴**　**主穴：**百会、四神聪、风池、足三里、梁门。

**配穴：**兼有恶心、呕吐者，加内关、中脘；兼有泛酸者，加太溪、太冲；兼有失眠、心悸者，加神门、阴郄。

**适宜体位**　仰卧位、坐位。

**选择器具**　刮痧板。

**操作方法**　以百会为中心，向四神聪呈放射性星状刮痧（图①、图②）。也可用刮痧板的角端点按风池、足三里。逆着足阳明胃经的方向刮梁门。

**名医解读**　刮百会和四神聪可以调整情志。足三里、梁门属于足阳明胃经，刮它们利于调理脾胃疾病。以上穴位配合施术可以起到安神定志、调理脾胃的作用。

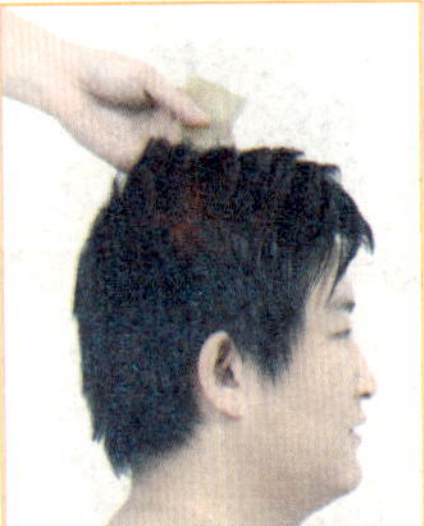
① 刮百会至四神聪1

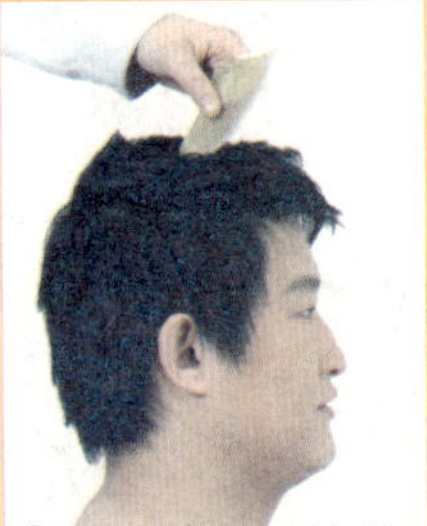
② 刮百会至四神聪2

## 拔罐疗法

**正确取穴**　**主穴：**中脘、胃俞、气海、天枢、足三里。

**配穴：**兼有恶心、呕吐者，加内关、上脘；兼有泄泻者，加脾俞、阴陵泉；兼有腹胀明显者，加太冲、期门；兼有消化不良者，加梁门。

**适宜体位**　仰卧位、坐位。

**选择器具**　火罐、抽气罐。

**操作方法**　以上主穴均采用单纯的拔罐疗法，每穴留罐10分钟，可配合点掐、按摩足三里（图③）。拔气海后也可配合艾灸治疗（图④）。每日2～3次，10日为1个疗程。

**名医解读**　中脘和足三里是治疗胃肠疾病的常用穴。

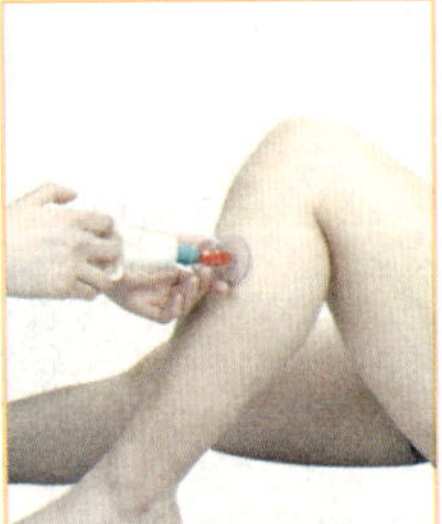
③ 拔足三里

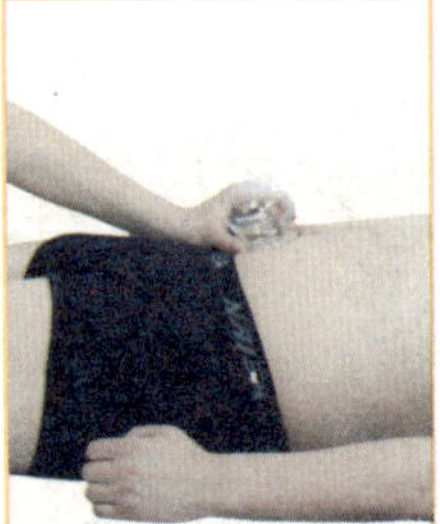
④ 拔气海

# 胃溃疡、十二指肠溃疡

胃溃疡、十二指肠溃疡是指发生在胃、十二指肠球部的慢性溃疡性病变。本病在秋冬交替和冬春交替时比较常见。发作时以上腹部疼痛为主要症状，且具有节律性。

## 刮痧疗法

**正确取穴**　**主穴：**脾俞、胃俞、天枢、中脘、章门、内关。

**配穴：**兼有肝气郁滞者，加太冲、期门；兼有饮食不消者，加梁门。

**适宜体位**　仰卧位、俯卧位、坐位。

**选择器具**　刮痧板。

**操作方法**　先刮主穴，如章门，要以泻法为主（图①），可用刮痧板的角端点按内关；再根据具体情况刮配穴，如逆着足厥阴肝经的走向刮期门（图②）。

**名医解读**　脾俞、胃俞为背俞穴，而天枢、中脘、章门为腹募穴，其气汇集于此，俞募相配，可用于调理脏腑的气机。内关、中脘配合施术有止呕的作用。

## 拔罐疗法

**正确取穴**　**主穴：**脾俞至肝俞、足三里。

**配穴：**脾胃虚寒者，加气海、内关、梁丘；瘀血内停者，加血海、地机。

**适宜体位**　俯卧位、坐位。

**选择器具**　火罐。

**操作方法**　先采用走罐法拔脾俞至肝俞，以皮肤变成紫红为度（图③）；再使用常规闪火法拔足三里和中脘，留罐10～15分钟；采用闪火法拔血海，留罐10～15分钟（图④）。

**名医解读**　本病与脾胃、肝胆有密切关系，而且常因生气、饮食不节而发作；因此在取穴的时候，首选脾俞至肝俞，用走罐法，可以增强对穴位和肌肉的牵拉能力。

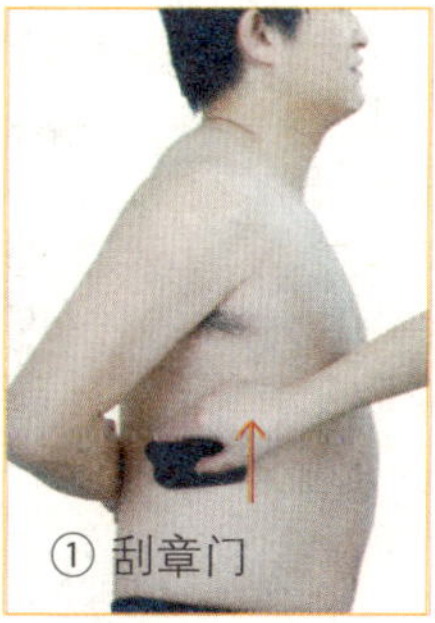

① 刮章门

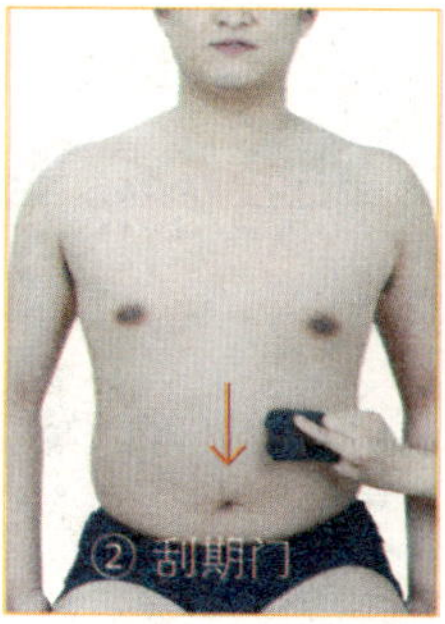

② 刮期门

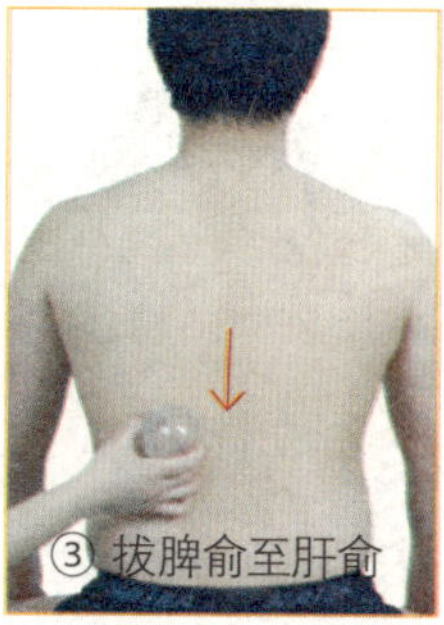

③ 拔脾俞至肝俞

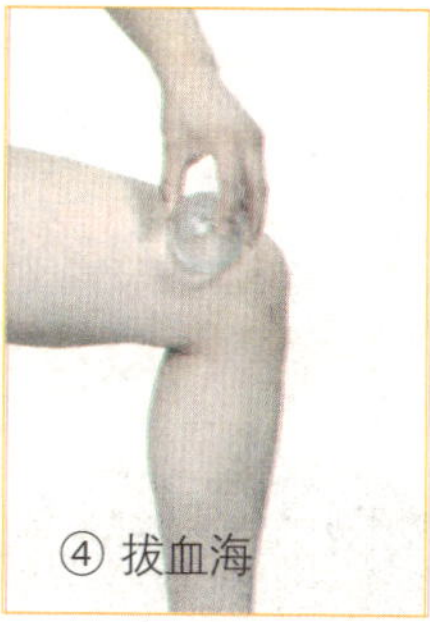

④ 拔血海

# 胃下垂

胃下垂的测定标准是直立位时，胃下缘在髂嵴连线以下5厘米，或胃小弯弧线最低点降到髂嵴连线以下的位置，常伴有胃的排空功能障碍。临床表现为腹胀，食后更突出。刮痧与拔罐有助于脾胃气机的升发，可以用来治疗胃下垂。

## 刮痧疗法

**正确取穴** **主穴：**脾俞、胃俞、膻中、中脘、足三里。

**配穴：**嗳气频作者，加内关、梁丘；腹胀者，加梁门、大横穴。

**适宜体位** 仰卧位、俯卧位、坐位。

**选择器具** 刮痧板。

**操作方法** 沿着脾俞、胃俞由上至下进行刮痧，以补法为主（图①）。膻中、中脘的刮痧力度要轻，用刮痧板的厚缘操作（图②）。也可以用点刮法刮足三里。

**名医解读** 脾俞、胃俞为脾胃之气输注背部的腧穴，膻中、中脘、足三里配合施术有升举阳气的作用。

## 拔罐疗法

**正确取穴** **主穴：**脾俞、胃俞、中脘、足三里。

**配穴：**中气下陷者，加气海、大横；脾胃虚寒者，加气海、肝俞。

**适宜体位** 仰卧位、俯卧位。

**选择器具** 火罐。

**操作方法** 可以采用闪火法拔大横、气海等穴（图③、图④），留罐10分钟。每日2~3次，7日为1个疗程。

**名医解读** 胃下垂的病因病机为先天不足、后天失养，或大病、久病之后脾胃虚弱，中气升举无力。所以取穴以补益脾胃、升举阳气为主。

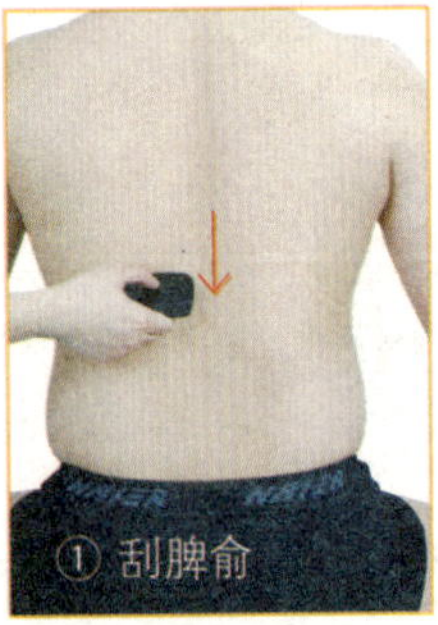
① 刮脾俞

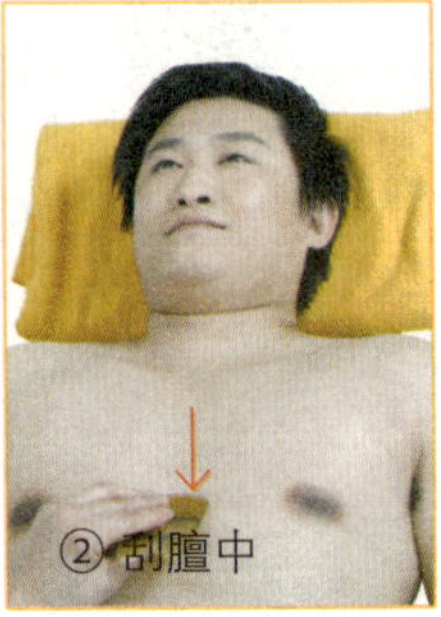
② 刮膻中

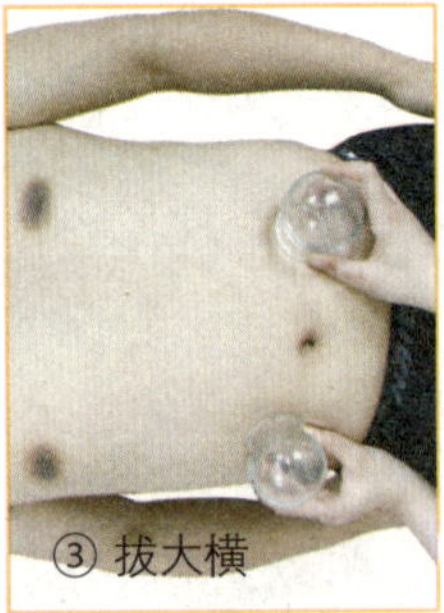
③ 拔大横

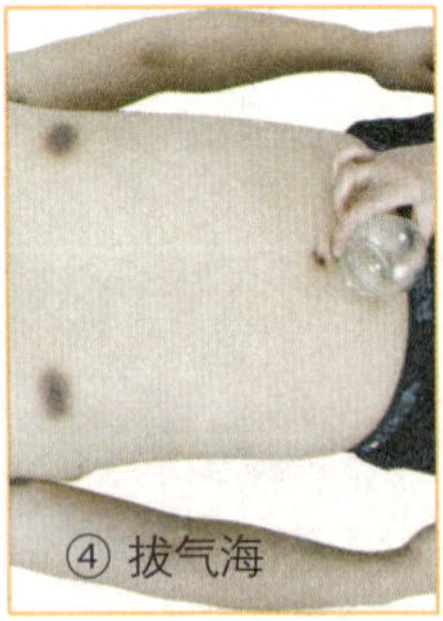
④ 拔气海

# 溃疡性结肠炎

本病是以结肠、直肠黏膜广泛溃疡病变为特征的炎性疾病，青壮年居多。主要临床表现为腹泻，混有黏液及脓血，每日几次到十几次不等，常伴有里急后重，下腹部阵发性疼痛。刮痧与拔罐有助于调整肠道气机，以达到止泻的目的。

## 刮痧疗法

**正确取穴**　**主穴：**脾俞、肾俞、大肠俞、中脘、天枢、合谷。

**配穴：**兼有恶心、呕吐者，加内关；兼有腹胀者，加梁门、太冲。

**适宜体位**　仰卧位、俯卧位。

**选择器具**　刮痧板、瓷勺。

**操作方法**　按照足太阳膀胱经的循行路线从脾俞刮至大肠俞，可循着由下至上的方向刮肾俞（图①）。应该用刮痧板的厚缘刮中脘、天枢，用力宜轻（图②）。

**名医解读**　一方面按照前后配穴的原则，另一方面按照远部取穴和近部取穴相结合的原则。以泻法为主，并注意补泻结合。

## 拔罐疗法

**正确取穴**　**主穴：**脾俞、命门、神阙、天枢、上巨虚。

**配穴：**兼有脾胃虚弱者，加足三里、胃俞、气海；兼有恶心、呕吐者，加内关；腹胀明显者，加中脘、建里。

**适宜体位**　仰卧位、俯卧位、坐位。

**选择器具**　火罐、艾条。

**操作方法**　可采取闪火法拔命门、天枢等穴（图③、图④），留罐3分钟。可用艾条姜或盐灸神阙，可用手指点掐内关。

**名医解读**　治疗本病应从补脾出发，并结合补肾的命门、补虚培元的神阙等穴施术。

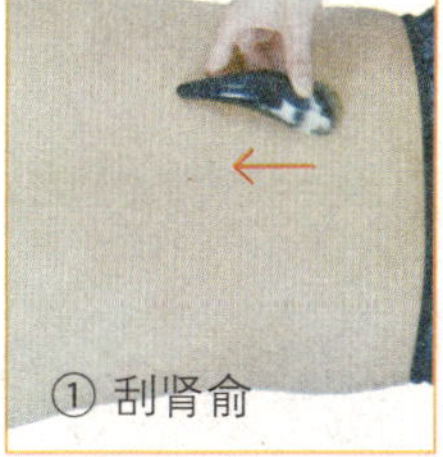
① 刮肾俞

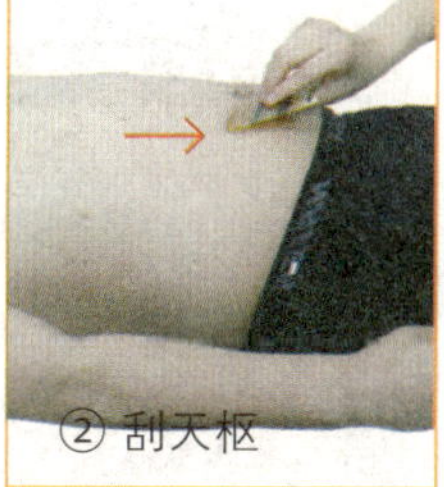
② 刮天枢

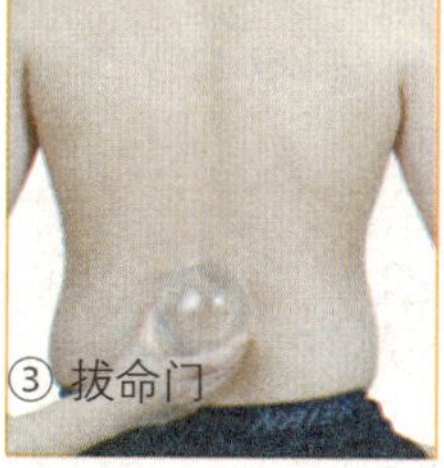
③ 拔命门

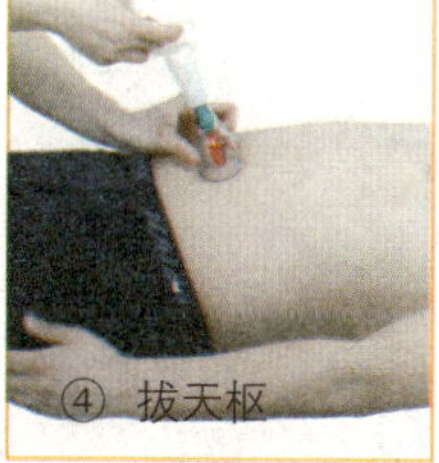
④ 拔天枢

# 慢性结肠炎

本病是常见的肠道功能紊乱性疾病，主要表现为左下腹阵发性绞痛，且排便次数增加，伴有腹胀和排便不畅感。多见于20～50岁的青壮年，女性略多于男性。刮痧和拔罐可以调整肠道气机，有利于治疗慢性结肠炎。

## 刮痧疗法

**正确取穴**　**主穴：**脾俞、大肠俞、肾俞、命门、中脘、天枢、章门。

**配穴：**兼有恶心、呕吐者，加内关；兼有发热者，加大椎、曲池。

**适宜体位**　仰卧位、俯卧位。

**选择器具**　刮痧板。

**操作方法**　从脾俞向下经肾俞刮至大肠俞（图①），以平补平泻法为主。仰卧位时，刮中脘、章门、天枢等穴（图②）。刮肾俞是沿着由上至下的方向操作的，以补法为主；刮天枢也是沿着由上至下的方向操作的，用力宜重。

**名医解读**　脾主大腹，腹泻不但与脾相关，也与肾相关，因此配合肾俞、命门施术可以温补肾脾。

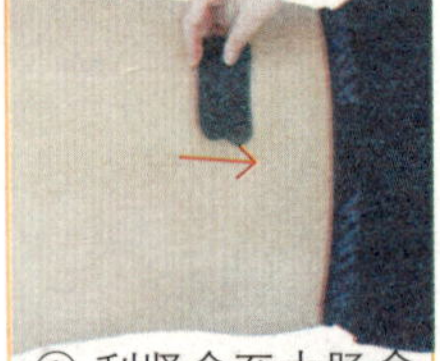

① 刮肾俞至大肠俞

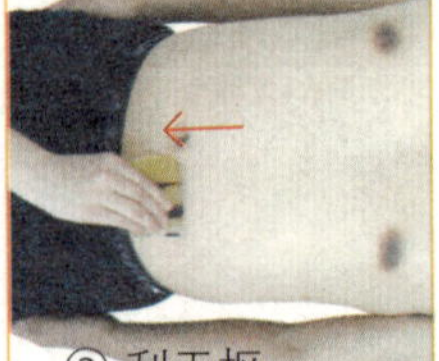

② 刮天枢

## 拔罐疗法

**正确取穴**　**主穴：**脾俞、胃俞、大肠俞、中脘、天枢。

**配穴：**肝脾不和者，加肝俞、期门、阳陵泉；脾肾阳虚者，加肾俞、关元、神阙、命门。

**适宜体位**　俯卧位、坐位。

**选择器具**　火罐。

**操作方法**　大肠俞、脾俞等主穴采用单纯的拔罐疗法（图③），留罐10～15分钟，每日2～3次，10日为1个疗程。天枢采用闪火法，直至皮肤变成紫黑色或者罐内出现水汽。配穴阳陵泉采用单纯的拔罐疗法（图④）。

**名医解读**　此法可以扶正祛邪、调和气血、使身体阴平阳秘。

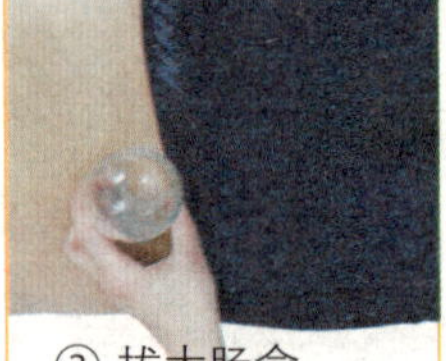

③ 拔大肠俞

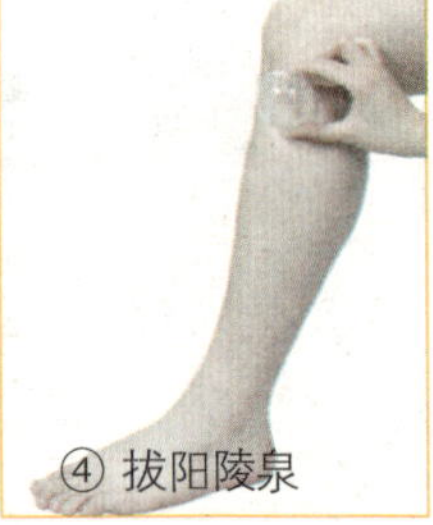

④ 拔阳陵泉

# 胃肠痉挛

胃肠痉挛是胃肠道平滑肌剧烈收缩引起的阵发性腹痛。刮痧、拔罐对胃肠痉挛有缓解作用，因此常作为治疗此病的辅助方法。

## 刮痧疗法

**正确取穴**　**主穴：**脾俞至胃俞、中脘、关元、梁丘、足三里。

**配穴：**兼有瘀血者，加梁丘；伴有恶心、呕吐者，加内关。

**适宜体位**　仰卧位、坐位。

**选择器具**　刮痧板。

**操作方法**　先刮脾俞至胃俞、关元，以补法为主（图①）。刮中脘的时候要用刮痧板的厚缘，用力宜轻。足三里、梁丘既可以用刮痧板的厚缘刮，也可以用刮痧板的角端点按（图②）。

**名医解读**　梁丘属于足阳明胃经的郄穴，适用于急症的治疗。脾俞与中脘配合刮痧，有助于增强脏腑的功能。

## 拔罐疗法

**正确取穴**　**主穴：**中脘。

**配穴：**兼有恶心、呕吐者，加内关、足三里；脘腹胀满者，加梁门、太冲。

**适宜体位**　仰卧位。

**选择器具**　火罐或抽气罐、三棱针。

**操作方法**　先针刺中脘，令患者做咳嗽或鼓气的动作，在患者腹肌鼓胀的情况下，用针尖刺透脂肪至肌层，留针15～30分钟后，拔针。拔针以后要用无菌棉球按压针孔数分钟，再进行拔罐（图③）。配穴如足三里等，用常规拔罐疗法即可（图④）。

**名医解读**　针灸有助于缓解胃肠痉挛，而且中脘为胃的募穴，因此此法也是治疗胃肠疾病的有效方法之一。

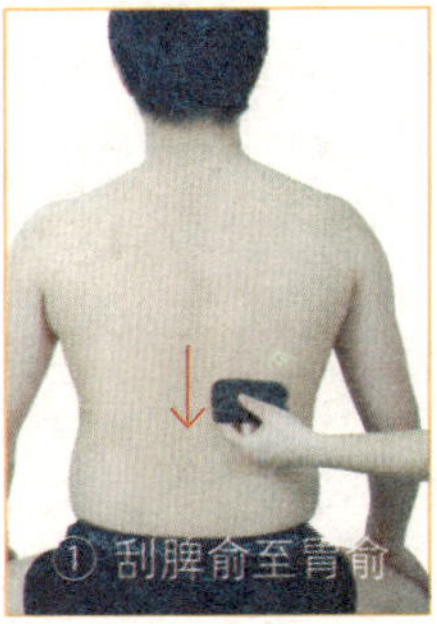
① 刮脾俞至胃俞

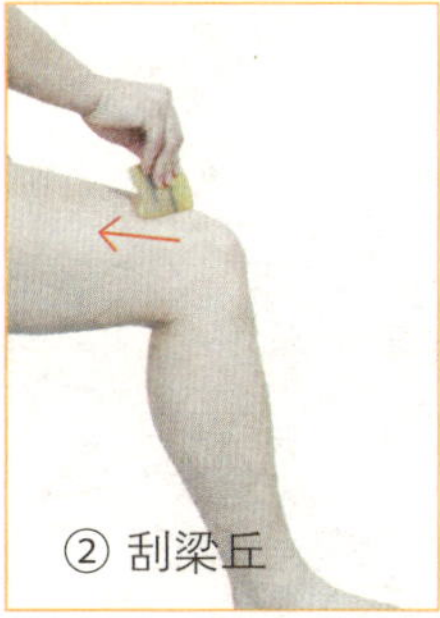
② 刮梁丘

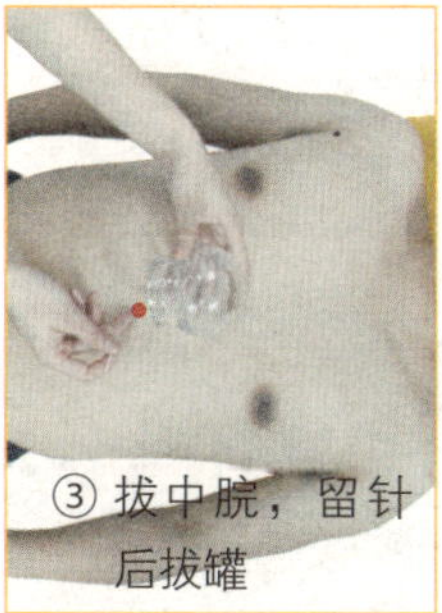
③ 拔中脘，留针后拔罐

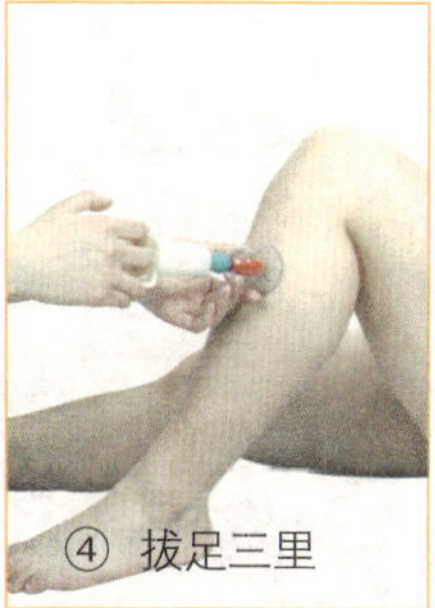
④ 拔足三里

# 细菌性痢疾

细菌性痢疾是由痢疾杆菌引起的以结肠化脓性病变为主要特征的肠道传染病。其发病高峰在夏秋季。常分为急性和慢性两类。刮痧、拔罐对消化道有良性的刺激作用，可以作为细菌性痢疾的辅助疗法。

## 刮痧疗法

**正确取穴**　**主穴：**中脘至天枢、章门、膈俞、大肠俞。

**配穴：**脓血便严重者，加地机、梁丘；兼有恶心、呕吐者，加内关。

**适宜体位**　仰卧位、俯卧位。

**选择器具**　刮痧板、瓷勺。

**操作方法**　刮中脘至天枢、章门时可以使用瓷勺，用力宜轻（图①），刮膈俞至大肠俞时按照由上到下的方向进行（图②），以皮肤出现痧痕为度。

**名医解读**　本病在取穴的时候采用前后配穴的原则，比如选用天枢和大肠俞配合刮痧，有助于调整大肠的气血。

## 拔罐疗法

**正确取穴**　**主穴：**足三里、天枢、上巨虚、气海、大肠俞。

**配穴：**湿热痢加中脘、内关、合谷；寒湿痢加阴陵泉；疫毒痢加大椎、神阙；虚寒痢加关元、神阙；休息痢加脾俞、胃俞。

**适宜体位**　仰卧位、俯卧位、坐位。

**选择器具**　火罐、抽气罐。

**操作方法**　先用闪火法拔上巨虚、气海等主穴（图③），留罐15分钟。然后随症吸拔配穴，比如可以用抽气罐吸拔阴陵泉（图④），一般留罐10～15分钟。

**名医解读**　上巨虚是大肠的下合穴，在治疗肠道疾病时，常配伍此穴。

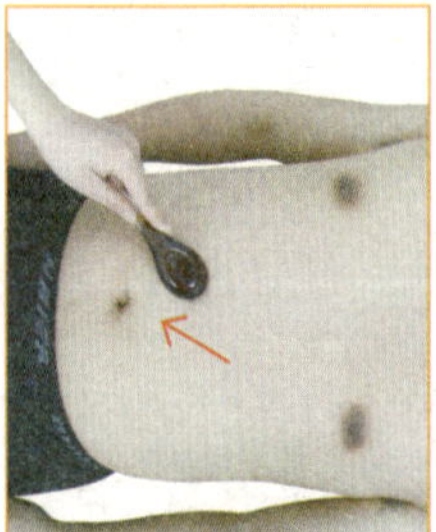
① 刮中脘至天枢

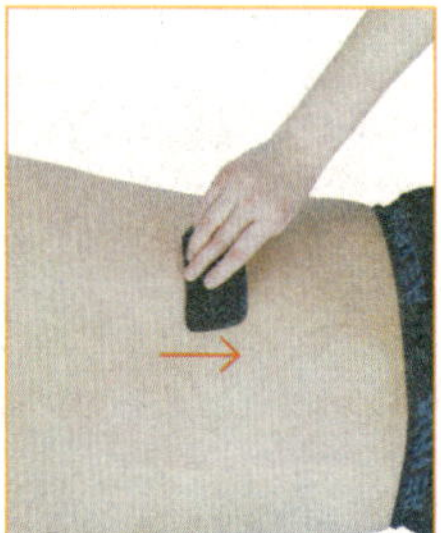
② 刮膈俞至大肠俞

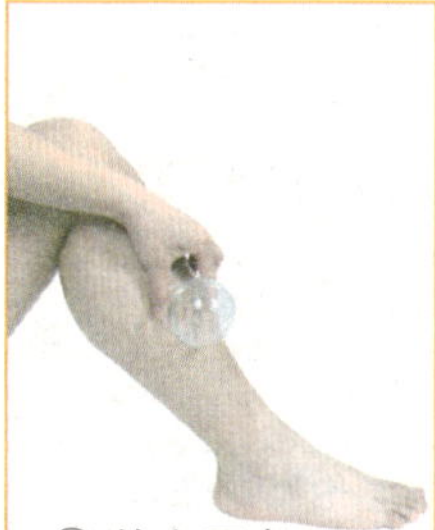
③ 拔上巨虚

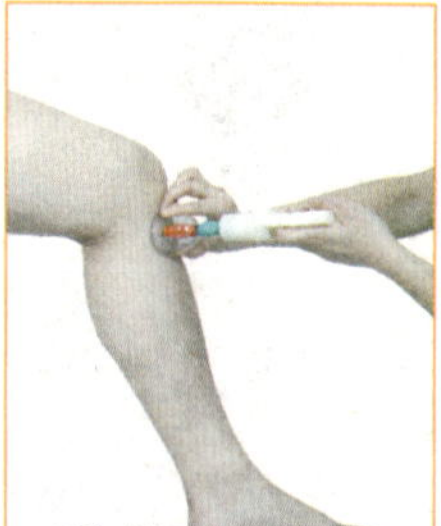
④ 拔阴陵泉

# 便血

便血指血液从肛门排出，大便带血，或纯为血便，颜色呈鲜红、暗红或柏油样，多见于下消化道出血，特别是结肠与直肠出血，但偶尔可见上消化道出血。刮痧、拔罐是行之有效的便血的辅助性疗法。

## 刮痧疗法

**正确取穴**　**主穴：**上巨虚、承山、天枢、血海。

**配穴：**兼有肾虚者，加长强；兼有脾胃虚弱、统血不力者，加脾俞、足三里。

**适宜体位**　仰卧位、俯卧位、坐位。

**选择器具**　刮痧板。

**操作方法**　先对主穴进行刮痧，如沿着足阳明胃经的循行路线由上至下刮上巨虚，沿着足太阳膀胱经的循行路线刮承山，属于补法（图①）。血海是足太阴脾经上的穴位，逆着足太阴脾经的循行路线刮血海，用力宜轻（图②）。

**名医解读**　承山是治疗便血的特效穴，而血海是治疗血证的要穴。

## 拔罐疗法

**正确取穴**　**主穴：**双侧大肠俞、长强、腰俞、二白。

**配穴：**血色紫暗、寒重者，加足三里、肾俞、大肠俞。

**适宜体位**　仰卧位、俯卧位、坐位。

**选择器具**　火罐、三棱针。

**操作方法**　先用三棱针垂直、快速点刺长强，进针后将针体左右拨动5~6次，当患者下肢有明显酸胀放射感时起针，再用闪火法拔罐于针眼处，留罐20分钟（图③）。其余主穴，比如二白使用小号罐吸拔（图④）。

**名医解读**　吸拔双侧大肠俞有助于调理大肠的气机，搭配吸拔长强、腰俞，有助于正气的恢复。

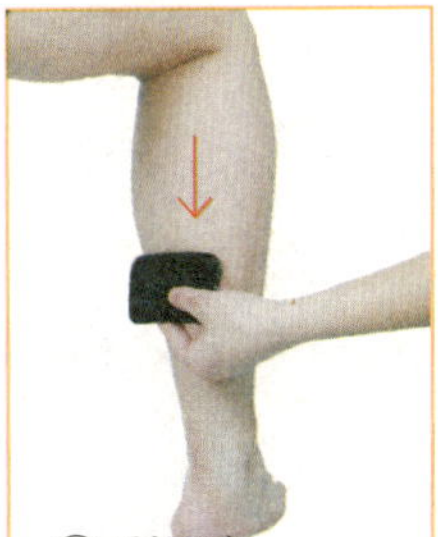
① 刮承山

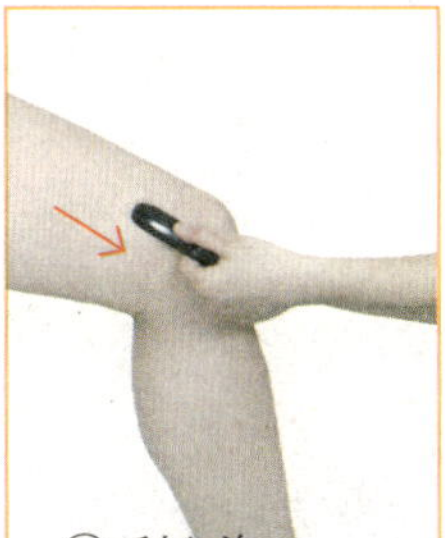
② 刮血海

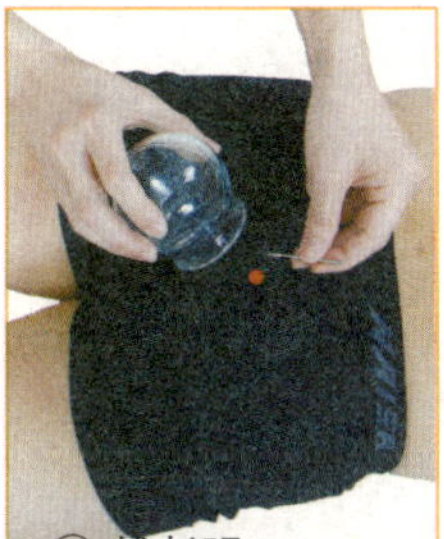
③ 拔长强

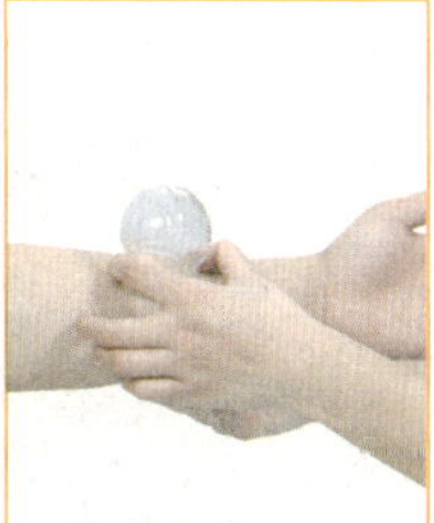
④ 拔二白

# 慢性胰腺炎

慢性胰腺炎是胆道疾病或酒精中毒等因素导致的胰腺的进行性损害。主要表现为腹痛、消瘦无力、营养不良、腹泻或脂肪痢，后期可出现腹部包块、黄疸、糖尿病等。刮痧、拔罐有扶正祛邪的作用，可作为慢性胰腺炎的调理方法。

## 刮痧疗法

**正确取穴**　**主穴：**脾俞、肝俞、魂门、中脘、天枢。

**配穴：**兼有恶心、呕吐者，加内关；大便黏滞不爽者，加丰隆；兼有呕血者，加膈俞、梁丘。

**适宜体位**　俯卧位、坐位。

**选择器具**　刮痧板。

**操作方法**　循着足太阳膀胱经的走向刮脾俞至肝俞。一般用刮痧板的厚缘刮魂门，用力宜轻（图①）。用刮痧板的厚缘刮中脘、天枢，以平补平泻法为主。可以用刮痧板的角端点按丰隆（图②）。

**名医解读**　肝俞、脾俞、魂门配合中脘、天枢施术，可用于调整气机、疏肝利胆。

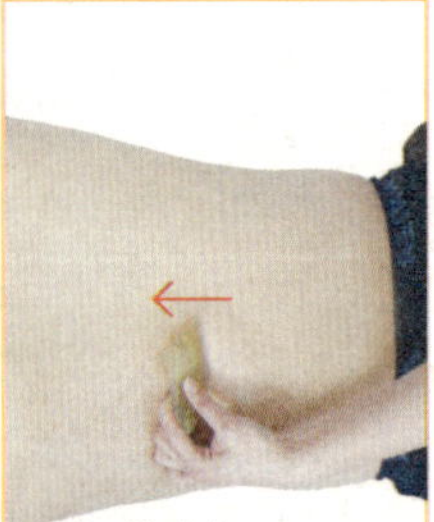

① 刮魂门

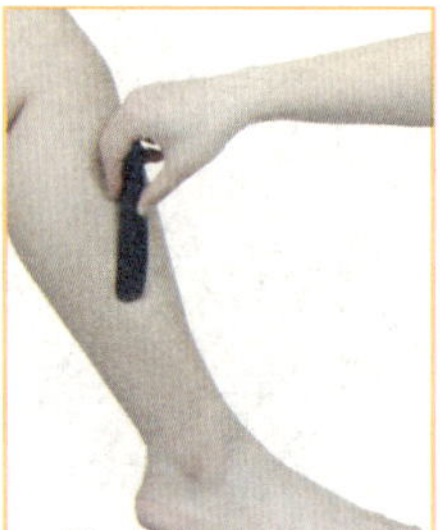

② 点按丰隆

## 拔罐疗法

**正确取穴**　**主穴：**足三里、期门、阳陵泉、丘墟。

**配穴：**肝气郁结者，加太冲；脾胃实热者，加中脘、曲池、内庭；湿热者，加阴陵泉、建里；恶心、呕吐者，加内关、中脘。

**适宜体位**　坐位。

**选择器具**　火罐。

**操作方法**　先对期门、丘墟等主穴进行定位，采用闪火法拔罐（图③、图④），留罐10分钟，每日2～3次。对于曲池、内庭，也可配合三棱针进行放血治疗。

**名医解读**　足三里是足阳明胃经的穴位，拔足三里能强壮身心，有调理脾胃、提高人体免疫力的作用。

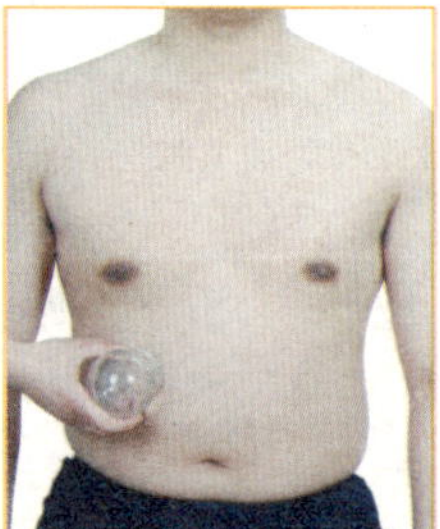

③ 拔期门

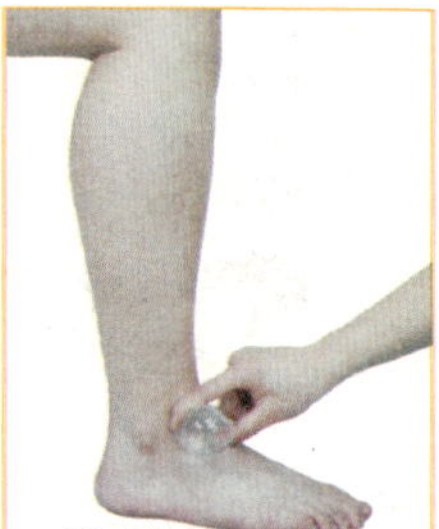

④ 拔丘墟

# 慢性阑尾炎

慢性阑尾炎是阑尾急性炎症消退后遗留的慢性炎症病变，临床主要表现为右下腹部的疼痛，呈间断性隐痛或胀痛，时重时轻，且部位比较固定。刮痧、拔罐可以作为慢性阑尾炎的辅助疗法，可以缓解其症状。

## 刮痧疗法

**正确取穴**　**主穴：**大肠俞、关元俞、大横、天枢、阑尾穴。

**配穴：**恶心、呕吐者，加内关、中脘；腹胀者，加梁门。

**适宜体位**　仰卧位。

**选择器具**　刮痧板、瓷勺。

**操作方法**　刮大肠俞和关元俞的时候要按照足太阳膀胱经的循行路线由上至下进行。刮阑尾穴、大横、天枢、梁门的时候力度要轻，以平补平泻法为宜（图①、图②）。

**名医解读**　背部的关元俞、大肠俞和腹部的大横、天枢配合施术，有助于调理人体下部的气机，可以缓解疼痛。

## 拔罐疗法

**正确取穴**　**主穴：**大肠俞、天枢、上巨虚、阑尾穴。

**配穴：**急性阑尾炎者，加足三里；慢性阑尾炎者，加居髎、血海、阴陵泉、三阴交。

**适宜体位**　俯卧位、坐位。

**选择器具**　火罐。

**操作方法**　先对天枢、阑尾穴等主穴进行拔罐（图③）；再酌情对配穴进行拔罐，如居髎采用闪火法拔罐（图④），留罐10～15分钟。每日2～3次，7日为1个疗程。

**名医解读**　对治疗阑尾炎的特效穴阑尾穴施术，可缓解阑尾炎造成的疼痛。

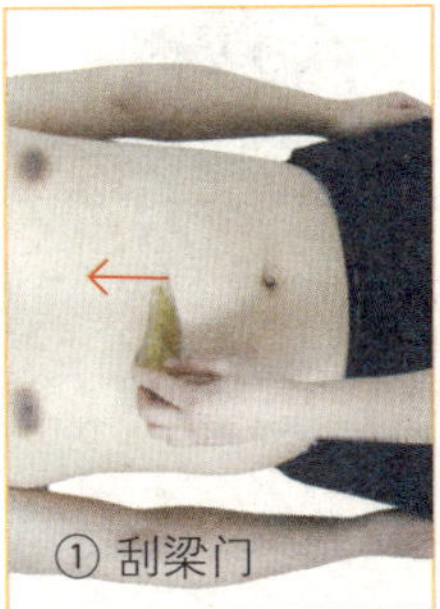
① 刮梁门

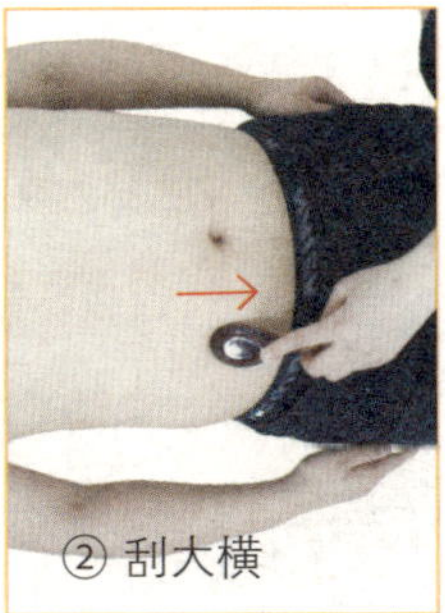
② 刮大横

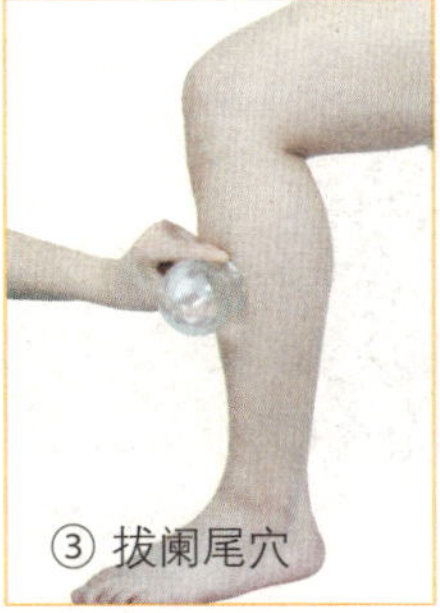
③ 拔阑尾穴

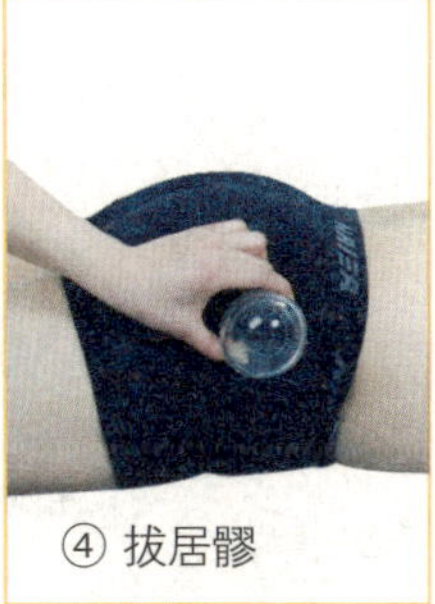
④ 拔居髎

# 慢性腹泻

慢性腹泻是指由于胃肠道的分泌、消化吸收及胃肠蠕动功能障碍，导致排便次数增加，便质稀薄，甚至伴有未消化的食物，或为水样便，病程超过2个月的疾病。刮痧、拔罐有补虚扶弱的作用，具有止泻的效果。

## 刮痧疗法

**正确取穴** **主穴：**脾俞、大肠俞、下脘、关元、足三里。

**配穴：**兼有肾虚者，加肾俞、太溪；大便中伴有未消化的食物时，加梁门、滑肉门。

**适宜体位** 仰卧位、俯卧位。

**选择器具** 刮痧板。

**操作方法** 刮脾俞、大肠俞时，沿着足太阳膀胱经的循行路线由上至下进行。用刮痧板的厚缘刮下脘、关元，以皮肤发红为度，也可以用刮痧板的角端点按它们（图①、图②）。

**名医解读** 背部的脾俞、大肠俞和腹部的下脘、关元配合施术，可以调理脏腑的气机。

## 拔罐疗法

**正确取穴** 神阙、大椎及背脊两侧足太阳膀胱经循行部位。

**适宜体位** 坐位、俯卧位、仰卧位。

**选择器具** 火罐、三棱针、艾条。

**操作方法** 对神阙、大椎施以单纯的罐法，留罐5～10分钟（图③），每日1次，以局部皮肤出现明显瘀血为佳。若患者体质虚寒，可于每次拔罐前用艾条温和灸神阙10～15分钟。用火罐以走罐法拔背部的足太阳膀胱经（图④）。

**名医解读** 神阙也称命蒂，对其施以温热的刺激，有补虚培元、收降浊气的作用。

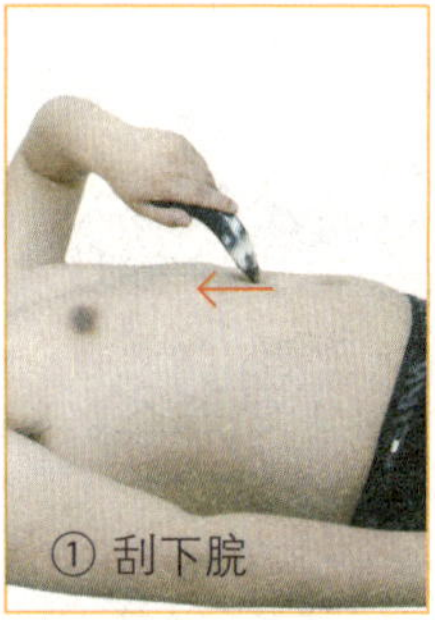

① 刮下脘

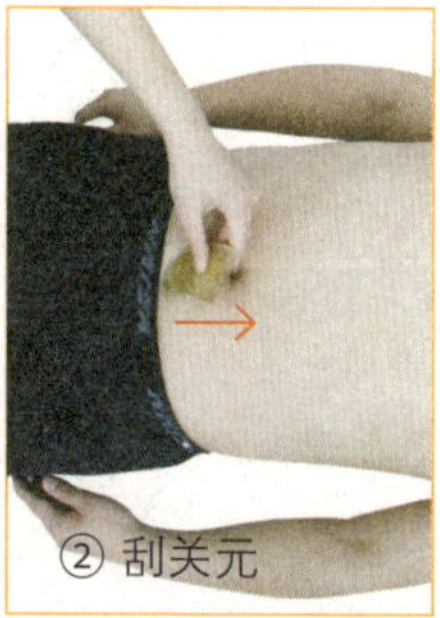

② 刮关元

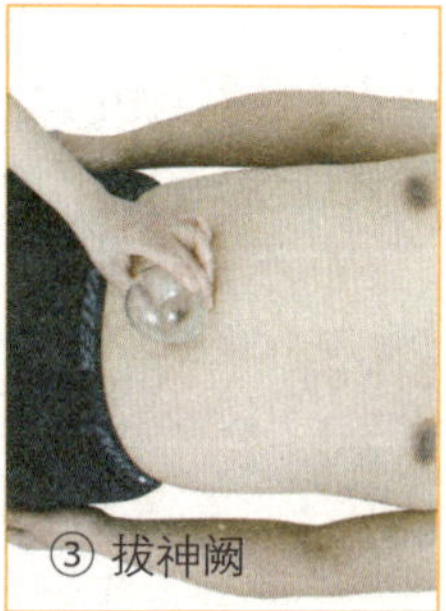

③ 拔神阙

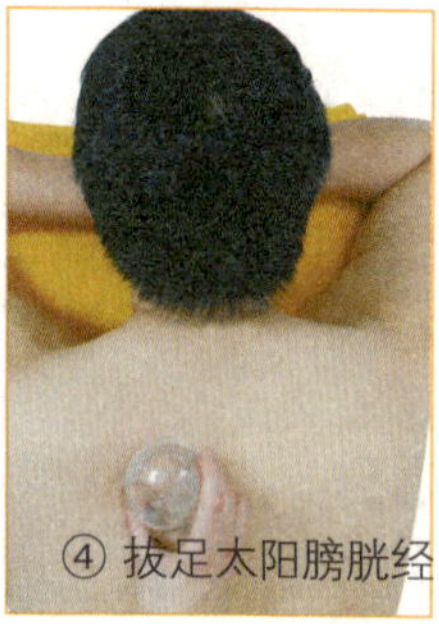

④ 拔足太阳膀胱经

# 肝硬化

肝硬化是指肝细胞弥漫性变性坏死、纤维组织增生、肝细胞结节状再生三种改变反复交替进行，使肝小叶结构和血液循环改变，从而导致肝变形、变硬。刮痧、拔罐可以作为治疗肝硬化的辅助疗法。

## 刮痧疗法

**正确取穴**　**主穴：**肝俞、胆俞、内关、阴陵泉、足三里、三阴交。

**配穴：**兼有肾虚者，加肾俞、太溪；肝气郁滞者，加太冲、行间。

**适宜体位**　俯卧位、坐位。

**选择器具**　刮痧板。

**操作方法**　先刮主穴，应顺着足太阴脾经刮阴陵泉（图①），可用刮痧板角端点按内关；再酌情刮配穴，比如需要用力顺着经脉的方向刮行间（图②）。

**名医解读**　肝胆的气机在背部输注于肝俞、胆俞，配合施术内关、阴陵泉、足三里、三阴交等穴可以补肝、肾、脾。

## 拔罐疗法

**正确取穴**　**主穴：**曲泉、肝俞、胆俞、章门、关元。

**配穴：**兼有肾虚者，加肾俞、太溪；消化不良者，加足三里、中脘；口苦者，加阳陵泉、期门、中脘、章门、内关、三阴交等。

**适宜体位**　仰卧位、坐位。

**选择器具**　火罐、艾条。

**操作方法**　每次选2～3个穴位，比如可先选用曲泉、章门施术，用常规拔罐疗法（图③、图④），留罐10～15分钟，也可配合艾条温灸关元。每日2～3次，7日为1个疗程。

**名医解读**　关元是培元补虚的要穴，对其进行刺激可增强人体抵抗力。

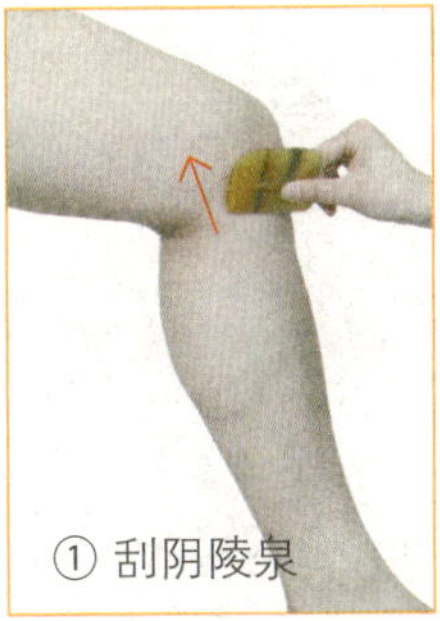
① 刮阴陵泉

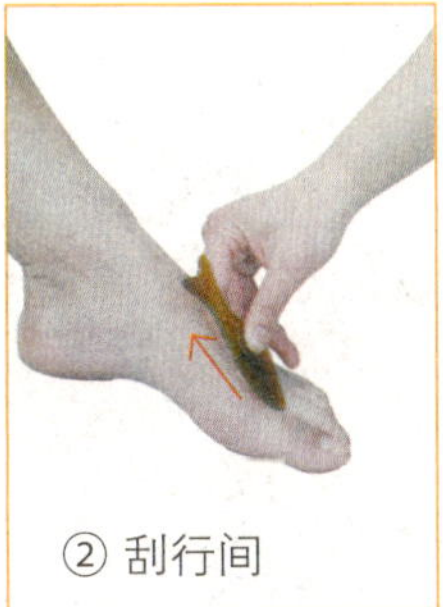
② 刮行间

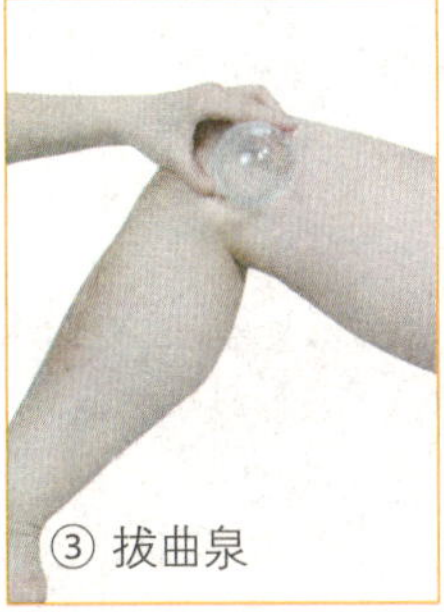
③ 拔曲泉

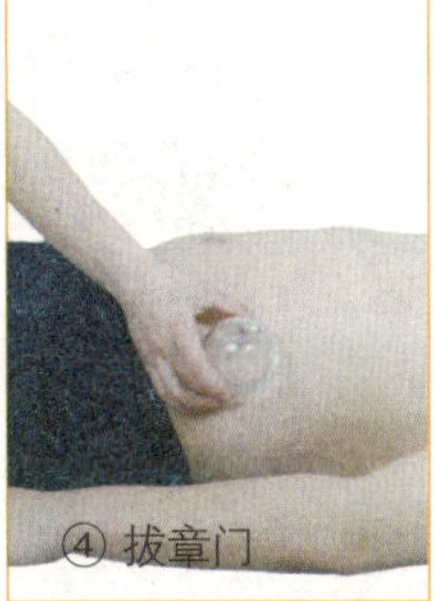
④ 拔章门

# 肝炎

肝炎是肝脏的炎症，致病原因有很多。根据病因可分为病毒性肝炎、自身免疫性肝炎、酒精性肝炎、药物性肝炎，等等。按发病过程可分为急性肝炎、慢性肝炎和暴发性肝炎。刮痧、拔罐是治疗肝炎的辅助疗法之一。

## 刮痧疗法

**正确取穴**　**主穴：**足三里、脾俞、肝俞、三阴交、中都。

**配穴：**兼有肝气郁滞者，加期门；兼有恶心、呕吐者，加胃俞、内关、中脘。

**适宜体位**　仰卧位、俯卧位、坐位。

**选择器具**　刮痧板、瓷勺。

**操作方法**　先刮主穴，要用刮痧板或瓷勺的薄缘刮中都、足三里、三阴交，用力可重（图①）；再采用平补平泻法刮内关，以皮肤出现痧痕或变成紫红色为度（图②）。

**名医解读**　刮痧治疗肝炎，主要是从补益肝、脾、肾三脏出发，并从人体的整体状态去调整的。

## 拔罐疗法

**正确取穴**　**主穴：**肝俞、胆俞、阴陵泉、期门。

**配穴：**肝胆湿热者，加膈俞、大椎、身柱、中脘、足三里；寒湿困脾者，加脾俞、胃俞、膻中、中脘、足三里；发黄明显者，加阴陵泉、中极。

**适宜体位**　俯卧位、坐位。

**选择器具**　火罐。

**操作方法**　对主穴，比如阴陵泉采用闪火法拔罐（图③），留罐10分钟。对配穴，比如身柱及足三里，采取闪罐法拔罐（图④）。

**名医解读**　拔罐时应将取穴原则与患者的病情结合起来，这样才能扶正祛邪，调和气血。

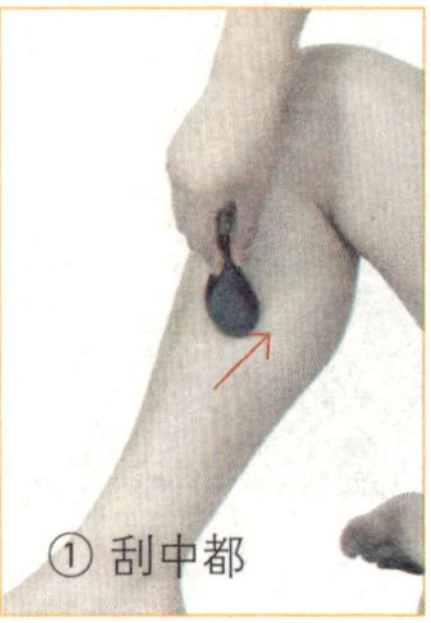
① 刮中都

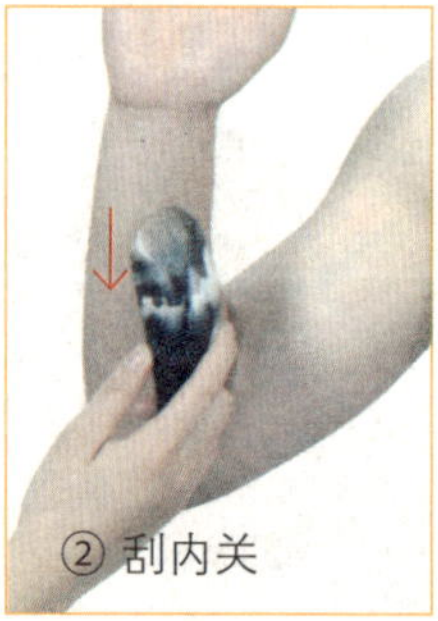
② 刮内关

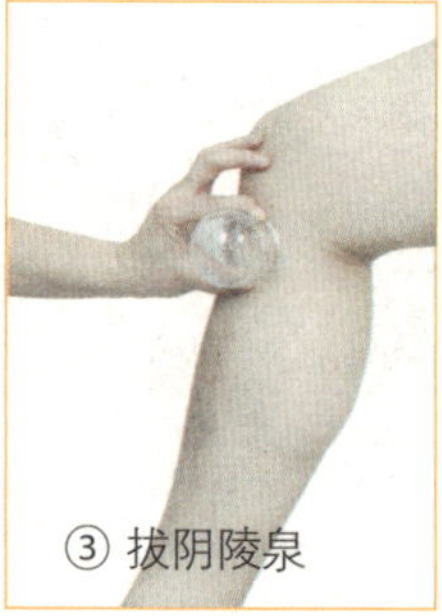
③ 拔阴陵泉

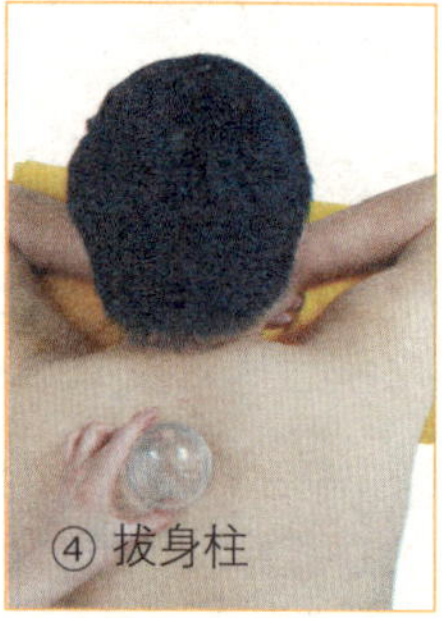
④ 拔身柱

# 胆石症

胆石症是胆道系统的常见病，临床上以上腹部绞痛为特征，伴有寒战、高热、黄疸、恶心、呕吐、厌油腻等，严重时可出现中毒性休克。刮痧、拔罐通过对相应穴位的刺激作用，可帮助胆排石。

## 刮痧疗法

**正确取穴**　**主穴：**肝俞、胆俞、日月、期门、阳陵泉。

**配穴：**兼有恶心、呕吐者，加中脘、内关；饮食减少者，加足三里、天枢；兼有发热者，加曲池、大椎。

**适宜体位**　仰卧位、坐位。

**选择器具**　刮痧板、瓷勺。

**操作方法**　刮后背的肝俞、胆俞时要循着足太阳膀胱经由上向下进行（图①）。腹部的穴位则采用平补平泻法由期门刮至日月（图②）。可以用刮痧板的角端点按阳陵泉。

**名医解读**　在治疗胆石症时，背部的肝俞、胆俞和腹部的日月、期门配合施术，能调理胆腑气机。

## 拔罐疗法

**正确取穴**　**主穴：**胆俞、日月、期门、胆囊穴、太乙。

**配穴：**气郁者，加天宗、阳陵泉、章门；湿热者，加肝俞、大椎、曲池、合谷；脓毒型患者，加肝俞；脾胃虚弱者，加脾俞、足三里。

**适宜体位**　仰卧位、俯卧位、坐位。

**选择器具**　火罐。

**操作方法**　先对主穴进行拔罐，比如期门、日月均可采用闪火法拔罐，留罐15分钟（图③）；再根据病情对配穴进行拔罐，如足三里，用留罐法拔罐即可（图④）。

**名医解读**　胆俞、日月与治胆的特效穴胆囊穴配合施术，有利胆的作用。

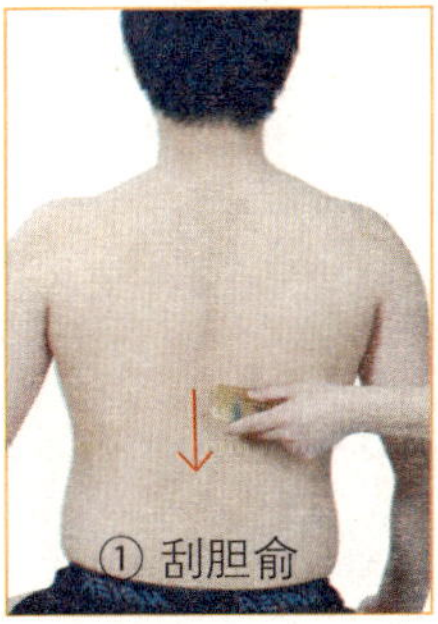
① 刮胆俞

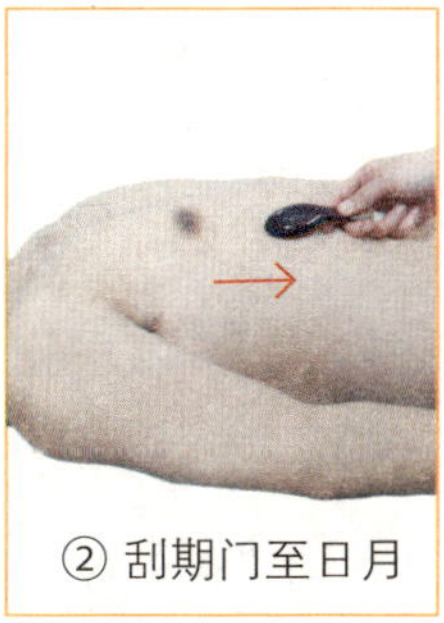
② 刮期门至日月

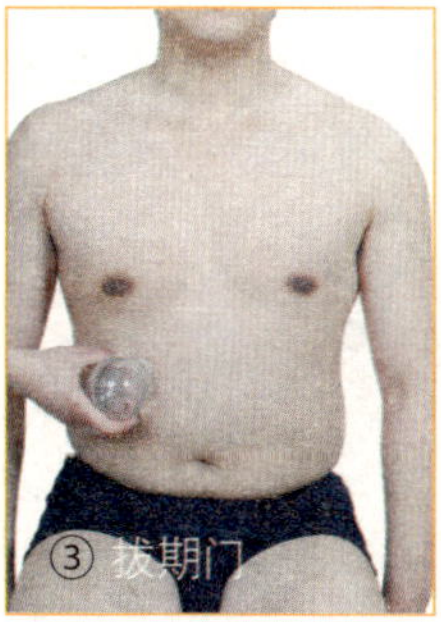
③ 拔期门

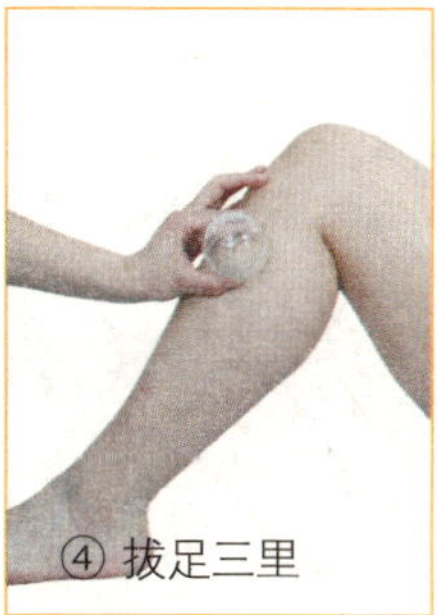
④ 拔足三里

# 慢性胆囊炎

胆囊炎有急、慢性之分。慢性胆囊炎多由急性胆囊炎转变而来，主要表现为腹胀、嗳气和厌食等消化不良症状，右上腹部可有轻度压痛。刮痧、拔罐可作为治疗此病的重要辅助疗法。

## 刮痧疗法

**正确取穴**　**主穴：**肝俞、胆俞、章门、日月、足三里、胆囊穴。

**配穴：**兼有胆石症者，加阳陵泉；兼有嗳气频作者，加内关、中脘。

**适宜体位**　仰卧位、坐位。

**选择器具**　刮痧板、瓷勺。

**操作方法**　先沿着足太阳膀胱经的循行路线刮肝俞、胆俞，再由上至下从章门刮至日月，直至皮肤发红（图①），最后由上至下刮足三里、胆囊穴（图②）。

**名医解读**　日月为胆腑的募穴，配合施术肾俞、胆俞，可以调理胆腑的气机，有助于胆功能的通利。

## 拔罐疗法

**正确取穴**　**主穴：**胆俞、日月、中脘、足三里、胆囊穴、阳陵泉。

**配穴：**兼有绞痛者，加合谷；兼有高热者，加曲池；兼有呕吐者，加内关。

**适宜体位**　仰卧位、俯卧位、坐位。

**选择器具**　火罐、三棱针。

**操作方法**　用闪火法拔以上各穴，留罐10～15分钟，可延长吸拔胆囊穴的时间（图③）。根据病情用闪罐法吸拔内关，每次10～15分钟（图④）。

**名医解读**　日月为胆腑的募穴，配合施术背部的胆俞，属于募俞结合，有助于调理胆腑的气机。阳陵泉为足少阳胆经的合穴，且肝胆多同病，因此阳陵泉是治疗胆腑疾病的重要穴位。

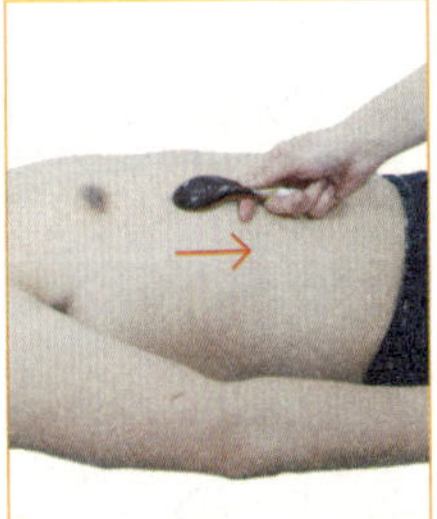
① 刮章门至日月

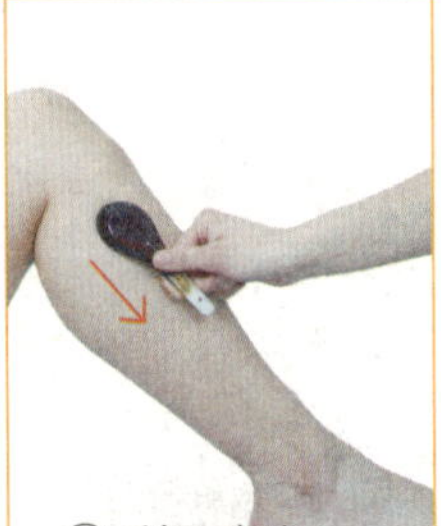
② 刮胆囊穴

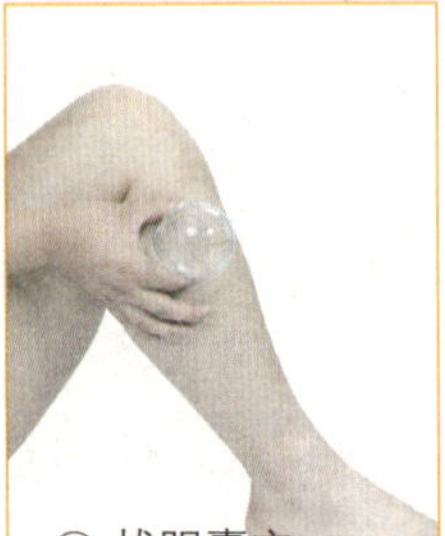
③ 拔胆囊穴

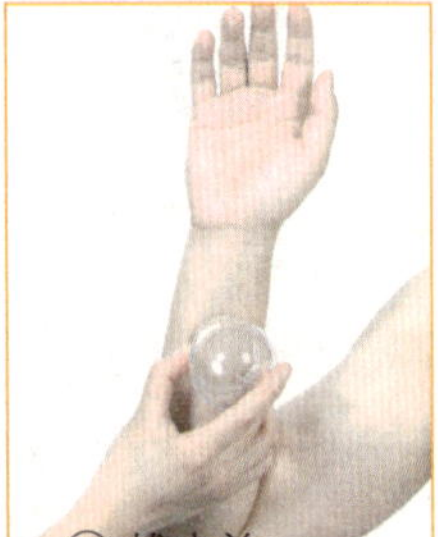
④ 拔内关

# 慢性肾小球肾炎

慢性肾小球肾炎简称慢性肾炎，是指各种病因引起的不同病理类型的双侧肾小球弥漫性或局部性的炎症改变。其临床起病隐匿，病程较长，以水肿、高血压、尿异常改变为主要症状。刮痧、拔罐能对此病起到一定的辅助治疗作用。

## 刮痧疗法

**正确取穴**　**主穴：**肾俞、脾俞、梁门、中脘、关元、足三里。

**配穴：**兼有尿蛋白者，加公孙；兼有腰痛者，加太溪、至阳、夹脊。

**适宜体位**　仰卧位、坐位。

**选择器具**　刮痧板、瓷勺。

**操作方法**　沿着足太阳膀胱经的循行路线刮脾俞至肾俞。可用刮痧板的厚缘刮梁门、中脘、关元，用力宜轻（图①）。对于公孙、足三里等穴，既可以用刮痧板的厚缘刮，也可以用刮痧板的角端或瓷勺点按（图②）。

**名医解读**　脾胃为气血生化之源，所以脾俞、中脘、足三里配合施术有补益脾胃、益气养血的作用。

## 拔罐疗法

**正确取穴**　**主穴：**志室、胃仓、腰阳关、三阴交、十七椎。

**配穴：**兼有水肿者，加阴陵泉、水分；兼有高血压者，加肾俞、肝俞、太冲。

**适宜体位**　坐位、俯卧位。

**选择器具**　火罐。

**操作方法**　先吸拔主穴，如志室、胃仓采用单纯的拔罐疗法（图③、图④），即用镊子夹住酒精棉球，点燃后将其投入罐内，迅速将火罐扣在应拔部位；再酌情选择配穴拔罐。

**名医解读**　取穴皆以补益肝肾、调通利水为原则，如拔阴陵泉有健脾利水的作用。

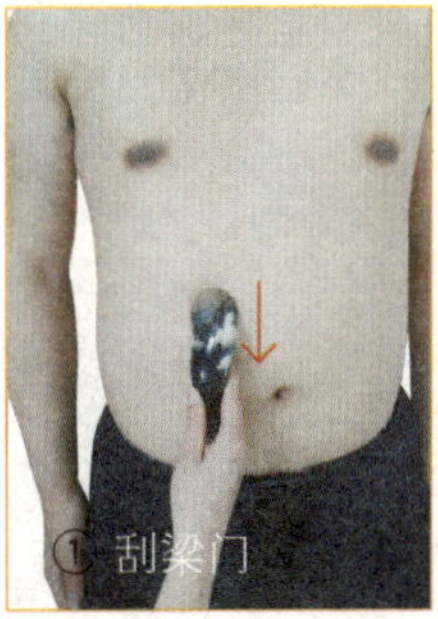

① 刮梁门

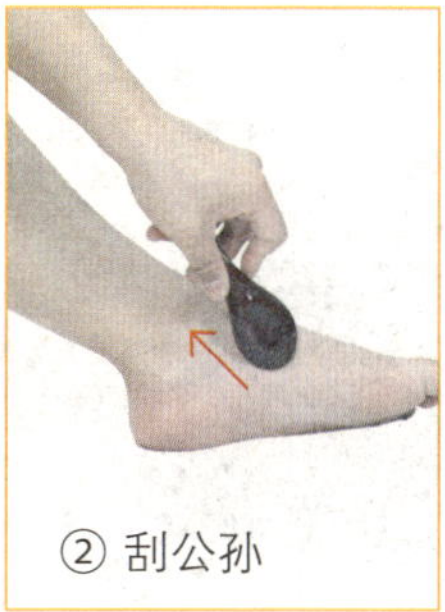

② 刮公孙

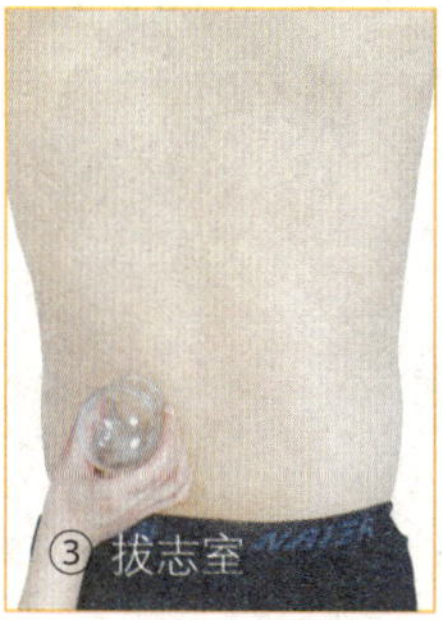

③ 拔志室

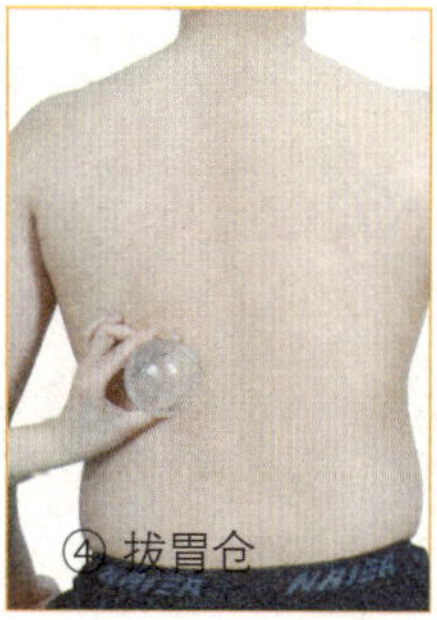

④ 拔胃仓

# 肾盂肾炎

肾盂肾炎常由细菌感染引起，一般伴有下泌尿道炎症。根据临床表现及病程，肾盂肾炎可分为急性肾盂肾炎和慢性肾盂肾炎两种，而慢性肾盂肾炎是导致慢性肾功能不全的重要原因。刮痧和拔罐可以有效地调节肾功能。

## 刮痧疗法

**正确取穴** **主穴：**肾俞、膀胱俞、三阴交、太溪。

**配穴：**兼有发热者，加大椎、曲池；兼泌尿系结石者，加阴陵泉、气海。

**适宜体位** 俯卧位、坐位。

**选择器具** 刮痧板。

**操作方法** 刮肾俞、膀胱俞时采用泻法，逆着经脉循行路线进行。用刮痧板角端点按三阴交，刮太溪时要从远端刮至近端（图①）。刮大椎时用力宜轻，要沿着膀胱经的循行路线进行（图②）。

**名医解读** 刮三阴交可以调理肝、脾、肾三脏；太溪是足少阴肾经的原穴，为肾经经水的传输之处，刮太溪有清热、利水、生气的作用。

## 拔罐疗法

**正确取穴** **主穴：**肾俞、三焦俞、大肠俞、志室、次髎、胃仓、京门。

**配穴：**伴有恶寒、发热者，加风门、大椎；兼泌尿系结石者，加阴陵泉、昆仑。

**适宜体位** 俯卧位、坐位、站位。

**选择器具** 火罐、三棱针。

**操作方法** 次髎、京门等主穴采用刺络拔罐法拔罐，即先用三棱针点刺穴位并使之微出血后，再用闪火法拔罐（图③、图④），留罐10～15分钟。每日1次，10～15日为1个疗程。

**名医解读** 拔三焦俞有调节水液通道的作用，而拔肾俞、志室、京门，以及局部穴位次髎，有增强肾与膀胱气化功能的作用。

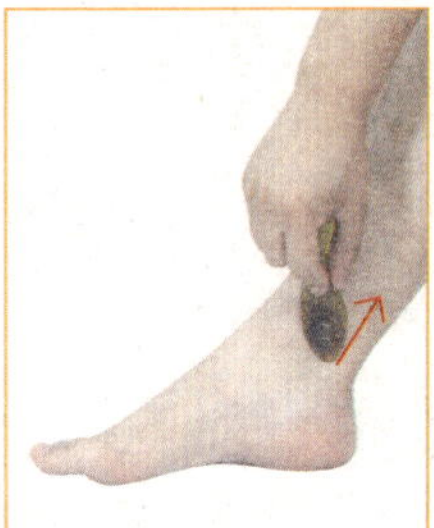

① 刮太溪

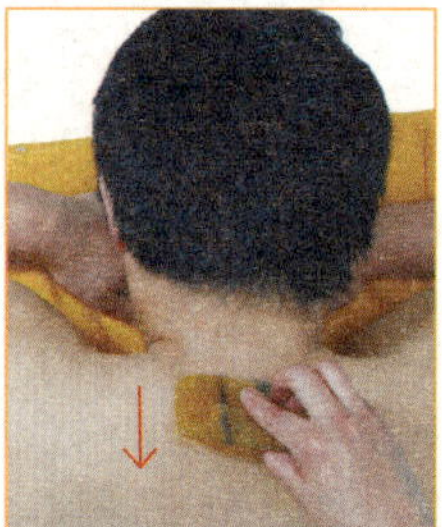

② 刮大椎

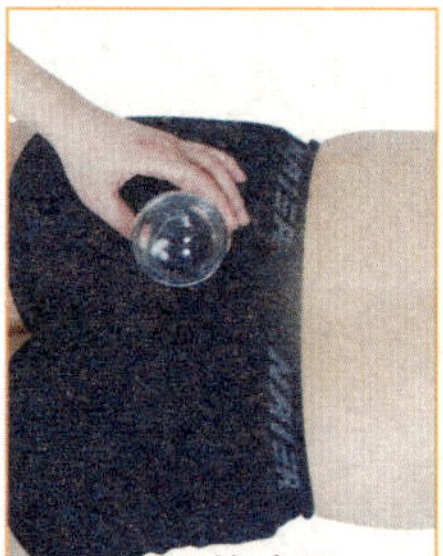

③ 拔次髎

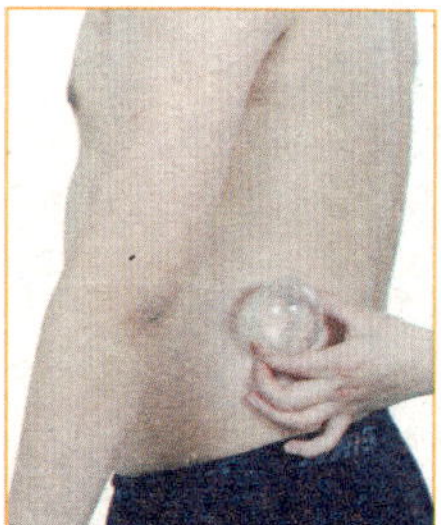

④ 拔京门

# 尿路感染

尿路感染是指大肠杆菌在尿路内繁殖，引起尿道、膀胱、输尿管等部位的感染，其发病率仅次于上呼吸道感染，以出现尿频、尿急、尿痛为典型表现。女性发病率较高。刮痧、拔罐有扶正祛邪的作用，有助于本病的日常调理。

## 刮痧疗法

**正确取穴**　**主穴：**肾俞、三焦俞、膀胱俞、中极至关元。

**配穴：**兼有发热者，加大椎、曲池；兼有泌尿系结石者，加阴陵泉。

**适宜体位**　仰卧位、坐位。

**选择器具**　刮痧板、瓷勺。

**操作方法**　由上至下刮肾俞、三焦俞等背部穴位，直至皮肤出现痧痕或变为紫红。用刮痧板的厚缘刮中极至关元（图①），用力要轻。要顺着足太阴脾经的循行路线刮阴陵泉（图②），用力要重。

**名医解读**　三焦俞是水液运行的通道，所以出现小便异常、水液排泄障碍时刮三焦俞，症状会得到缓解。

## 拔罐疗法

**正确取穴**　**主穴：**中极、关元、膀胱俞、气海、次髎。

**配穴：**伴有腰膝酸软者，加太溪、照海、肾俞。

**适宜体位**　仰卧位、坐位。

**选择器具**　火罐、抽气罐。

**操作方法**　先用闪火法拔主穴，留罐10～15分钟，要防止皮肤出现水疱。再用小号罐吸拔气海、照海（图③、图④），留罐时间可以稍长，20分钟左右。

**名医解读**　中极为膀胱的募穴，配合施术肾俞、膀胱俞，有助于强化膀胱的气化功能。而气海、关元与膀胱的位置很近，对这两个穴位施术有增强脏腑功能的作用。

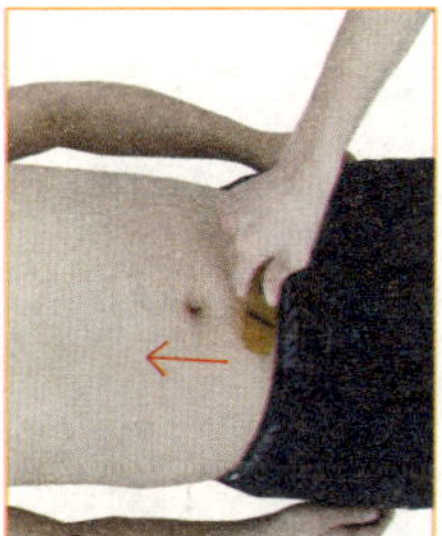
① 刮中极至关元

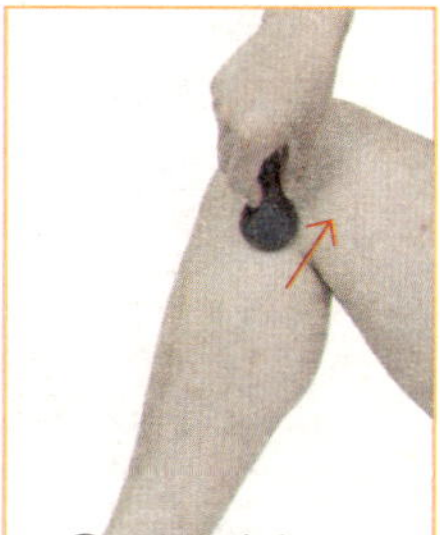
② 刮阴陵泉

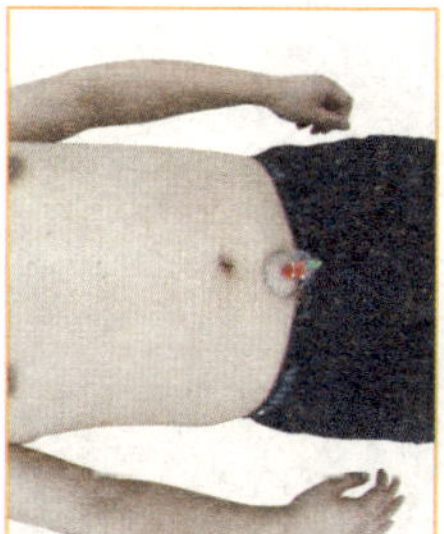
③ 拔气海

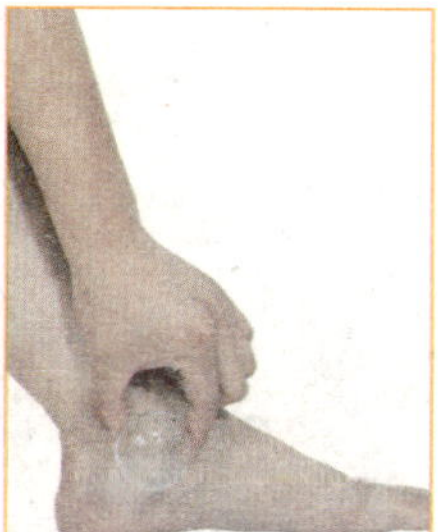
④ 拔照海

# 尿潴留

尿潴留是指膀胱内积有大量尿液而不能排出的病症。引起尿潴留的原因有很多，比如前列腺肥大、尿道狭窄、膀胱或尿道结石、肿瘤等，一些脏腑功能的病变也可能导致尿潴留。刮痧、拔罐对膀胱的气化功能有很好的调理作用，有助于改善尿潴留的状况。

## 刮痧疗法

**正确取穴** **主穴：**命门、阴陵泉、膀胱俞、中极至关元。

**配穴：**兼有脾胃气虚者，加脾俞、胃俞；兼有肾虚、腰膝酸软者，加肾俞、太溪等。

**适宜体位** 仰卧位、俯卧位、坐位。

**选择器具** 刮痧板。

**操作方法** 沿着由上到下的方向刮膀胱俞、命门等主穴（图①）。要用刮痧板的厚缘刮中极至关元，用力要轻（图②）。

**名医解读** 刮命门能补益肾阳，增强肾的气化能力；配合施术膀胱俞、中极、关元可调理膀胱的气机；刮阴陵泉则有利于水液代谢。

## 拔罐疗法

**正确取穴** **主穴：**三阴交、足三里。

**配穴：**脾胃气虚者，加脾俞、胃俞、气海。

**适宜体位** 坐位、仰卧位。

**选择器具** 火罐、艾条。

**操作方法** 先对三阴交、足三里采用单纯的拔罐疗法（图③），留罐10～15分钟；再随症配合相应的穴位，如加脾俞、气海（图④）。拔气海可配合艾条温灸的方法，以强化其气化功能。每日2～3次，10～15日为1个疗程。

**名医解读** 吸拔体表的三阴交、足三里，可通过通经活络达到补气、调畅三焦、调理肾与膀胱等内脏的目的，从而使膀胱气化得行，小便得利。

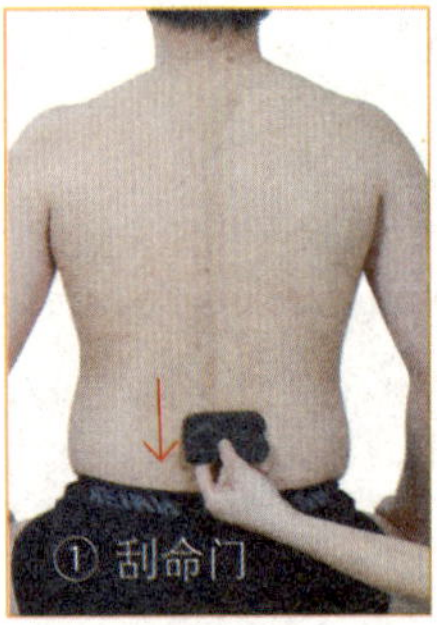
① 刮命门

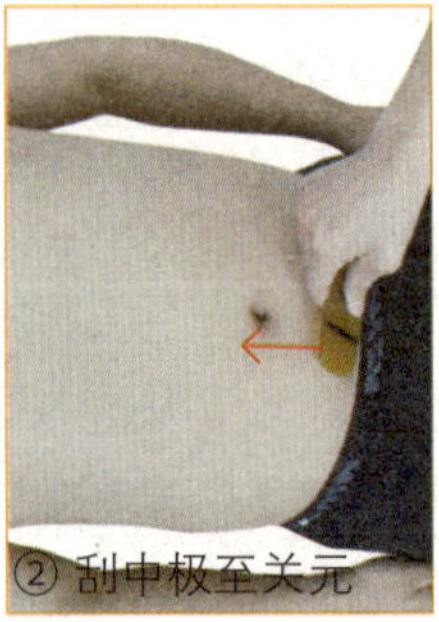
② 刮中极至关元

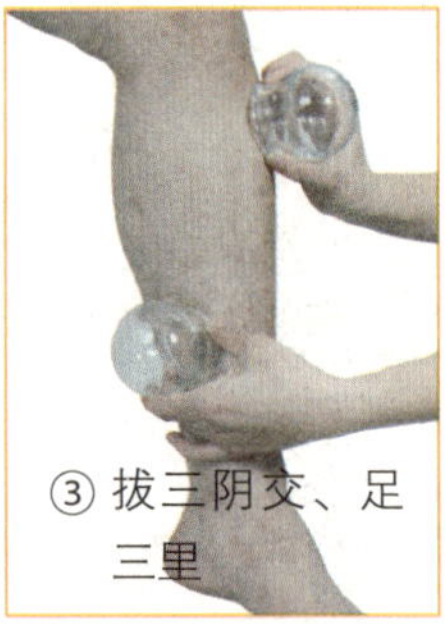
③ 拔三阴交、足三里

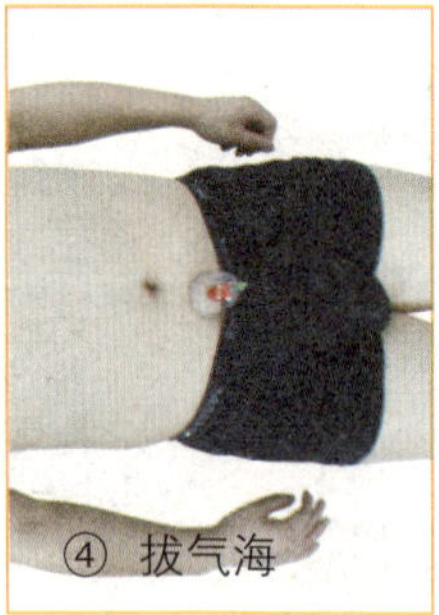
④ 拔气海

# 高血压

高血压病是指在非药物控制的前提下，非同日3次测量诊室血压，收缩压≥140毫米汞柱和（或）舒张压≥90毫米汞柱，并常有脂肪和糖代谢紊乱以及心、脑等器官的损害，以器官重塑为特征的全身性疾病。刮痧、拔罐可以减轻其症状。

## 刮痧疗法

**正确取穴**　**主穴：**印堂、太阳、太冲、肾俞。

**配穴：**兼有痰浊、恶心、呕吐者，加内关、丰隆；眩晕者，加肝俞、太溪；烦躁易怒、肝胆火旺者，加头临泣、风池、阳陵泉。

**适宜体位**　坐位、仰卧位、俯卧位。

**选择器具**　刮痧板、瓷勺。

**操作方法**　沿着印堂至太阳的方向进行刮痧（图①），用力要轻。刮太冲时要顺着经脉的循行路线由远端刮至近端（图②）。

**名医解读**　高血压由肝肾阴虚、肝阳上亢所致，所以取穴皆从补益肝肾、平肝潜阳出发。

## 拔罐疗法

**正确取穴**　**主穴：**大椎、脾俞、肝俞、肾俞、大杼。

**配穴：**出现上肢瘫痪者，加中府、天秉等。

**适宜体位**　仰卧位、俯卧位、坐位。

**选择器具**　火罐。

**操作方法**　在拔大椎、肾俞等主穴时选用中号罐，吸拔力度不要太大，而且吸拔时间不能太长，最好采用闪罐法（图③、图④）。

**名医解读**　取穴时多从肝肾两方面出发，如肾俞、肝俞，配合施术以扶正祛邪、滋水涵木。

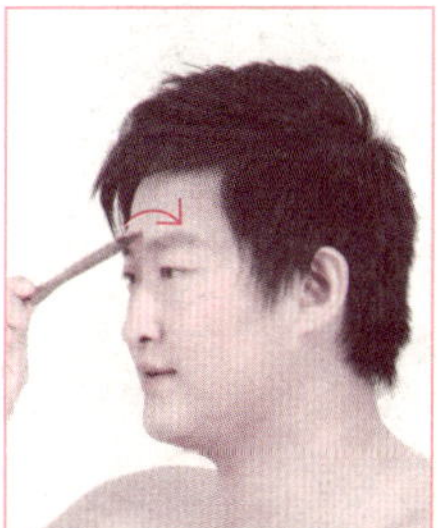
① 刮印堂至太阳

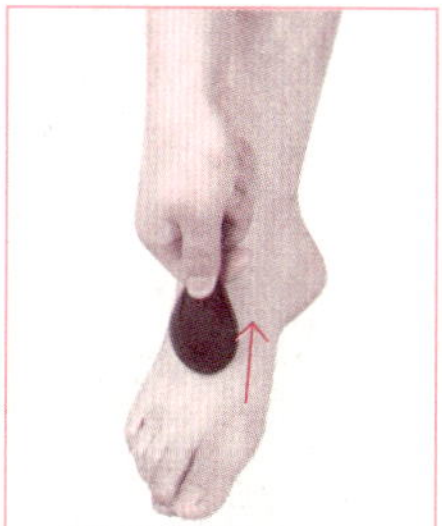
② 刮太冲

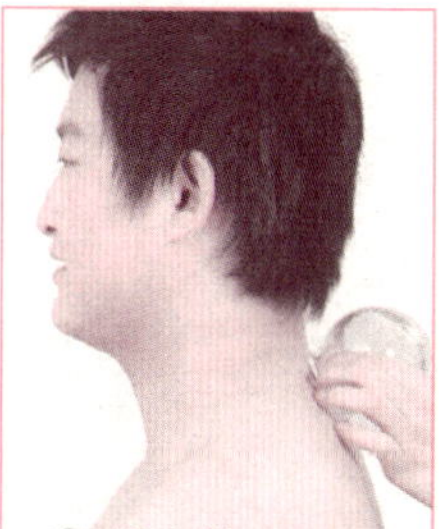
③ 拔大椎

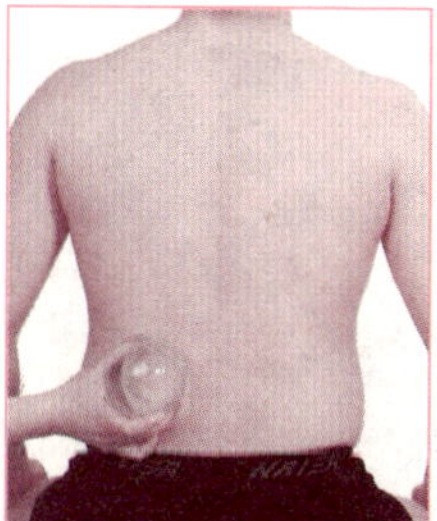
④ 拔肾俞

# 低血压

低血压主要是由人体的调节血压功能紊乱引起的以体循环动脉血压偏低为主要表现的疾病。一般认为，当动脉收缩压≤90毫米汞柱和（或）舒张压≤60毫米汞柱时，可称为低血压或低血压状态。刮痧、拔罐可调节人体的血液循环，从而实现治疗效果。

## 刮痧疗法

**正确取穴**　**主穴：**百会、人中、膻中、关元、三阴交、双侧膈俞至肾俞。

**配穴：**兼有脾胃虚弱者，加脾俞。

**适宜体位**　坐位、俯卧位。

**选择器具**　刮痧板。

**操作方法**　先刮百会和人中（图①）；再沿着任脉循行的路线从膻中刮至关元（图②）；再从膈俞顺着经脉循行的方向刮至肾俞；最后顺着经脉循行的路线刮三阴交。

**名医解读**　刮百会可以升举阳气。膻中到关元的穴位皆位于人体的前部，而双侧膈俞至肾俞的穴位皆在人体的后部，前后配穴，可以帮助人体恢复正气。

## 拔罐疗法

**正确取穴**　**主穴：**膻中、中脘、气海、足三里、三阴交。

**配穴：**血压不稳者，加涌泉、脾俞、膈俞。

**适宜体位**　俯卧位、坐位。

**选择器具**　火罐、抽气罐。

**操作方法**　以上主穴，如膻中可用常规拔罐疗法拔罐（图③）。以上配穴，如涌泉、膈俞等可用抽气罐或火罐拔罐（图④），每次留罐10～15分钟。每日1次，7～10次为1个疗程。

**名医解读**　本病大致可归属于中医“眩晕”的范畴，病机主要在于各种因素导致心阳不振、阳气不能到达四肢。

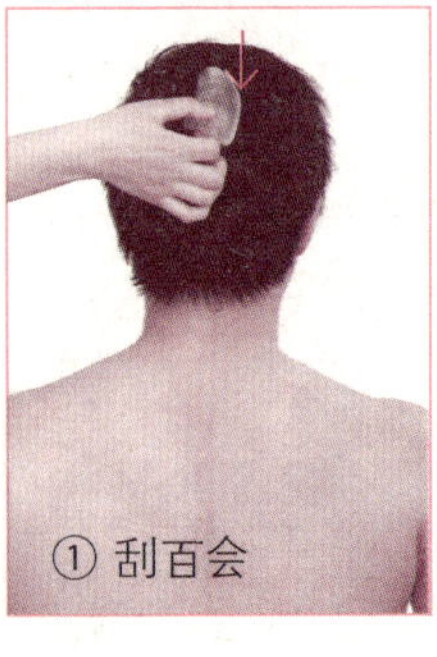
① 刮百会

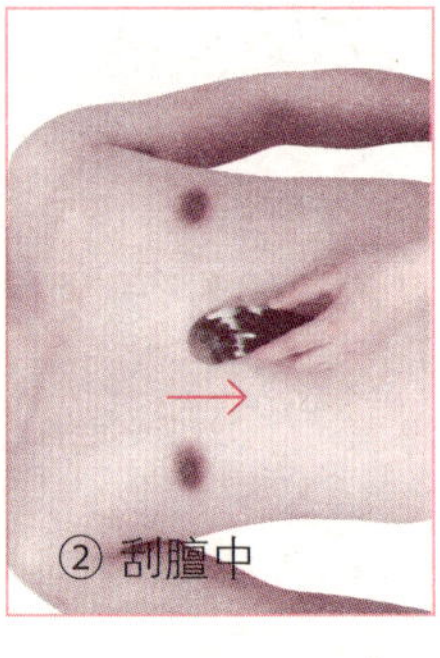
② 刮膻中

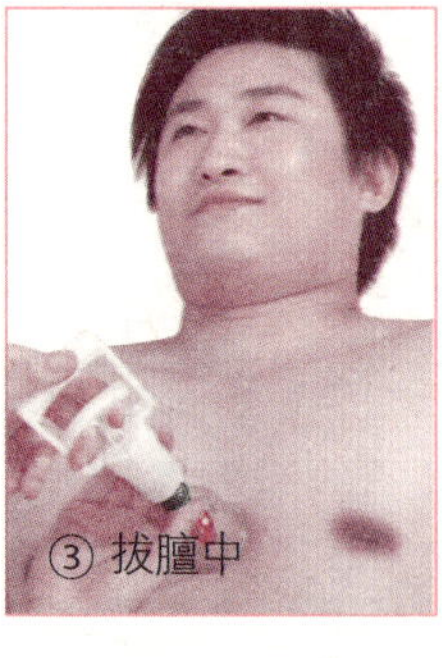
③ 拔膻中

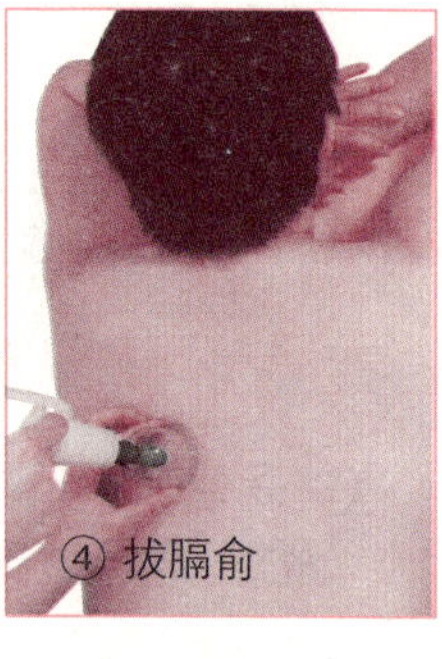
④ 拔膈俞

# 冠心病

冠心病是冠状动脉粥样硬化性心脏病的简称，是因冠状动脉狭窄、供血不足而引起的心肌功能障碍或器质性病变。刮痧、拔罐有助于促进血液的流通，从而起到缓解冠心病的效果。

## 刮痧疗法

**正确取穴**　**主穴：**双侧心俞、膈俞、膻中、乳根、内关。

**配穴：**心悸明显者，加神门；胸闷者，加华盖、玉堂；气短者，加太渊。

**适宜体位**　坐位、仰卧位、俯卧位。

**选择器具**　刮痧板、瓷勺。

**操作方法**　沿着由上至下的方向刮双侧心俞（图①）、膈俞，采用补法。刮膻中、乳根时要使用刮痧板的厚缘，用力宜轻（图②）。用刮痧板的角端点按内关。

**名医解读**　心俞、膈俞为背部穴位，而膻中、乳根为胸部穴位，刮这些穴位都有安神定悸的作用，有助于引导心气的通畅。

## 拔罐疗法

**正确取穴**　**主穴：**天突、膻中、巨阙、中脘、内关、足三里、心俞。

**配穴：**心悸明显者，加神门、大杼；兼有失眠者，加安眠穴；兼有气喘者，加尺泽。

**适宜体位**　俯卧位、坐位、仰卧位。

**选择器具**　火罐。

**操作方法**　拔巨阙、膻中、心俞等主穴位时采用留罐法（图③），每次留罐15～20分钟。可以配合拔大杼等穴，采用闪罐法（图④）。

**名医解读**　拔足三里、中脘、心俞、膻中、内关等穴，可补益脾胃、滋生气血，也可对心脏有一个局部的刺激作用，以帮助心脏恢复功能。

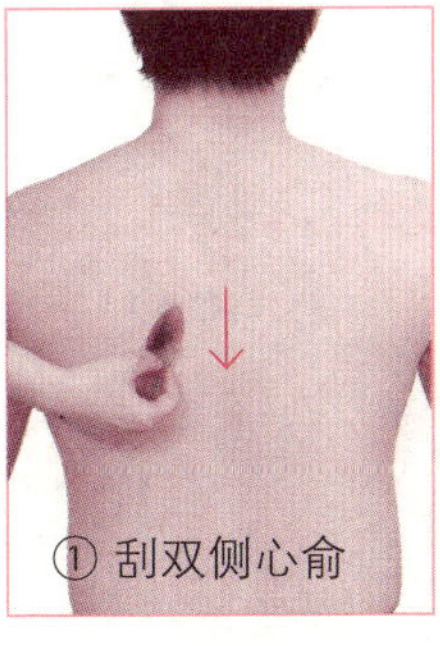
① 刮双侧心俞

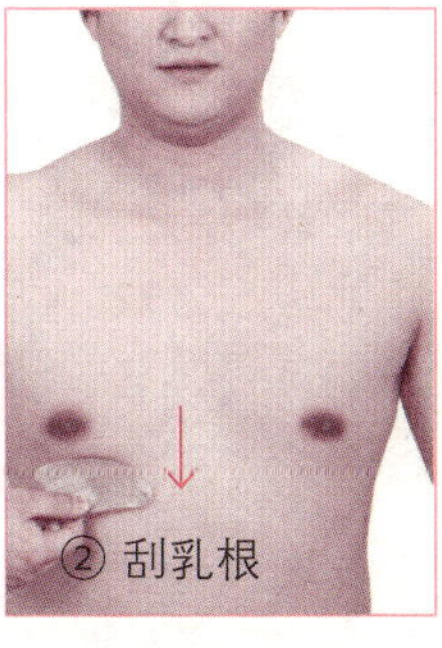
② 刮乳根

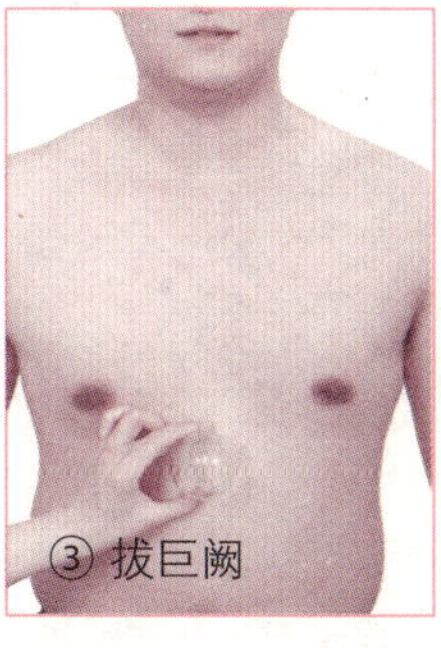
③ 拔巨阙

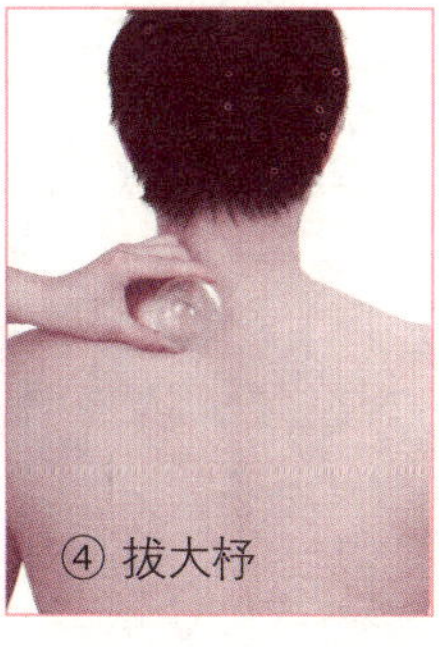
④ 拔大杼

# 糖尿病

糖尿病是一种常见的代谢紊乱性疾病，是胰岛素绝对或相对分泌不足引起的病症，症状包括糖、蛋白质、脂肪、水及电解质等代谢的紊乱，其特点为血糖过高。刮痧、拔罐可通过对穴位的调理，起到治本补虚、平衡代谢的作用。

## 刮痧疗法

**正确取穴** **主穴：**肝俞、脾俞、肾俞、中脘至关元、足三里至丰隆。

**配穴：**兼有肾虚者，加太溪；口渴欲饮者，加胃俞、建里。

**适宜体位** 仰卧位、坐位。

**选择器具** 刮痧板。

**操作方法** 先用刮痧板的厚缘刮中脘至关元，用力要轻（图①）；再用刮痧板的厚缘刮足三里至丰隆（图②）。顺着足太阳膀胱经的循行路线刮肝俞、脾俞、肾俞。

**名医解读** 本病与肺、胃、肾三脏相关，所以要选用相应的穴位进行刺激和治疗。

## 拔罐疗法

**正确取穴** **主穴：**双侧肺俞至肾俞、足三里、三阴交、太溪。

**配穴：**以消谷善饥为主要症状者，加梁门、天枢。

**适宜体位** 坐位。

**选择器具** 火罐、抽气罐。

**操作方法** 吸拔双侧肺俞至肾俞、足三里、三阴交、太溪（图③、图④），拔罐后各留罐10~20分钟，可以用排罐法。

**名医解读** 选取的穴位要以补脾益肾、清肺养肺为主要出发点，所以肺俞、脾俞、肾俞、三阴交、太溪配合施术可共同补肺、脾、肾三脏。

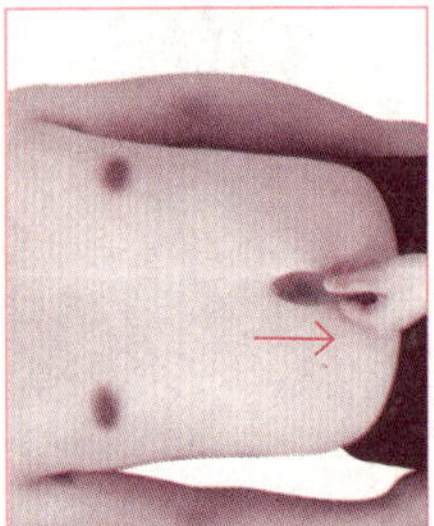

① 刮中脘至关元

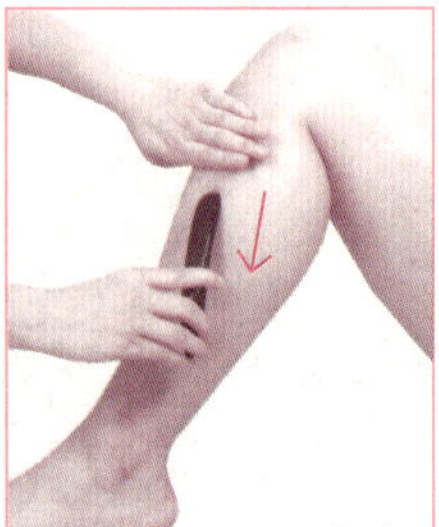

② 刮足三里至丰隆

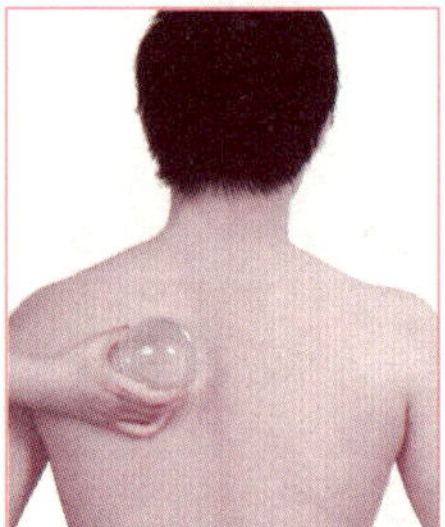

③ 拔肺俞至肾俞

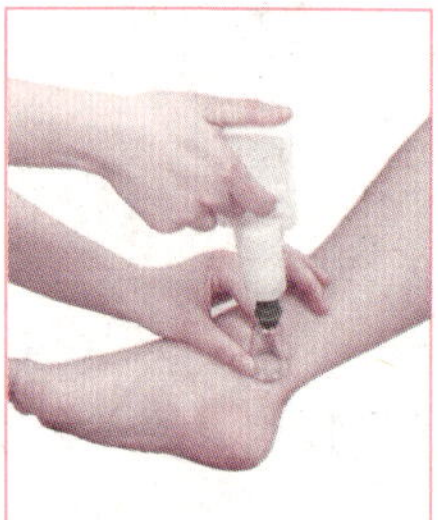

④ 拔太溪

# 外科

## 肩周炎

肩周炎由慢性劳损，外伤，感受风、寒、湿邪等因素所致，以肩周疼痛、加重为特点。其为慢性病，好发年龄在50岁左右，多见于体力劳动者，常因天气变化及劳累而诱发。刮痧、拔罐能有效地治疗本病，缓解疼痛。

### 刮痧疗法

**正确取穴**　**主穴：**阿是穴、曲池、外关。**配穴：**颈部疼痛，加哑门、风池、大椎；肩背部疼痛，加肩井、天宗；胸部疼痛，加中府、云门、缺盆；上肢疼痛，加肩贞、合谷；下肢疼痛，加足三里至条口。

**适宜体位**　坐位。

**选择器具**　刮痧板、瓷勺。

**操作方法**　先刮主穴，再根据疼痛部位加刮相关的穴位，比如要顺着足阳明胃经的循行路线刮足三里至条口（图①），用力宜轻，而刮曲池至外关时用力宜重（图②）。

**名医解读**　顺着经脉的循行路线刮曲池、外关，可扶正祛邪，调和气血。

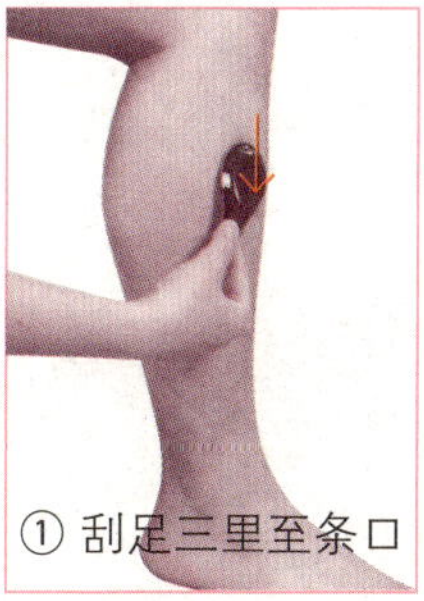
① 刮足三里至条口

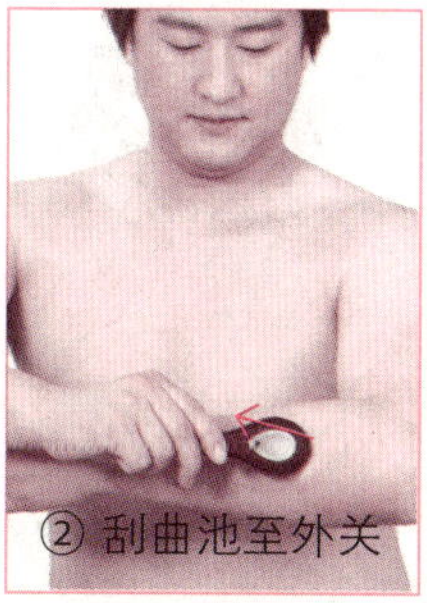
② 刮曲池至外关

### 拔罐疗法

**正确取穴**　肩前、肩贞、阿是穴、肩峰、天宗、臑关、肩后、中府、曲池。

**适宜体位**　坐位。

**选择器具**　火罐、抽气罐。

**操作方法**　取肩贞、中府等主穴，用闪火法进行拔罐（图③、图④），留罐15~20分钟，每日1次。肩背疼痛不适的区域先闪罐15分钟，再留罐15分钟。

**名医解读**　本病主要的病理机制是肩关节及周围软组织的粘连和微循环障碍限制了肩关节的活动，所以治疗的关键在于改善微循环，应施术有祛湿散寒、温经通络作用的穴位。

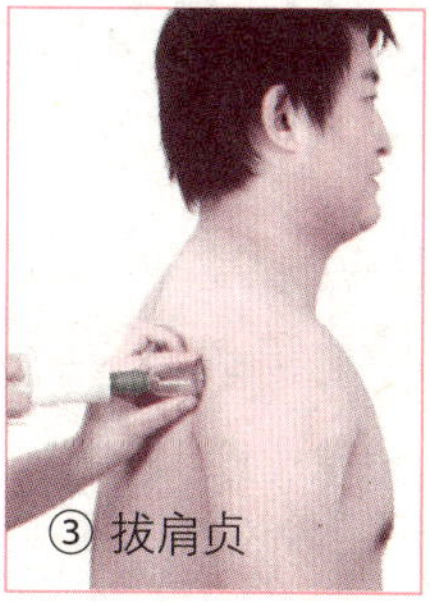
③ 拔肩贞

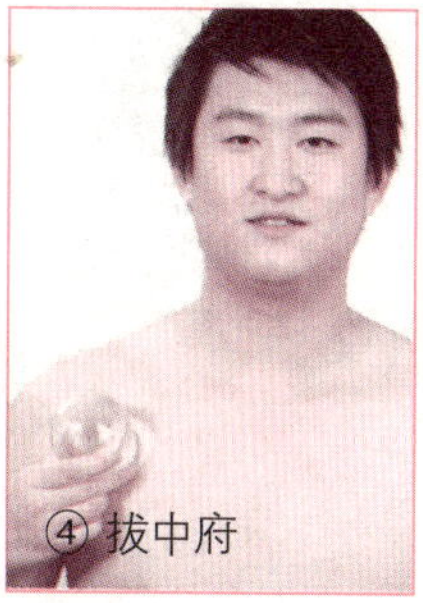
④ 拔中府

# 落枕

落枕是一种常见病，好发于青壮年。患者经常在入睡前无任何症状，起床后却感到项背酸痛无力，颈部活动受限。落枕与睡枕及睡眠姿势有密切关系。刮痧、拔罐有助于疏通颈部经脉，调理肩部气血，可有效地治疗落枕。

## 刮痧疗法

**正确取穴** **主穴：**颈百劳、阿是穴、后溪、悬钟。

**配穴：**肌肉强痛者，加大椎、大杼。

**适宜体位** 仰卧位、坐位。

**选择器具** 刮痧板。

**操作方法** 在需要刮痧的部位涂抹甘油，先刮颈百劳（图①）、阿是穴，再刮后溪（图②），最后刮悬钟，以皮肤变成紫红或出现痧点为度。也可以用放痧的方法刮悬钟。

**名医解读** 刮颈百劳、阿是穴可以疏通疼痛部位的经气；后溪属于手太阳小肠经，悬钟属于足少阳胆经，刮之可以从远端疏导项背部的经气。

## 拔罐疗法

**正确取穴** 大椎、天柱、肩外俞、悬钟、后溪、列缺。

**适宜体位** 俯卧位、坐位。

**选择器具** 火罐、抽气罐、三棱针。

**操作方法** 先吸拔肩外俞、列缺（图③、图④），使用抽气罐，留罐10～20分钟，吸力不宜太强；再配合三棱针对大椎进行放血治疗，以血由紫黑色变成红色为宜。吸拔后溪的时候要选用小号的抽气罐，留罐3～5分钟。需要选用小号的抽气罐拔悬钟、天柱。

**名医解读** 后溪通督脉，是治疗落枕的特效穴。悬钟为髓会，通少阳经脉，施术悬钟有舒筋活络的作用。

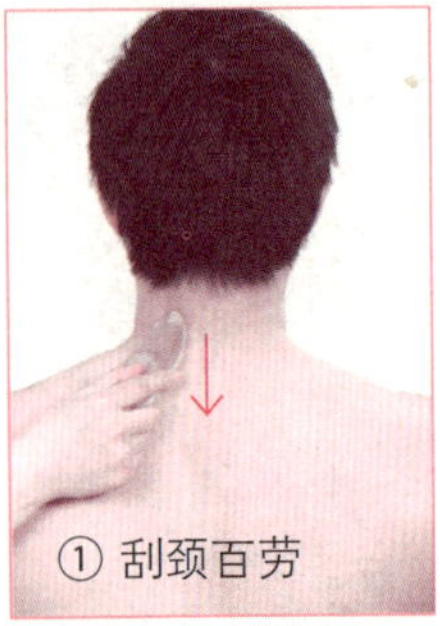
① 刮颈百劳

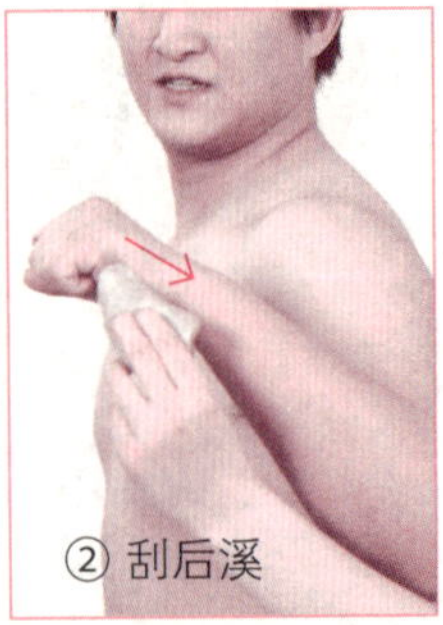
② 刮后溪

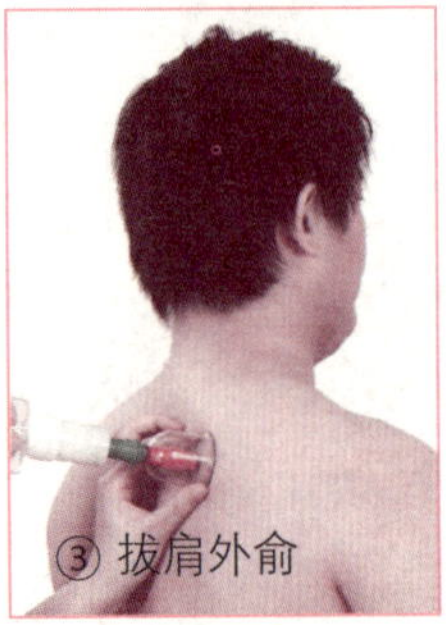
③ 拔肩外俞

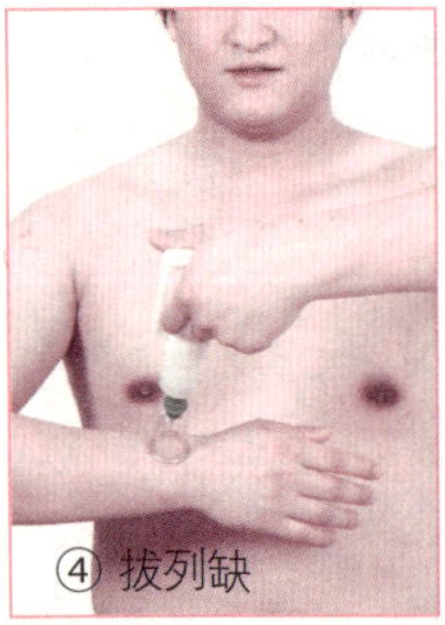
④ 拔列缺

# 颈椎病

颈椎病是指颈椎及其周围软组织发生病理改变或骨质增生等导致局部神经血管受压或刺激而引起的一系列临床症状的疾病。其主要表现为颈肩臂疼痛、僵硬，疼痛可放射至前臂、手指，指尖有麻木感。刮痧、拔罐能缓解痉挛，是治疗颈椎病的常见方法。

## 刮痧疗法

**正确取穴**　**主穴：**阿是穴、大椎至风门、天宗。

**配穴：**上肢麻木、疼痛重者，加肩髃、曲池、合谷、中渚；头晕、耳鸣重者，加率谷、百会、太冲；心慌、心悸重者，加内关、足三里。

**适宜体位**　坐位。

**选择器具**　刮痧板、瓷勺。

**操作方法**　先刮主穴，如顺着经脉循行路线刮大椎至风门（图①），力度宜重，用刮痧板或瓷勺的厚缘进行，以皮肤出现均匀痧痕为度。再刮配穴，如用刮痧板或瓷勺的角端点按中渚（图②），力度宜重，重复3～5次，每次持续15秒钟。

## 拔罐疗法

**正确取穴**　**主穴：**风池、大杼、风门、天宗、曲池、肩井、大椎、厥阴俞。

**配穴：**兼恶心、呕吐者，加内关、中脘；兼耳鸣、耳聋者，加肾俞、太溪。

**适宜体位**　坐位。

**选择器具**　火罐。

**操作方法**　选取以上穴位，如天宗、厥阴俞等（图③、图④），使用酒精以闪火法拔罐，留罐20分钟。2日1次，10次为1个疗程。

**名医解读**　结合患者的病情对上述主穴及配穴施术，可扶正祛邪，调和气血，活血祛瘀。

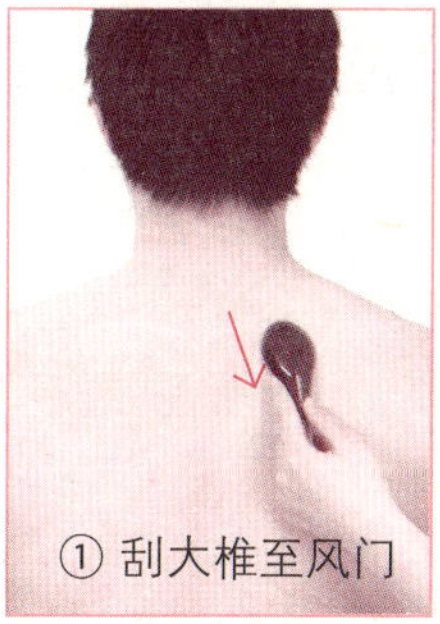
① 刮大椎至风门

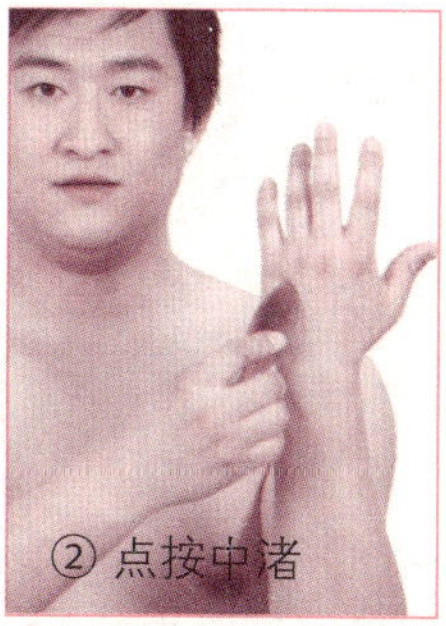
② 点按中渚

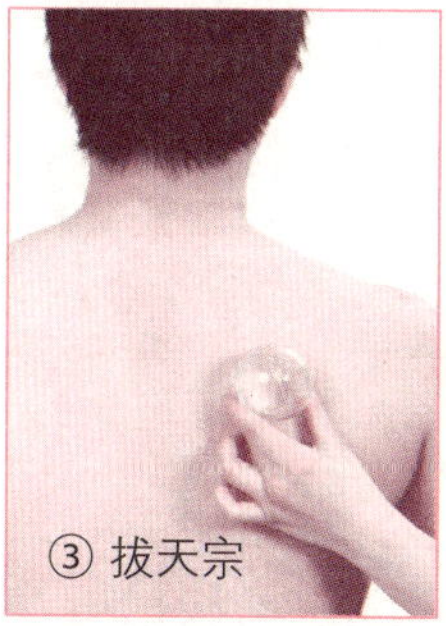
③ 拔天宗

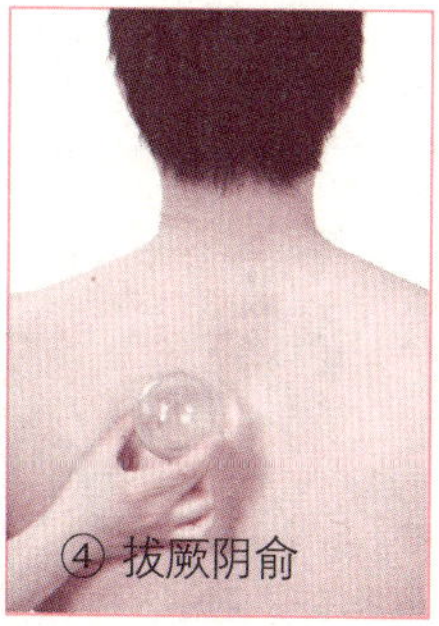
④ 拔厥阴俞

# 膝关节痛

膝关节痛常见于风湿性关节炎或类风湿关节炎、膝关节韧带损伤、半月板损伤、骨质增生或膝关节周围纤维组织炎等，其他凡是因风、寒、湿、热等因素引起的膝关节痛，皆可用刮痧、拔罐来治疗。

## 刮痧疗法

**正确取穴** **主穴：**患侧膝眼、鹤顶、梁丘、足三里、阴陵泉、委阳、委中。

**配穴：**兼局部瘀血、疼痛难忍者，加患侧血海、地机；兼经脉拘挛、抽搐疼痛者，加患侧阳陵泉、阴谷、承山。

**适宜体位** 坐位、俯卧位。

**选择器具** 刮痧板。

**操作方法** 用刮痧板反复刮患侧梁丘（图①）、鹤顶、阴陵泉、足三里等主穴。用刮痧板的角端点按膝眼（图②）。

**名医解读** 点按膝眼、刮鹤顶属于近部取穴，有疏通局部经脉、缓解疼痛的作用。

## 拔罐疗法

**正确取穴** **主穴：**阿是穴、阴陵泉、膝关、曲泉、阴谷、腕谷。

**配穴：**兼体质虚弱者，加脾俞、关元、足三里；年龄较大、肝肾不足者，加肝俞、肾俞、大杼、悬钟。

**适宜体位** 坐位、俯卧位。

**选择器具** 火罐、梅花针。

**操作方法** 在膝关节内侧慢慢按压，寻找阿是穴，用梅花针叩刺，拔罐5分钟，隔日操作1次。阴陵泉、膝关、曲泉、阴谷等主穴可用闪火法拔罐（图③、图④），留罐10～15分钟，这几个穴位宜选用小号玻璃罐。

**名医解读** 拔膝关、阴谷、腕谷，能很好地调节肢体的功能。

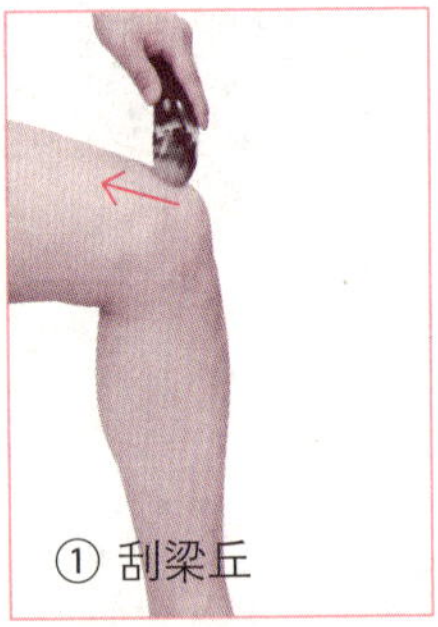
① 刮梁丘

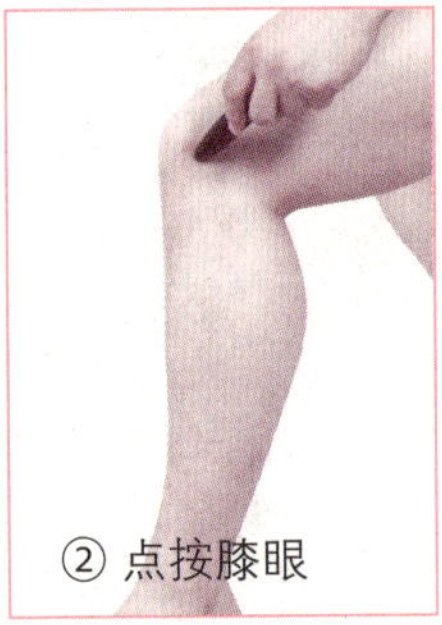
② 点按膝眼

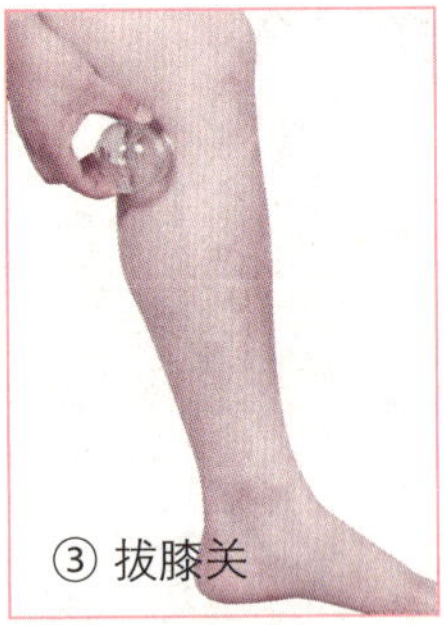
③ 拔膝关

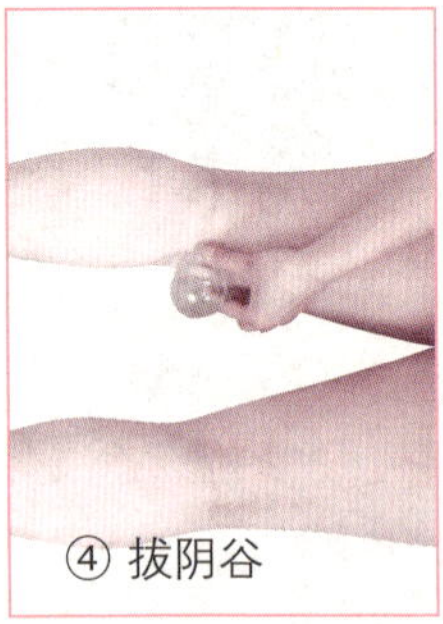
④ 拔阴谷

# 坐骨神经痛

坐骨神经痛主要指坐骨神经通路及其分布区的疼痛，具体表现为臀部、大腿后侧、小腿后外侧和足外侧缘的疼痛。其发病年龄一般在20岁以上，以40岁左右常见。刮痧、拔罐有疏通经脉的功效，对本病有很好的缓解作用。

## 刮痧疗法

**正确取穴**　**主穴：**阿是穴、肾俞、气海俞、夹脊（腰3～5）。

**配穴：**疼痛剧烈难忍者，加次髎、秩边；疼痛呈放射状者，加环跳、承扶、承筋。

**适宜体位**　俯卧位、坐位。

**选择器具**　刮痧板。

**操作方法**　先沿着由上至下的方向刮阿是穴，也可用刮痧板的角端点按阿是穴；再刮腰部的肾俞、气海俞、夹脊（图①）；最后结合具体的症状配合施术相应的配穴，如刮秩边（图②）。

**名医解读**　此法可通经活络、散风止痛。

## 拔罐疗法

**正确取穴**　**主穴：**夹脊、阿是穴、环跳、承扶、委中、阳陵泉、悬钟。

**配穴：**寒湿重、腰部沉重者，加命门、腰阳关、肾俞、关元俞；瘀血阻滞、刺痛明显者，加肾俞、膈俞、关元俞、委中。

**适宜体位**　坐位、俯卧位。

**选择器具**　梅花针、火罐。

**操作方法**　首先对承扶、悬钟等穴进行消毒，用梅花针扣刺出血；然后立即将火罐拔于点刺的穴位上（图③、图④）。每次拔4～6个穴位，每周1～2次，6次为1个疗程。

**名医解读**　刺激承扶能疏通局部的经脉气血，可以达到缓解疼痛的目的。

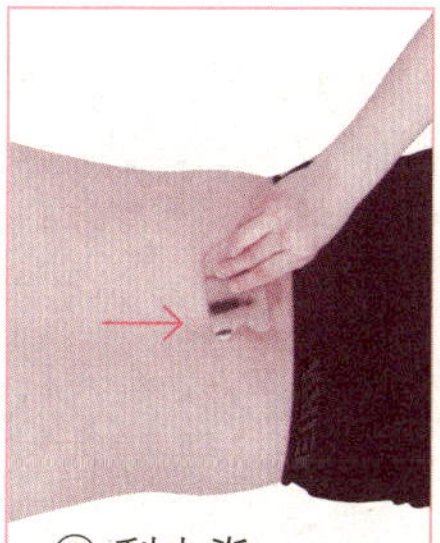
① 刮夹脊

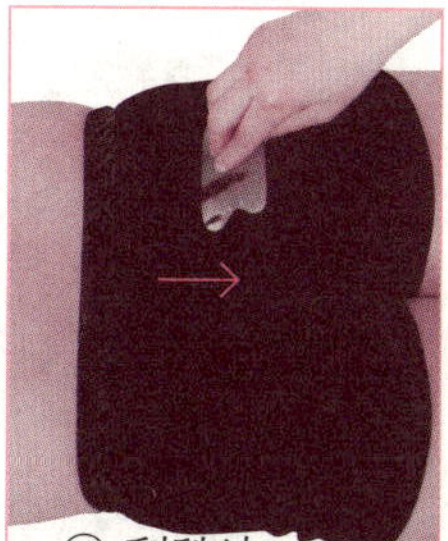
② 刮秩边

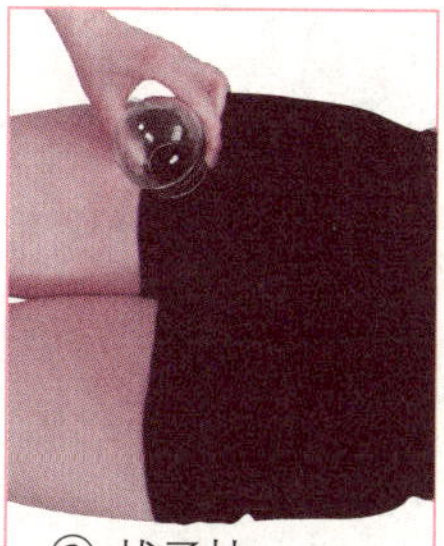
③ 拔承扶

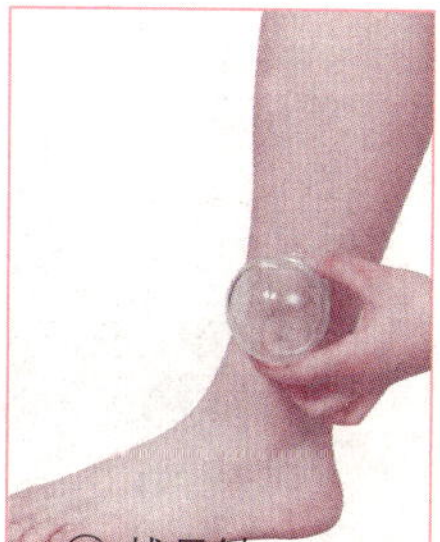
④ 拔悬钟

# 腰肌劳损

腰肌劳损是指腰部肌肉及其附着点的积累性损伤，引起局部慢性无菌性炎症，以腰部隐痛、反复发作、劳累后加重为主要临床表现的疾病。它既可以是多种疾病的一种症状，又可以作为独立的疾病，常见于现代医学的肾病、风湿类疾病、外伤等。刮痧、拔罐可以疏通气血，能够达到治疗此病的目的。

## 刮痧疗法

**正确取穴** 骶丛、肾俞、外关、合谷、委中、足三里至昆仑。

**适宜体位** 坐位、俯卧位。

**选择器具** 刮痧板。

**操作方法** 在穴位上加适量正红花油，用刮痧板的厚缘由上向下刮骶丛（图①）。其余穴位也由上向下刮，比如刮足三里至昆仑（图②），每次刮30～40次。

**名医解读** 腰肌劳损经常累及腰部，常因劳累所致，并受气候变化影响。刮骶丛属于近部取穴，可以减轻疼痛。昆仑、委中都是足太阳膀胱经的穴位，配合施术外关、合谷，可以调整腰部的气血流通。

## 拔罐疗法

**正确取穴** 阿是穴、肾俞、志室、气海俞、命门、腰阳关、次髎、委中。

**适宜体位** 俯卧位。

**选择器具** 三棱针、火罐。

**操作方法** 首先用三棱针点刺阿是穴，挤出1～2毫升血液，以血色由紫黑转红为度，然后在针孔上拔罐，可以用闪罐法，重复3～5次。肾俞、志室、命门、腰阳关、气海俞，皆可用排罐的方法拔罐（图③），留罐15～20分钟，吸力可稍大。对于次髎、委中，皆可配合三棱针点刺放血，再进行拔罐（图④），可以散瘀、温经、止痛。

**名医解读** 拔阿是穴能疏通局部的经脉气血，因此它是治疗各种经脉损伤的常用穴位。

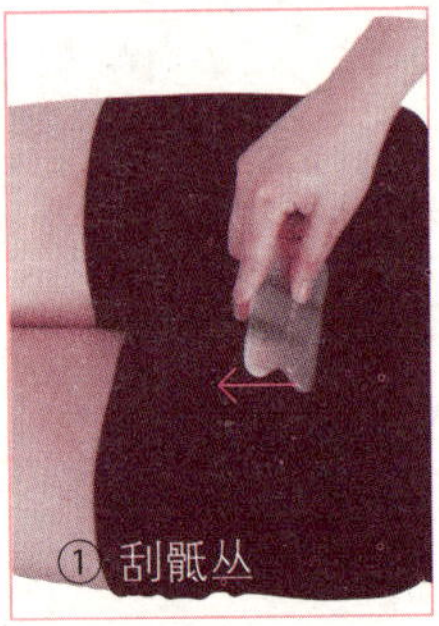
① 刮骶丛

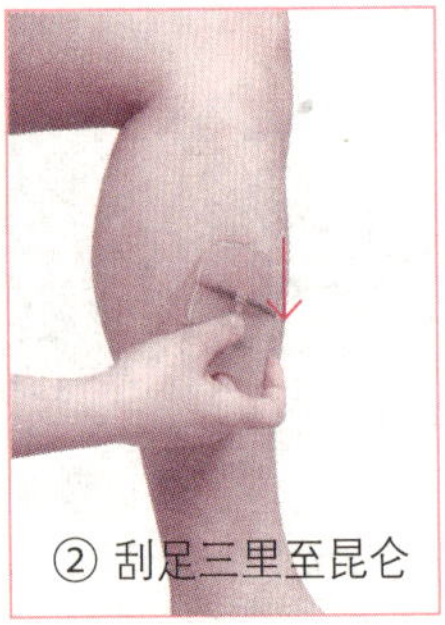
② 刮足三里至昆仑

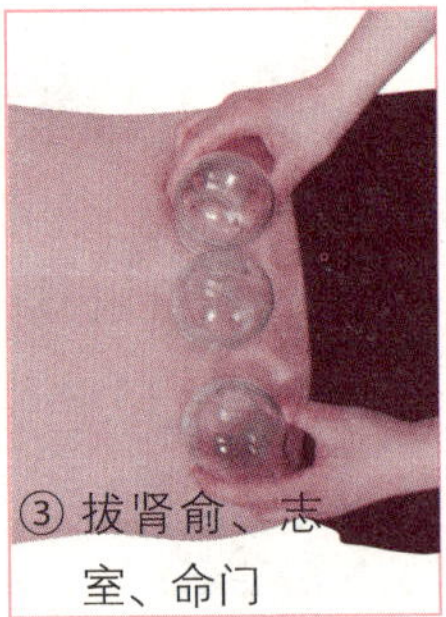
③ 拔肾俞、志室、命门

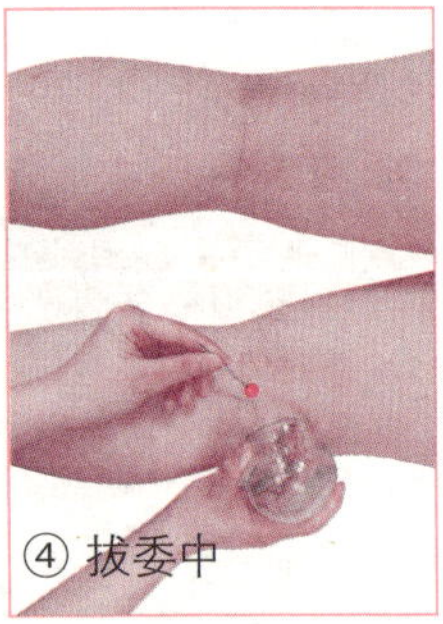
④ 拔委中

# 腰椎间盘突出

腰椎间盘突出是指由扭伤、劳损等因素，使腰椎间盘受到挤压、牵拉和扭转，导致腰椎间盘的纤维环破裂，压迫神经，产生腰腿痛的综合征。刮痧、拔罐有助于调理受伤部位的气机，从而缓解其临床症状。

## 刮痧疗法

**正确取穴**　**主穴：**命门、肾俞、大肠俞，患侧的环跳、风市、阳陵泉、委中、昆仑。

**配穴：**疼痛呈现放射状者，加承扶至殷门、承山、悬钟；腰部酸软者，加太溪。

**适宜体位**　俯卧位。

**选择器具**　刮痧板。

**操作方法**　首先用较强的刺激手法对所选主穴进行刮痧，比如可以用刮痧板的角端点按环跳、阳陵泉。刮风市时要顺着足少阳胆经的循行路线进行（图①）。可以用补法刮肾俞、命门等。然后随症选用配穴进行刮痧，如刮承扶至殷门（图②），用力宜重。

## 拔罐疗法

**正确取穴**　**主穴：**环跳、承扶、殷门、委中、承山至昆仑、志室。

**配穴：**寒湿阻络型，加肾俞、腰阳关、秩边；肾精亏虚型，加肾俞、命门、腰阳关。

**适宜体位**　俯卧位、坐位。

**选择器具**　火罐、梅花针。

**操作方法**　首先用梅花针叩刺承山和昆仑，用小号罐进行拔罐（图③）；然后用闪罐法对志室等主穴进行拔罐（图④）。也可以配合使用刺络拔罐法拔委中，先用梅花针对其穴位进行点刺，再用闪火法或投火法进行拔罐，留罐10～15分钟。

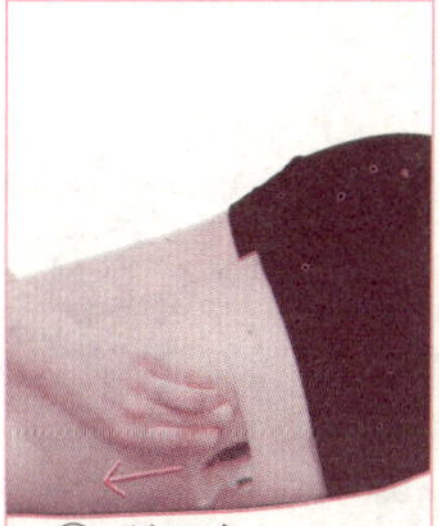
① 刮风市

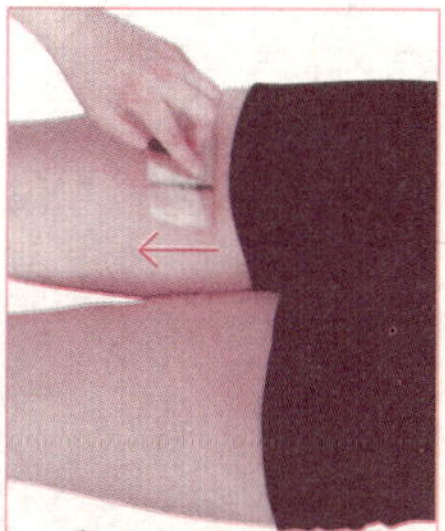
② 刮承扶至殷门

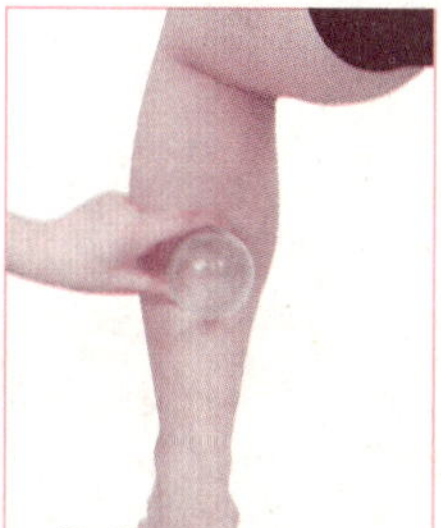
③ 拔承山

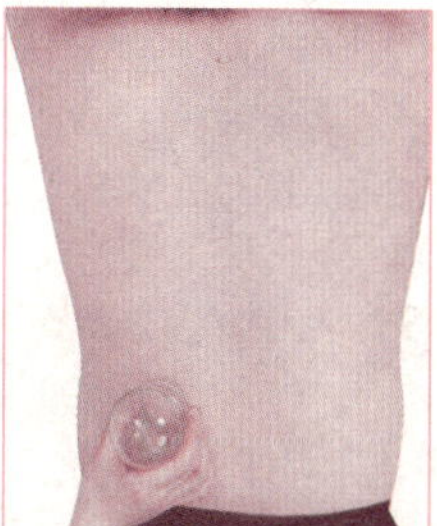
④ 拔志室

# 强直性脊柱炎

强直性脊柱炎以脊柱关节和骶髂关节的慢性炎症，椎间盘纤维环及结缔组织的钙化、骨化为主要症状。常见于男性患者，年龄段为16～30岁。刮痧、拔罐有疏通经脉、活血化瘀等功能，可以激活骨细胞，强健骨骼。

## 刮痧疗法

**正确取穴** **主穴：**大杼、肝俞、脾俞、肾俞、小肠俞。

**配穴：**腰痛者，加委中、阳陵泉。

**适宜体位** 坐位、俯卧位。

**选择器具** 刮痧板、三棱针。

**操作方法** 先将刮痧油涂抹在患者背上，从大杼开始，依次对肝俞、脾俞、肾俞、小肠俞进行刮痧（图①），一般用刮痧板的厚缘进行操作，用力不宜太重，尽量拉长刮拭距离；再随症配合刮相应的穴位，也可以配合三棱针点刺委中放血，用刮痧板的薄缘由肢体的近端至远端刮阳陵泉（图②）。

## 拔罐疗法

**正确取穴** 大椎、陶道、身柱、至阳、腰阳关、命门、三焦俞、肾俞、气海俞、环跳、承山。

**适宜体位** 俯卧位。

**选择器具** 火罐、三棱针。

**操作方法** 首先对至阳、气海俞等主穴进行消毒，然后用三棱针点刺各穴，放血1～2毫升，最后在穴位上拔罐（图③、图④），留罐5～10分钟。在局部吸拔出较多瘀血后起罐，以无菌纱布按压针孔并清洁局部皮肤。

**名医解读** 刺络拔罐法是放血与拔罐结合的综合疗法，既可祛邪也可补虚，还有很好的止痛作用。

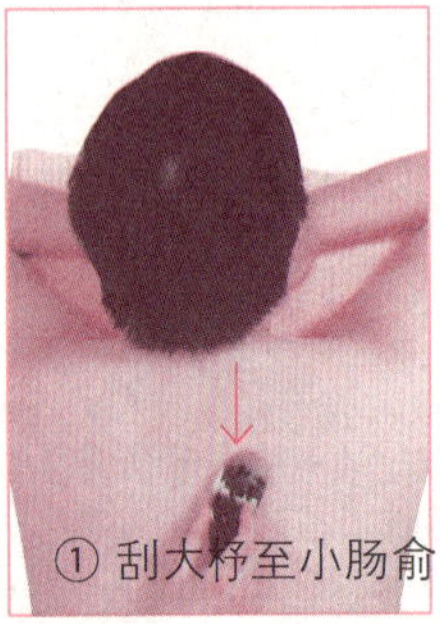
① 刮大杼至小肠俞

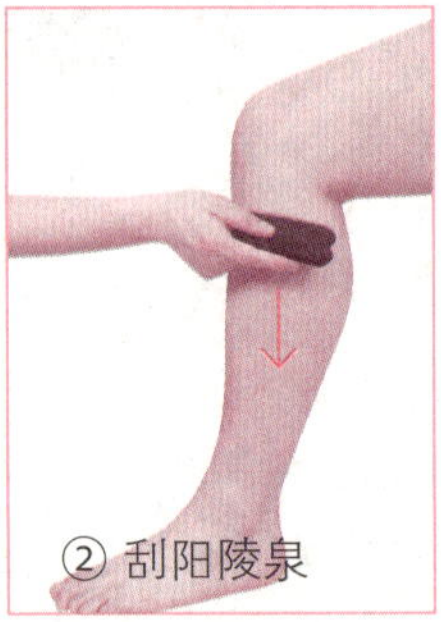
② 刮阳陵泉

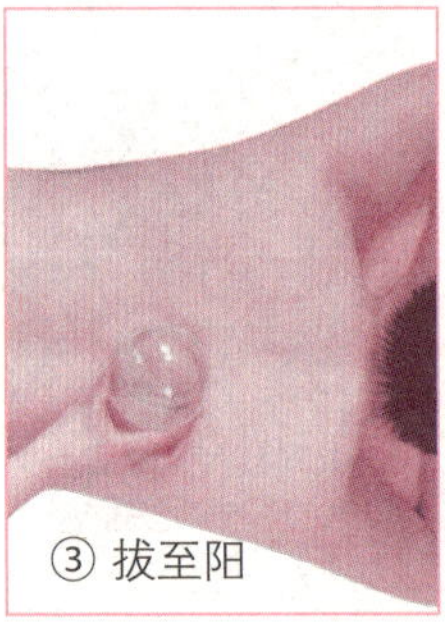
③ 拔至阳

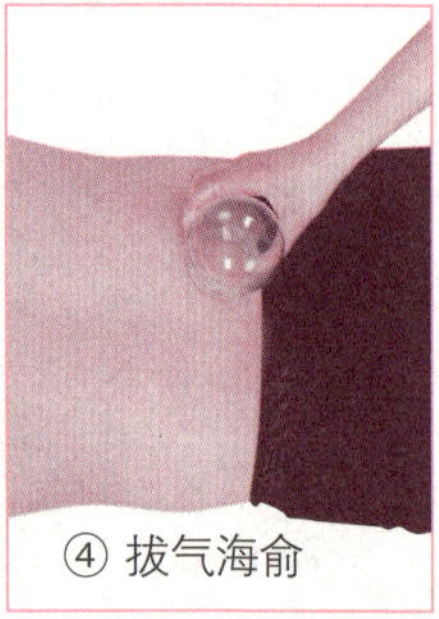
④ 拔气海俞

# 踝关节扭伤

踝关节扭伤是指在外力作用下，超过正常活动量时，踝关节突然偏向一侧活动，引起关节周围软组织的撕裂伤，重者韧带完全断裂，甚至发生关节脱位。刮痧、拔罐可以疏通局部的气血，达到缓解筋肉痉挛、减轻疼痛的效果。

## 刮痧疗法

**正确取穴**　**主穴：**阳陵泉、悬钟至丘墟、曲泉、三阴交、中封至太冲、解溪、太溪。

**配穴：**瘀血偏重者，加膈俞、血海、地机；疼痛剧烈者，加局部阿是穴。

**适宜体位**　坐位。

**选择器具**　刮痧板。

**操作方法**　首先从足少阳胆经的阳陵泉开始，沿着小腿的外侧正中，经悬钟刮至丘墟（图①）；然后从足厥阴肝经的曲泉开始，沿着小腿的内侧，经三阴交、中封等刮至太冲（图②）。对于踝关节附近的解溪、太溪，直接用刮痧板的角端点按即可。

## 拔罐疗法

**正确取穴**　**主穴：**阿是穴。

**配穴：**外踝疼痛明显者，加丘墟、悬钟；内踝疼痛明显者，加商丘、三阴交；内外疼痛者，交替2~3穴。

**适宜体位**　坐位。

**选择器具**　火罐、三棱针。

**操作方法**　先找出最痛点即阿是穴，常规消毒，用三棱针叩刺数下后放血，血由紫黑转为红色后，取1个中号罐，用闪火法吸拔在阿是穴上，10分钟后取下，将瘀血擦净。再随症配合拔丘墟、商丘等穴，操作方法同上（图③、图④）。

**名医解读**　使用血罐法可以促进瘀血的排出，恢复关节的功能。

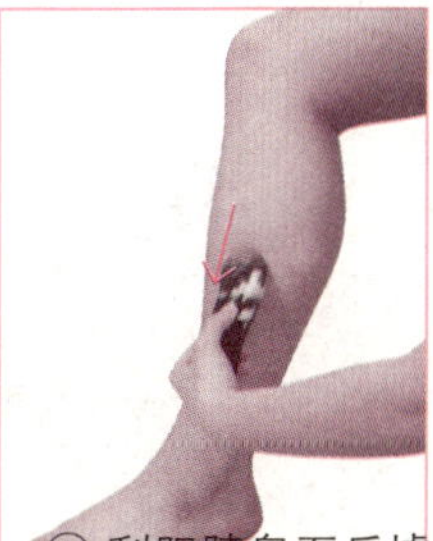
①刮阳陵泉至丘墟

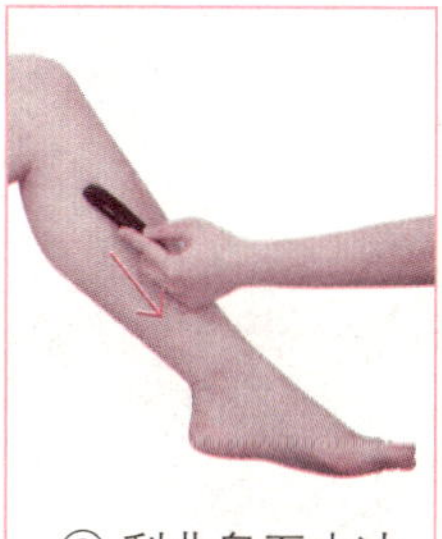
②刮曲泉至太冲

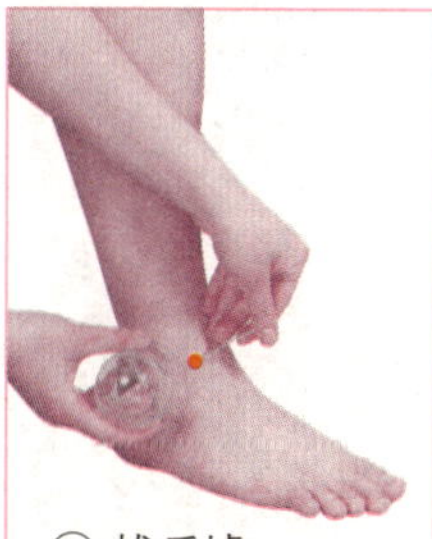
③拔丘墟

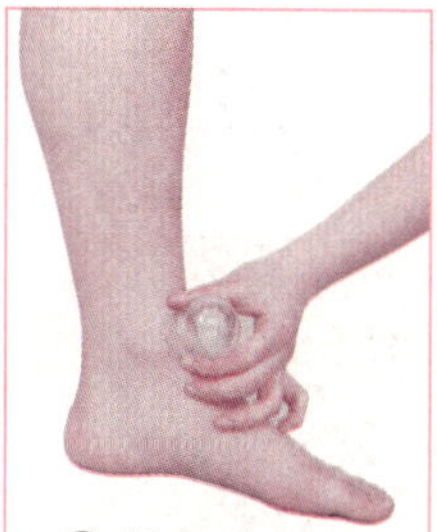
④拔商丘

# 风湿性关节炎

风湿性关节炎以关节和肌肉的游走性酸楚、疼痛为特征，属变态反应性疾病，多以急性发热及关节疼痛起病，波及心脏时则可引发心肌炎，甚至遗留心脏瓣膜的病变。刮痧、拔罐有助于疏通肢体的气血，恢复肢体的功能。

## 刮痧疗法

**正确取穴** **主穴：**背部取穴，大椎至命门；双侧取穴，大杼至肾俞、阿是穴。

**配穴：**疼痛明显、遇寒加重者，加风门、腰阳关；兼有肾虚、腰酸软无力者，加太溪。

**适宜体位** 俯卧位、坐位。

**选择器具** 刮痧板。

**操作方法** 先对背部督脉的穴位进行刮痧，从大椎刮至命门（图①），一般用刮痧板的厚缘进行操作，用力不宜过重，以皮肤发红为度；再刮足太阳膀胱经的穴位，从大杼刮至肾俞（图②），用力可稍重，沿着主穴刮拭三道，以皮肤变成紫红色或出现痧痕为度；最后刮阿是穴，力度稍重。

## 拔罐疗法

**正确取穴** **主穴：**大椎、血海、足三里。

**配穴：**腕关节、指关节病变者，加肩髎、外关；踝关节、跖趾关节病变者，加委中、承山、跗阳。

**适宜体位** 俯卧位、坐位。

**选择器具** 火罐、三棱针、梅花针。

**操作方法** 在大椎上用闪火法拔罐，起罐后，如果穴位处颜色青紫，可以加拔血海；如果穴位处颜色浅淡，可以加拔足三里。随症配合相应的穴位进行拔罐。可以用小号罐拔肩髎、外关，选用中号罐配闪火法拔承山、跗阳（图③），对于委中，则可以先用三棱针或梅花针进行扣刺，再拔罐（图④）。

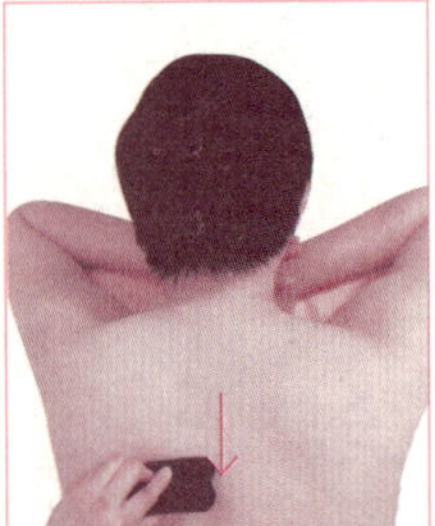
① 刮大椎至命门

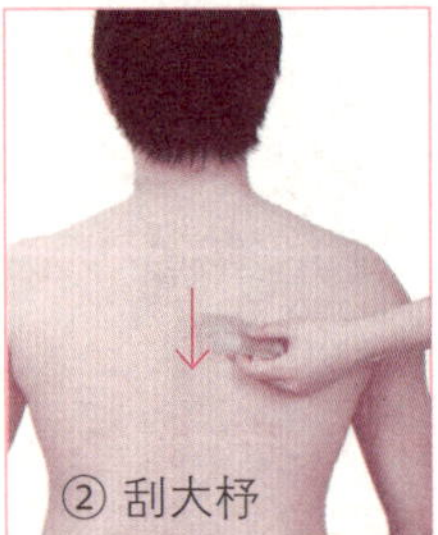
② 刮大杼至肾俞

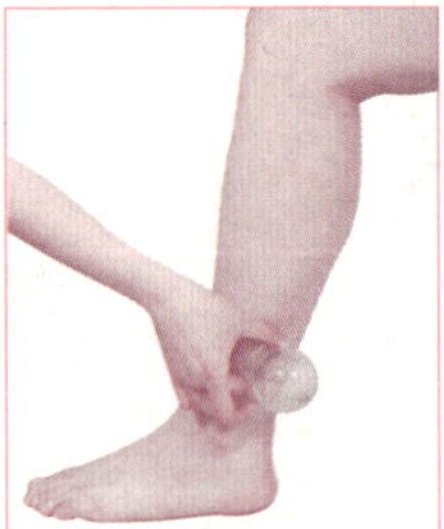
③ 拔跗阳

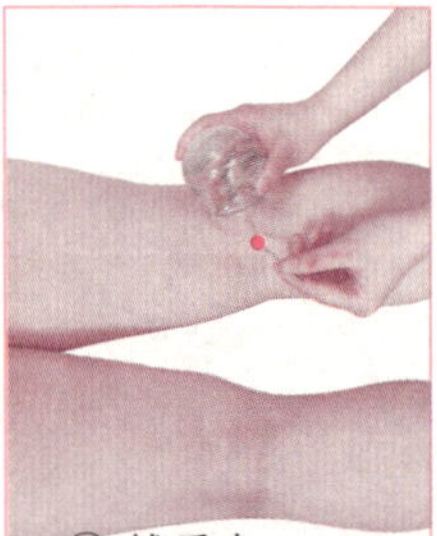
④ 拔委中

# 五官科

## 青光眼

青光眼是一种常见的眼病，初期多有病变，如眼睛的剧烈疼痛或视力的急剧下降，瞳孔散大、眼睑水肿、视野逐渐缩小等，严重时可以导致失明。刮痧、拔罐是治疗本病的常用方法，有助于清阳的上升，可濡养眼睛的脉络。

### 刮痧疗法

**正确取穴**　**主穴：**睛明、攒竹、鱼腰、阳白、丝竹空。

**配穴：**视力下降明显者，加瞳子髎、太阳、承泣、四白、翳明；兼有脾胃虚弱、正气不足者，加足三里、膈俞至肾俞。

**适宜体位**　俯卧位、坐位。

**选择器具**　刮痧板。

**操作方法**　先对主穴进行刮痧，可配合点按鱼腰（图①），以局部皮肤发红为度。刮阳白的时候，沿着从下至上的方向进行。再随症配合刮相应的穴位，比如刮膈俞至肾俞（图②），宜尽量拉长刮拭距离，以局部皮肤出现痧痕为度。

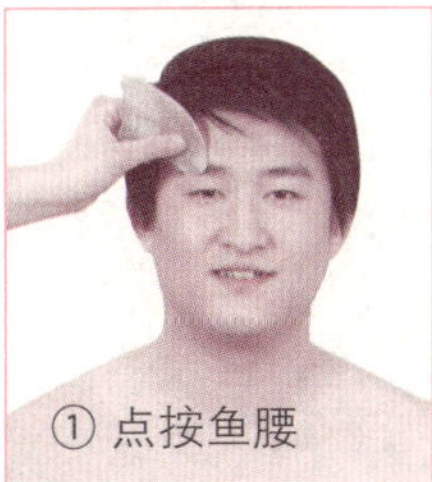
① 点按鱼腰

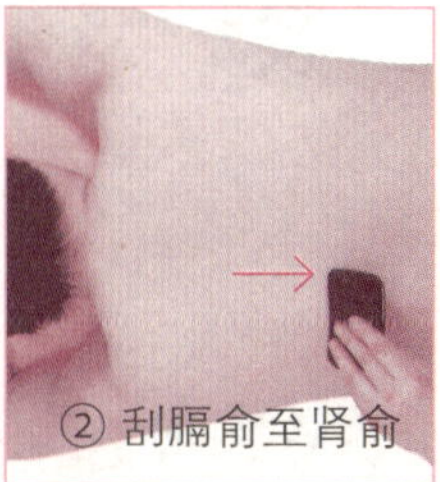
② 刮膈俞至肾俞

### 拔罐疗法

**正确取穴**　**主穴：**大椎、胆俞、心俞、太阳、丝竹空、攒竹。

**配穴：**恶心、呕吐者，加中脘、内关、足三里；头昏头痛或眼压高时，加合谷、光明、三阴交；肝火盛者，加太冲；心火盛者，加内关；肾虚者，加肾俞。

**适宜体位**　俯卧位、坐位。

**选择器具**　三棱针、火罐。

**操作方法**　用闪火法或投火法对以上穴位进行拔罐，留罐15～20分钟。太阳、大椎也可搭配三棱针放血治疗，以血色由紫暗转为鲜红为度（图③）。用小号罐拔光明即可，吸拔时间可稍长（图④）。

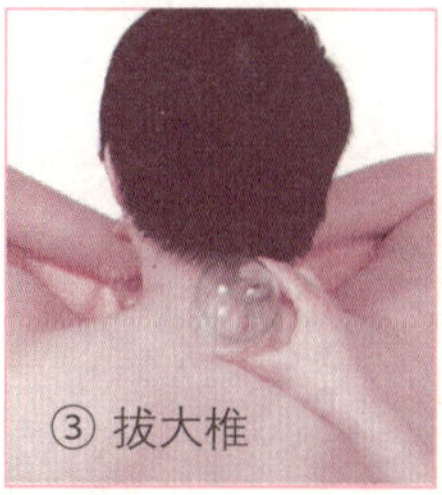
③ 拔大椎

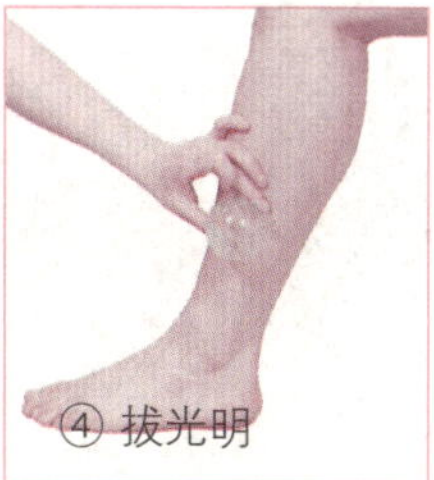
④ 拔光明

# 白内障

白内障是指各种原因导致的眼球晶状体混浊，会影响视力，分为先天性和后天性两大类。常表现为视力进行性下降，属于中医学中的圆翳内障范畴。刮痧、拔罐有助于疏通局部经脉，增强气血的濡养能力，有助于恢复视力。

## 刮痧疗法

**正确取穴** **主穴**：睛明、承泣、丝竹空、身柱、风门、肝俞、膈俞。

**配穴**：视力下降明显者，加太阳、阳明、光明；有肝经风热证者，加太冲、大椎、阳陵泉；兼脾胃虚弱者，加脾俞、胃俞、足三里；兼肝肾不足者，加太溪、肾俞。

**适宜体位** 俯卧位、坐位。

**选择器具** 刮痧板。

**操作方法** 用刮痧板的厚缘刮后背的身柱、风门、肝俞、膈俞（图①、图②），尽量延长刮拭距离，比如沿着足太阳膀胱经在背部的循行路线从风门刮至肝俞。可用刮痧板的角端点按承泣等面部穴位。

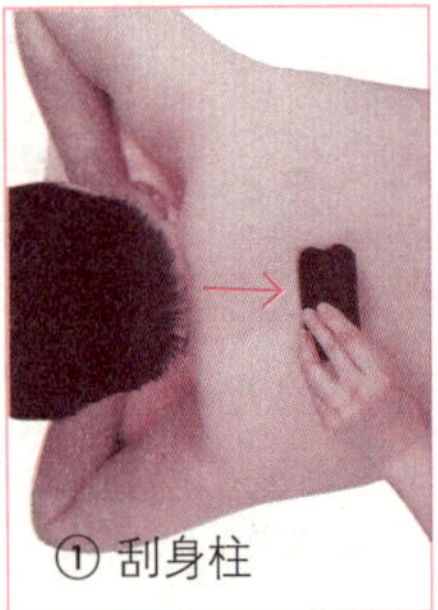
① 刮身柱

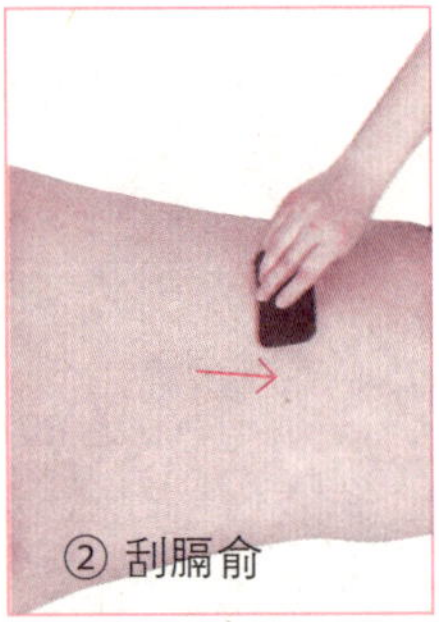
② 刮膈俞

## 拔罐疗法

**正确取穴** **主穴**：丝竹空、瞳子髎、四白、翳明、合谷。

**配穴**：肝肾亏虚者，加肝俞、肾俞、三阴交；脾胃虚弱者，加脾俞、胃俞、足三里；肝热上扰者，加风池、太溪。

**适宜体位** 坐位。

**选择器具** 火罐、三棱针。

**操作方法** 对局部皮肤消毒后，选用小号罐吸拔瞳子髎、四白等主穴（图③、图④），吸拔力度不宜太重。吸拔翳明的力度也不能太重，一般以局部有紧张感为度。可配用三棱针点刺合谷出血，一般挤出1毫升血液即可。

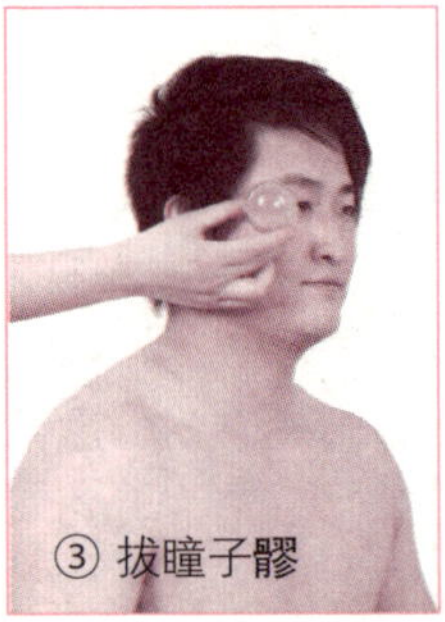
③ 拔瞳子髎

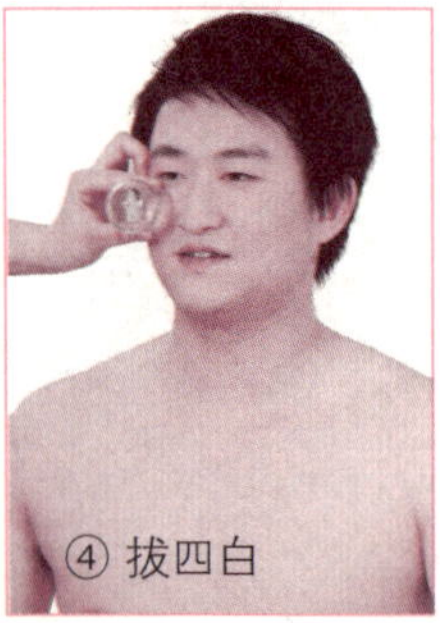
④ 拔四白

# 近视眼

近视眼是指眼球在静止状态时，来自3米以外的平行光线经眼的屈光后，焦点落在视网膜前方的疾病，多数是患者在学习和工作时用眼不当所致。刮痧、拔罐可以疏通眼部的经脉，对视力的恢复有较好的辅助作用。

## 刮痧疗法

**正确取穴**　**主穴：**合谷、攒竹、睛明、瞳子髎、承泣、风池、光明。

**配穴：**兼肝肾不足者，加肝俞、肾俞；兼眼睛酸涩、易流泪者，加太冲、肝俞。

**适宜体位**　坐位、俯卧位。

**选择器具**　刮痧板。

**操作方法**　首先对主穴进行刮痧，如用刮痧板刮瞳子髎和承泣，瞳子髎需要沿着由前向后的方向刮（图①），承泣需要沿着由上至下的方向刮（图②），都是顺着经脉的循行路线进行的，用力宜轻。然后用刮痧板的角端点按面部的攒竹、睛明，再刮头后部的风池，最后刮下肢外侧的光明。

## 拔罐疗法

**正确取穴**　**主穴：**夹脊、攒竹、太阳、瞳子髎、鱼腰、承泣。

**配穴：**兼脾胃虚弱者，加脾俞、胃俞、足三里；兼眼花、眩晕者，加太冲、太溪。

**适宜体位**　俯卧位、坐位。

**选择器具**　火罐、抽气罐、刮痧板。

**操作方法**　首先使用走罐法对夹脊进行拔罐（图③），并对颈侧软组织进行推拿按摩。然后对太阳、瞳子髎、攒竹、承泣进行拔罐，宜使用小号的抽气罐进行（图④），注意吸拔力度不能太大。可用刮痧板的角端点按鱼腰，也可徒手按摩或点按鱼腰，每次3分钟左右。

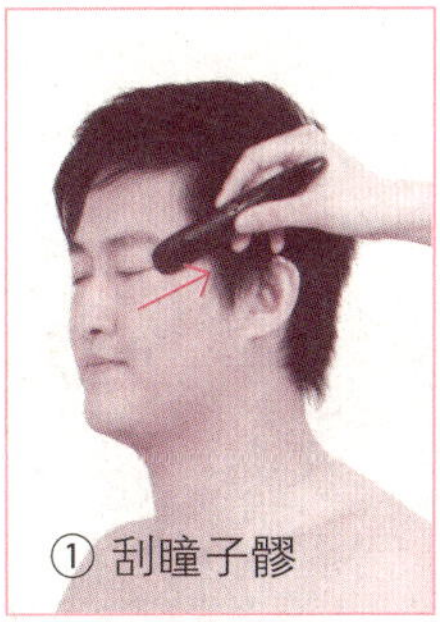
① 刮瞳子髎

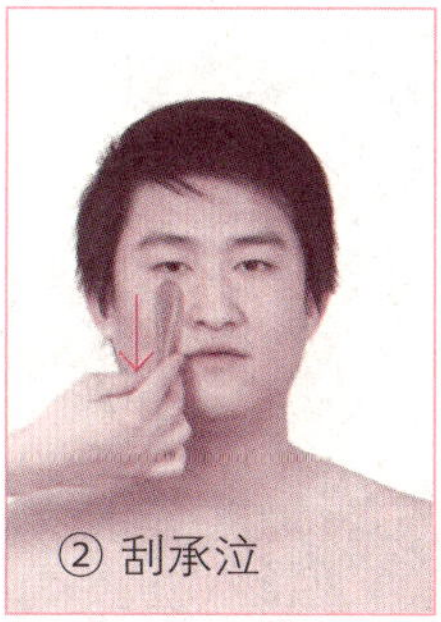
② 刮承泣

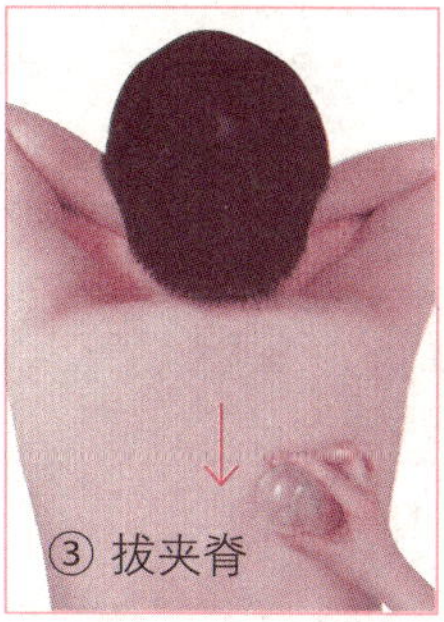
③ 拔夹脊

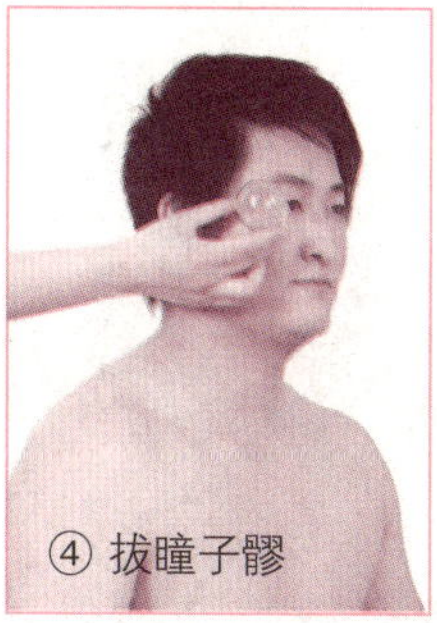
④ 拔瞳子髎

# 耳鸣耳聋

耳鸣耳聋的致病原理有暴怒、突然的惊恐、肝胆风火上炎等，导致少阳经气闭阻，或外感风寒、壅遏清窍，或肾虚气弱、精气不能上达于耳。刮痧、拔罐有助于疏调局部的耳络，从而起到减轻耳鸣耳聋的症状、恢复耳功能的作用。

## 刮痧疗法

**正确取穴** **主穴：**翳风、风池、听会、听宫、耳门、外关、中渚、太溪。

**配穴：**肝胆火盛者，加太冲、丘墟；外感风邪者，加合谷；肾虚者，加肾俞、关元；兼痰浊壅盛者，加丰隆、足三里。

**适宜体位** 俯卧位、坐位。

**选择器具** 刮痧板。

**操作方法** 首先刮主穴，每个穴位刮3分钟；然后随症配合刮相应的穴位，如太冲、丘墟、外关、合谷，力度可以重一些，并且可以配合点按的手法。刮听宫、足三里时用力宜轻，以局部皮肤变红为宜（图①、图②）。

## 拔罐疗法

**正确取穴** **主穴：**听宫、耳门、外关。

**配穴：**肝胆火盛者，加行间、太冲、足临泣；外感风热者，加大椎、合谷；肾虚者，加肾俞、命门、太溪。

**适宜体位** 坐位。

**选择器具** 三棱针、火罐。

**操作方法** 使用三棱针点刺主穴2~3下，立即用闪火法将玻璃罐吸拔于点刺的穴位上，留罐10~15分钟，直至皮肤出现红色瘀血或出血1~2毫升，起罐后擦净血迹。也可以用三棱针对听宫和耳门附近暴涨的血络进行点刺出血，隔日1次。使用刺络拔罐法拔足临泣（图③），使用闪火法拔太溪（图④）。

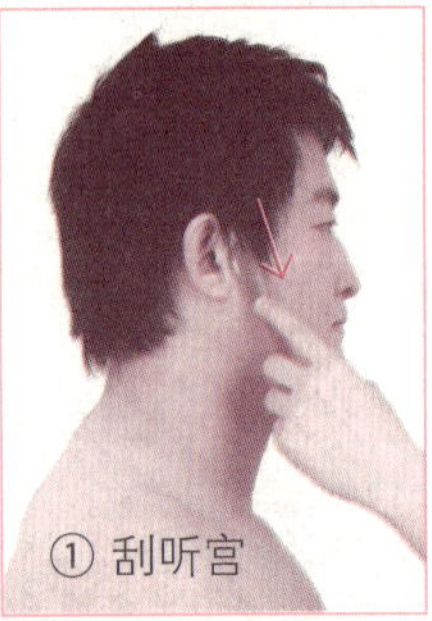
① 刮听宫

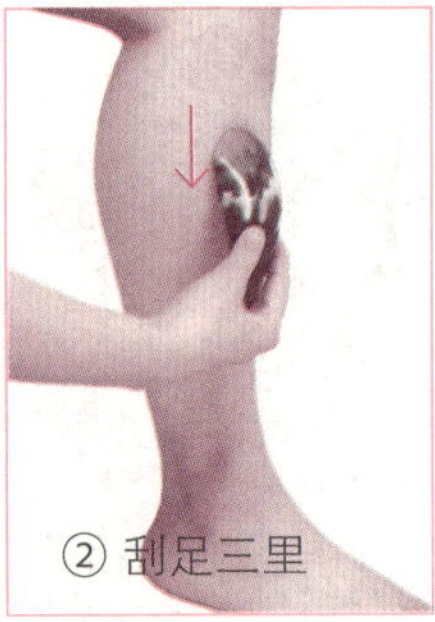
② 刮足三里

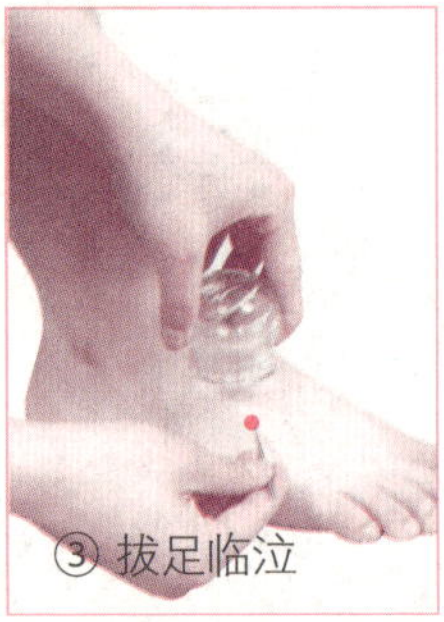
③ 拔足临泣

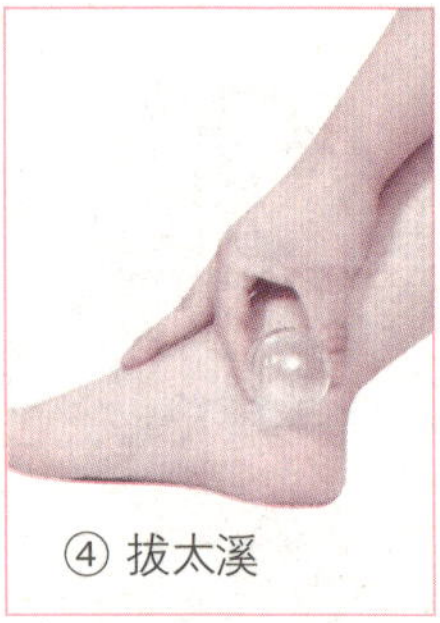
④ 拔太溪

# 慢性鼻炎

慢性鼻炎是指鼻腔黏膜及其黏膜下层的慢性炎症，临床表现为常年的鼻塞、流涕，并伴有头痛、头昏、失眠、精神不振等。刮痧、拔罐可以通过对相关穴位的良性刺激起到疏通鼻络、治疗此病的作用。

## 刮痧疗法

**正确取穴**　**主穴：**迎香、印堂、上星、肺俞至脾俞、尺泽、合谷。

**配穴：**鼻流清涕者，加风门、大椎、地仓、脾俞、丰隆；鼻流浊涕者，加大椎、曲池。

**适宜体位**　坐位、俯卧位。

**选择器具**　刮痧板、三棱针。

**操作方法**　首先对主穴进行定位，用刮痧板的角端点按印堂、迎香（图①），以局部皮肤有酸胀感为度；然后顺着足太阳膀胱经的经脉刮上星、肺俞至脾俞（图②），用力宜轻，属补法。对于尺泽、合谷，可以在刮后用三棱针点刺放血，以血色转红为度。

## 拔罐疗法

**正确取穴**　**主穴：**肺俞至气海俞、迎香、合谷、足三里、中府、华盖、风池。

**配穴：**风寒化热型，加大椎、曲池、风池；肝胆火旺型，加太冲；肺虚邪滞者，加风门、身柱；邪留久滞者，加大椎、太阳。

**适宜体位**　坐位、俯卧位。

**选择器具**　火罐、抽气罐。

**操作方法**　肺俞至气海俞采用走罐法拔罐（图③），反复3～5次，至皮肤充血潮红，每日1次。迎香、合谷、足三里、中府、华盖、风池用闪火法拔罐，留罐15~20分钟，以局部充血为度。可以用抽气罐吸拔大椎（图④）。

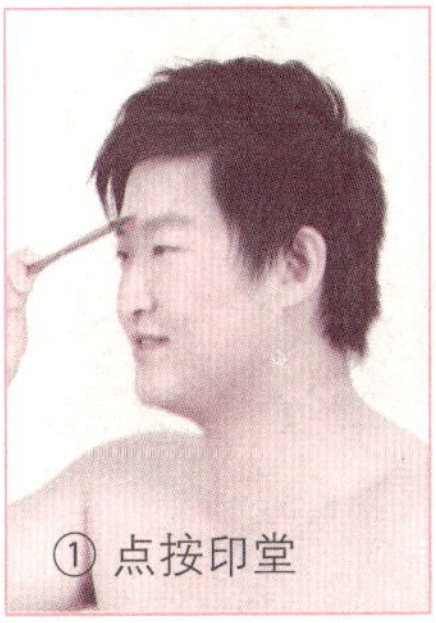
① 点按印堂

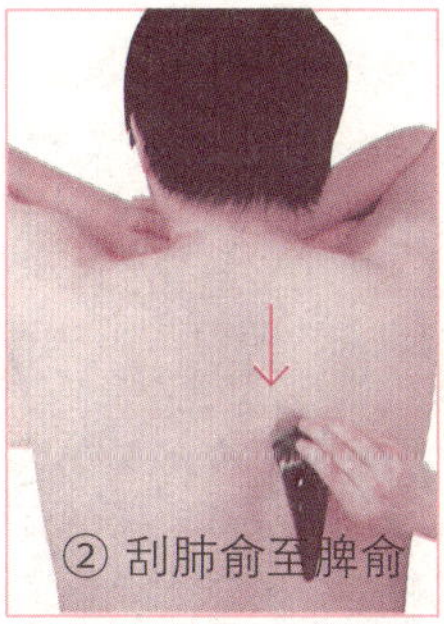
② 刮肺俞至脾俞

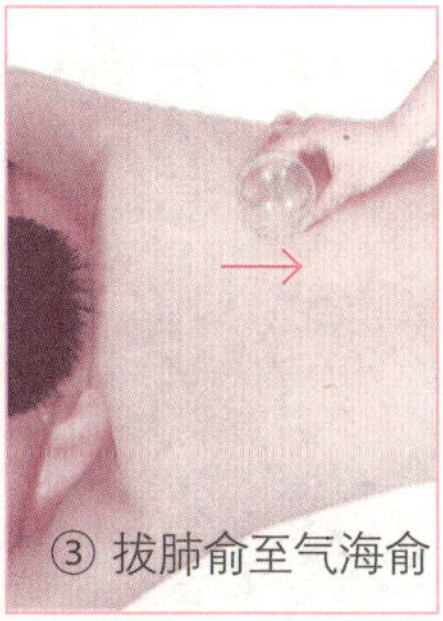
③ 拔肺俞至气海俞

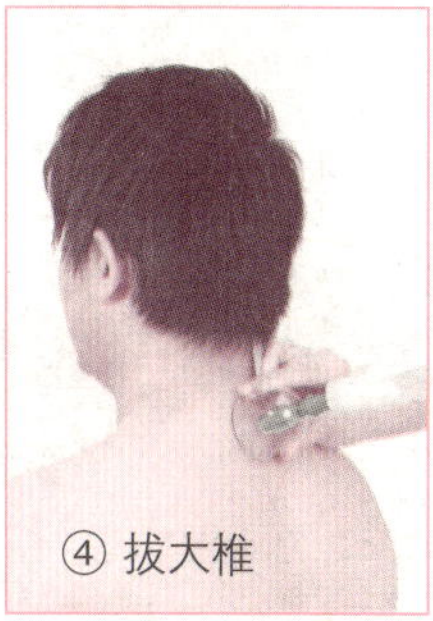
④ 拔大椎

# 皮肤科

## 带状疱疹

带状疱疹是由水痘带状疱疹病毒引起的急性炎症性皮肤病，其主要特点为簇集型水疱，沿一侧周围神经呈群集带状分布，并伴有明显的神经痛。刮痧、拔罐一方面可以增强人体的抵抗力，另一方面可以祛除病邪，有效地促进身体康复。

### 刮痧疗法

**正确取穴** **主穴：**外关、曲泉、太冲、侠溪、血海、胆俞。

**配穴：**兼脾经湿热者，加阴陵泉、三阴交、内庭；兼瘀血阻络者，加阿是穴、曲池、合谷、支沟。

**适宜体位** 坐位。

**选择器具** 刮痧板。

**操作方法** 用常规方法刮主穴，如从近端向远端刮曲泉至太冲（图①）。可根据病情选配阿是穴进行刮拭（图②）。

**名医解读** 局部刮痧可以使毒邪外泄，祛瘀止痛。刮外关能疏利少阳经气，泻表之火毒。足厥阴肝经的原穴太冲配合足少阳胆经的侠溪施术，能清泻肝胆的郁火。

### 拔罐疗法

**正确取穴** 曲池、合谷、支沟、阳陵泉、血海、三阴交、太冲。

**适宜体位** 坐位、俯卧位。

**选择器具** 火罐、火针。

**操作方法** 根据疱疹簇面积的大小，选用适当的火罐与火针，点刺后在受针部位吸拔，以火罐能罩住疱疹簇，且针刺点能被纳入罐内为度（图③）。如果疱疹簇面积过大，可并用多个火罐。可以配合上述穴位如曲池共同拔罐（图④）。

**名医解读** 施术曲池、合谷，能祛风清热、通络止痛；支沟配合阳陵泉施术，可行气散瘀。

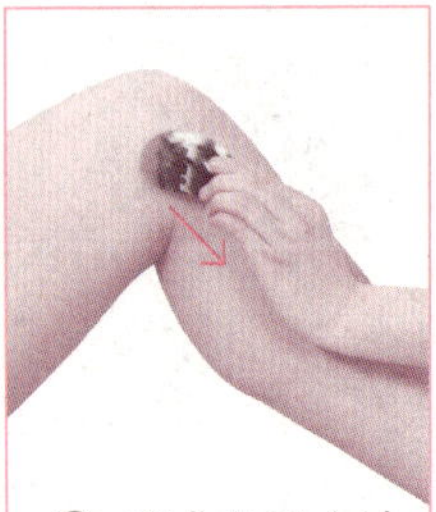
① 刮曲泉至太冲

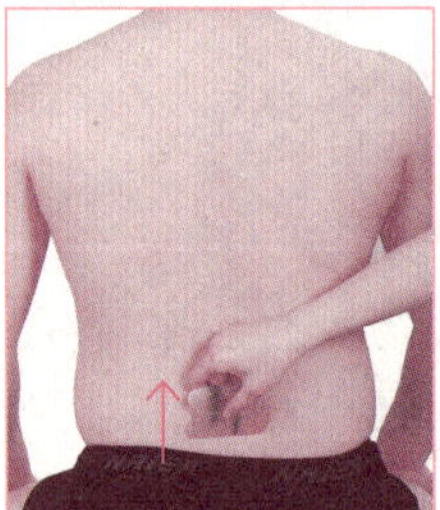
② 刮阿是穴

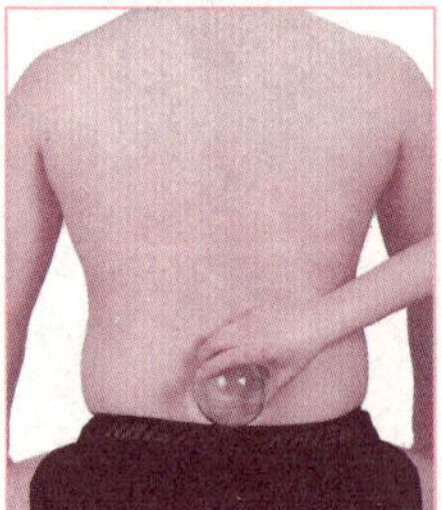
③ 拔病变部位

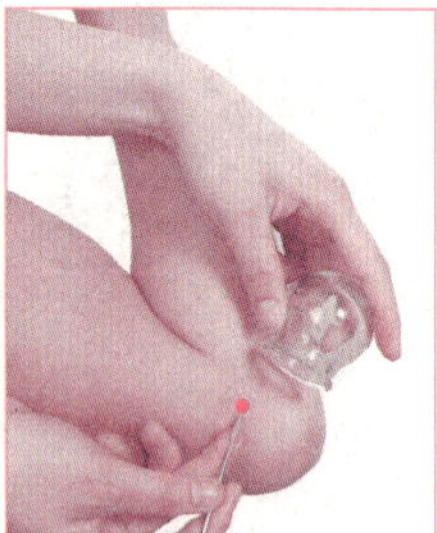
④ 拔曲池

# 湿疹

湿疹是一种过敏性炎症性皮肤病，以皮疹多样，对称分布、剧烈瘙痒且反复发作、易演变成慢性皮肤病为特征，可发生于任何年龄、任何部位，常在冬季复发或加剧。刮痧、拔罐是治疗湿疹的常用方法，有特效。

## 刮痧疗法

**正确取穴**　**主穴**：阴包、阴廉、太冲、足五里。

**配穴**：脾胃虚弱者，加脾俞、胃俞、足三里；有渗液者，加阴陵泉、足三里。

**适宜体位**　坐位。

**选择器具**　刮痧板、三棱针。

**操作方法**　先用刮痧板自下而上轻刮阴包20次（图①）。阴廉、足五里在刮痧后也可以进行针刺（图②），再随症配合施术配穴。

**名医解读**　皮肤病与手太阴肺经有关，手太阴肺经又与手阳明大肠经相表里。在肺功能减弱时，肺部的毒素就要从大肠排泄，如果手阳明大肠经不通，毒素就会在皮肤、毛发上表现出来，所以应该刮手阳明大肠经。

## 拔罐疗法

**正确取穴**　**主穴**：湿疹点。

**配穴**：阴囊湿疹者，加箕门、血海、曲泉、蠡沟；肛门湿疹者，加大椎、曲池、三阴交、神门。

**适宜体位**　坐位。

**选择器具**　火罐。

**操作方法**　先定位湿疹点，让患者背向光亮处，再仔细寻找皮肤凹陷，灰色、发亮、针头大小的小点即湿疹点。定位后用火罐进行拔罐，一般采用闪罐法，重复吸拔3～5次，以皮肤变红为度，不留罐。随后根据病症选择配穴，比如使用闪火法吸拔蠡沟和箕门（图③、图④），一般留罐10～15分钟。

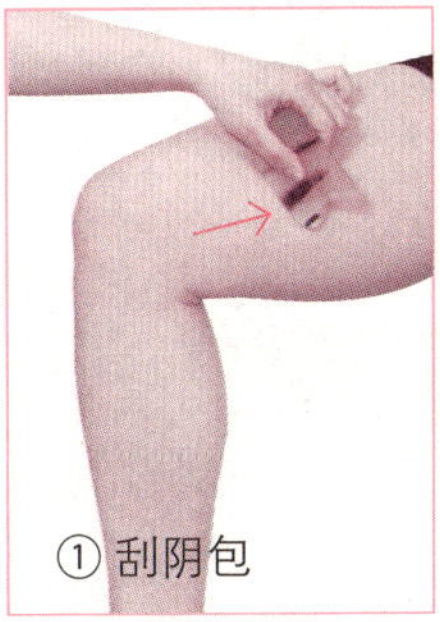

①刮阴包

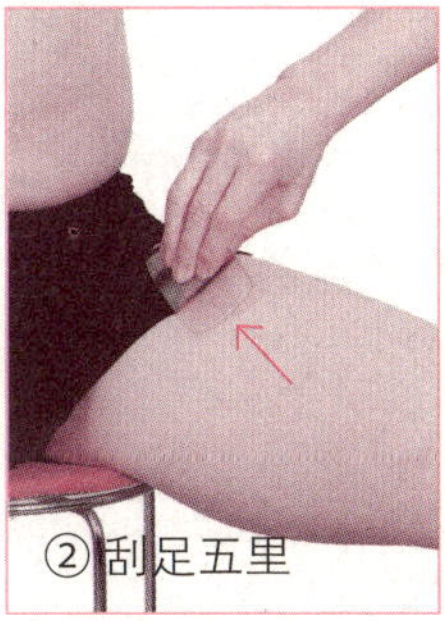

②刮足五里

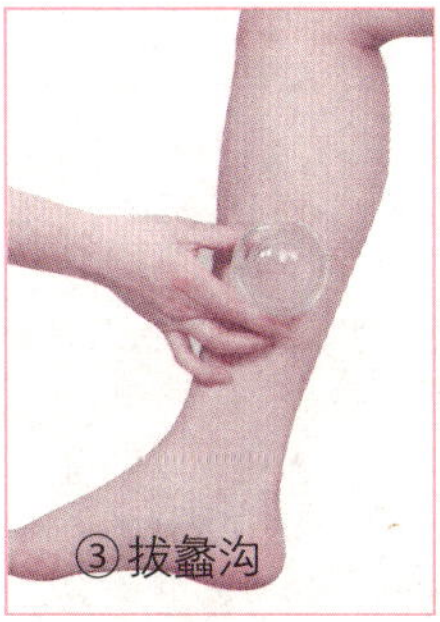

③拔蠡沟

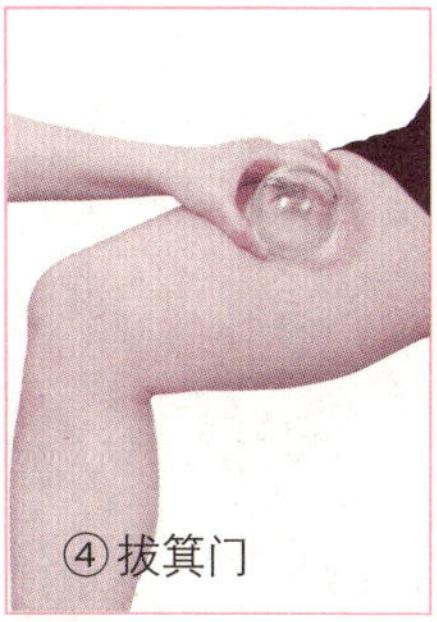

④拔箕门

# 荨麻疹

荨麻疹俗称风团、风疹团，是由各种因素导致的皮肤黏膜血管炎性充血，会有大量液体渗出，出现局部水肿性的损害，其发生与消退迅速，且伴有剧痒。刮痧、拔罐可以增强人体的抗病邪能力，促进荨麻疹的消退。

## 刮痧疗法

**正确取穴** 风市、阳陵泉、血海、外关、内关、背部的督脉、肝俞、脾俞、肺俞、阿是穴、臂臑。

**适宜体位** 仰卧位、坐位。

**选择器具** 刮痧板。

**操作方法** 刮以上穴位时可出现紫黑色痧点，尤其以风市、阳陵泉出痧最多。如果手、腰、背部痒并伴有红肿，那么刮臂臑、内关、背部的督脉及阿是穴共3分钟（图①、图②）。足太阳膀胱经和大腿内侧的皮肤层都较厚，刮时需用力。

**名医解读** 阳陵泉与外关属少阳经，为气机枢纽，也为病邪的出路。三阴交和血海是治疗荨麻疹的经验穴。

## 拔罐疗法

**正确取穴** **主穴：**神阙、大椎、风池、风门、曲池、血海、背脊两侧足太阳膀胱经循行部位。

**配穴：**风团局部水肿者，加阴陵泉、三阴交。

**适宜体位** 仰卧位、俯卧位。

**选择器具** 火罐、艾条。

**操作方法** 对以上穴位进行拔罐，如在神阙上使用单纯罐法，将火罐吸拔在穴位上（图③），留罐5～10分钟，连续3次。体质虚寒，或遇冷易发者，可于每次拔罐前用艾条温灸神阙10～15分钟。对于背部穴位，可用排罐法吸拔足太阳膀胱经（图④），至皮肤起丹痧为止。

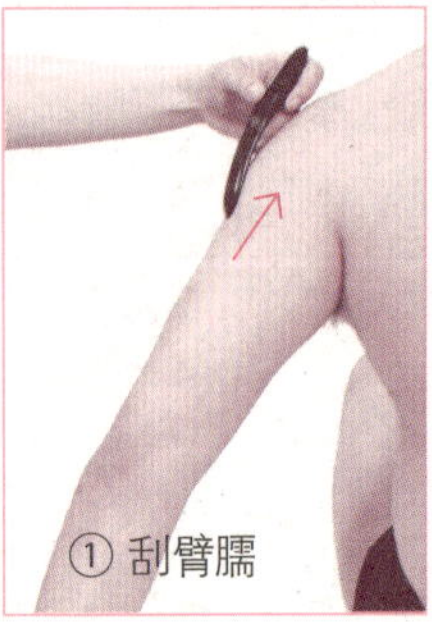
① 刮臂臑

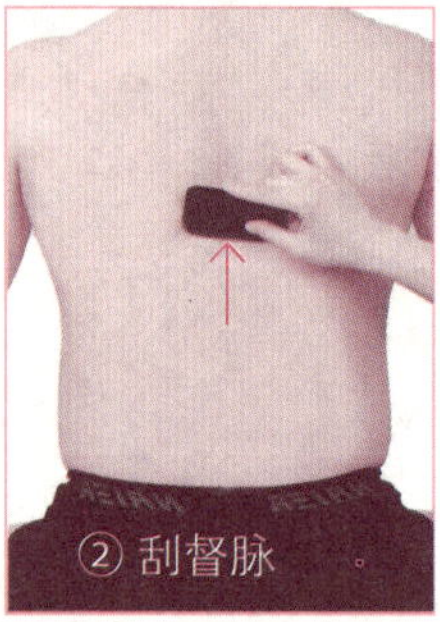
② 刮督脉

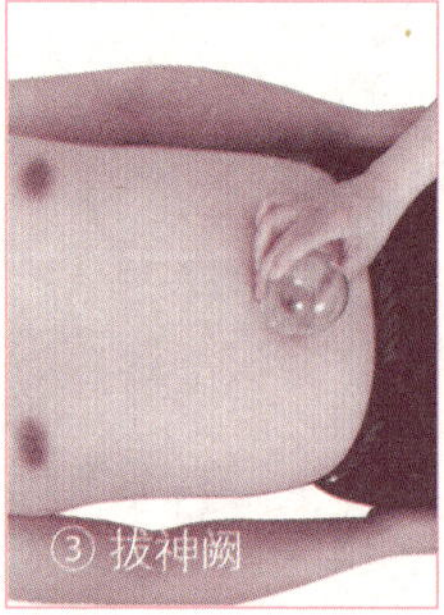
③ 拔神阙

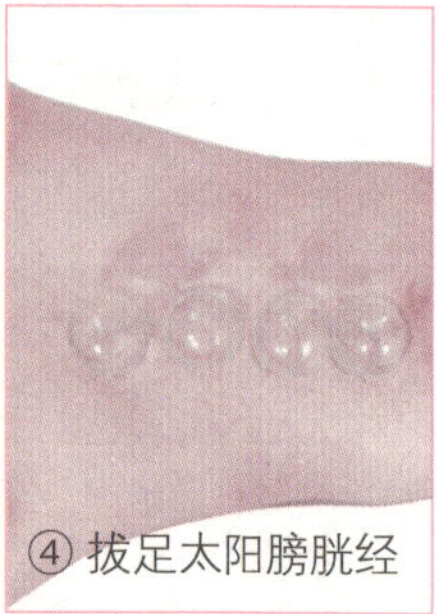
④ 拔足太阳膀胱经

# 银屑病

银屑病是一种十分常见的慢性皮肤病，其特征是出现大小不等的丘疹、红斑，表面覆盖有银白色鳞屑，边界清楚，好发于头皮、四肢及背部，男性多于女性。刮痧、拔罐能调和营卫，有助于治疗银屑病。

## 刮痧疗法

**正确取穴**　**主穴：**风池至肩井、大椎、大杼、膏肓、神堂。

**配穴：**兼发热者，加曲池、曲泽、委中；气血凝滞者，加血海、风门、大椎、膈俞、太冲。

**适宜体位**　俯卧位、坐位。

**选择器具**　刮痧板。

**操作方法**　重刮以上各穴3～5分钟，尤其应该重刮风池至肩井、大杼至神堂等部位（图①、图②）。

**名医解读**　施术曲池能提升阳气，配合施术血海、膈俞，可养血活血，使气血更充足旺盛，从而消除体内风邪。重刮委中和曲池，能促进血液循环，驱散体内风邪，清除热气和湿气。

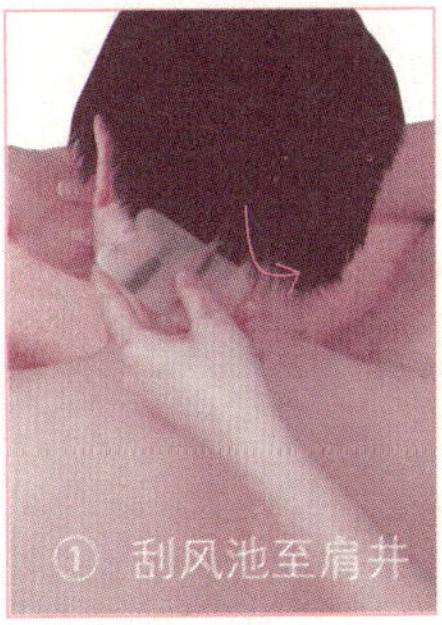
① 刮风池至肩井

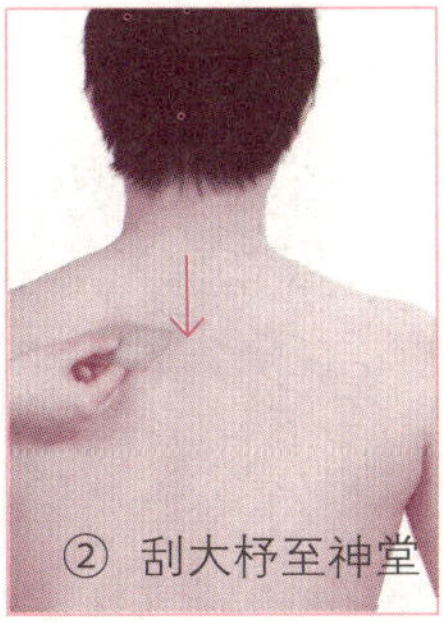
② 刮大杼至神堂

## 拔罐疗法

**正确取穴**　**主穴：**大椎、风门、肝俞、膈俞、血海、足三里。

**配穴：**兼有气血不足或年长者，加脾俞、胃俞、关元；瘙痒明显者，加风池、大杼、肺俞。

**适宜体位**　俯卧位、坐位。

**选择器具**　火罐、三棱针、抽气罐。

**操作方法**　取大椎、风门、肝俞、膈俞、血海等主穴，先用三棱针叩刺，再拔罐（图③、图④），留罐15～20分钟，出血约0.5毫升。

**名医解读**　拔大椎、风门有祛风散邪的作用，配合施术膈俞、血海能调和气血。拔足三里可以补益脾胃，能扶助人体的正气。

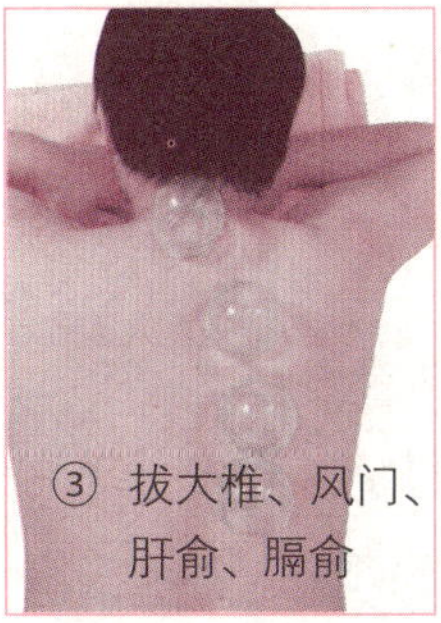
③ 拔大椎、风门、肝俞、膈俞

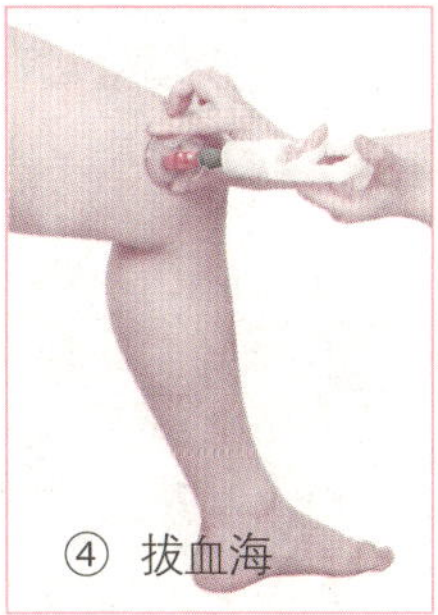
④ 拔血海

# 皮肤瘙痒症

皮肤瘙痒症是指无原发性皮损，以瘙痒为主要症状的皮肤病，是一种皮肤神经官能症的疾患。皮肤瘙痒症属于中医“痒风”的范畴。刮痧、拔罐既能祛风散邪，又能疏通经脉、调和气血，可以拔除导致皮肤瘙痒症的病邪。

## 刮痧疗法

**正确取穴**　**主穴：**大椎至身柱、百会、双侧曲池至手三里、治痒穴、漏谷至商丘。

**配穴：**兼有气血凝滞者，加膈俞、三阴交、血海、脾俞。

**适宜体位**　坐位。

**选择器具**　刮痧板。

**操作方法**　对以上穴位进行刮痧，比如用刮痧板的薄缘刮双侧曲池至手三里、治痒穴（图①、图②），以皮肤变成紫红色或出现痧痕为度。

**名医解读**　皮肤瘙痒多由血虚生风导致。刮膈俞可以补血养血，刮三阴交可以滋补肝肾、健脾生血，这两个穴是本方的主穴。

## 拔罐疗法

**正确取穴**　**主穴：**大椎、肺俞、脾俞。

**配穴：**体质虚弱者，加关元、足三里。

**适宜体位**　俯卧位、仰卧位。

**选择器具**　梅花针、火罐。

**操作方法**　先用梅花针以中度刺激手法从颈部叩打至骶区，再重叩大椎、肺俞、脾俞等穴，使其局部微出血；再用大小适度的火罐以闪火法在出血部位拔罐（图③），留罐10～15分钟。隔日1次，连续3次为1个疗程。也可以随症配穴，比如对足三里进行拔罐（图④）。

**名医解读**　梅花针重叩大椎、肺俞、脾俞、胃俞等穴，可调理经脉和气血，配合拔罐更能疏风凉血而止痒。

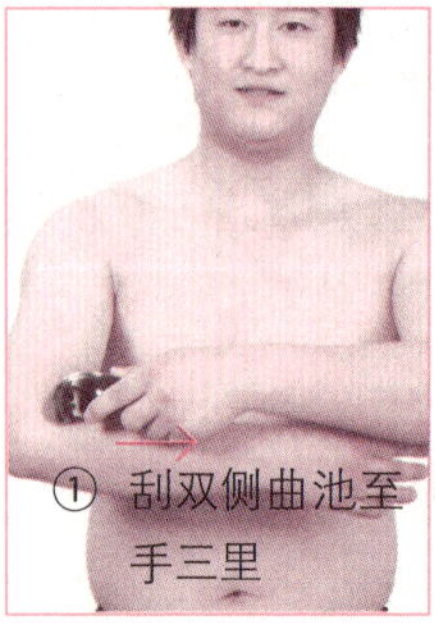
① 刮双侧曲池至手三里

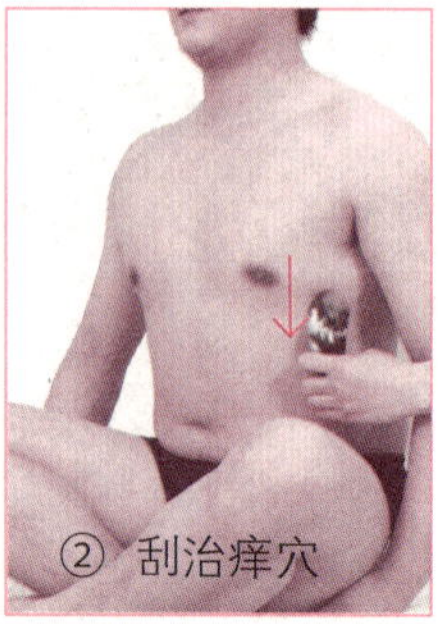
② 刮治痒穴

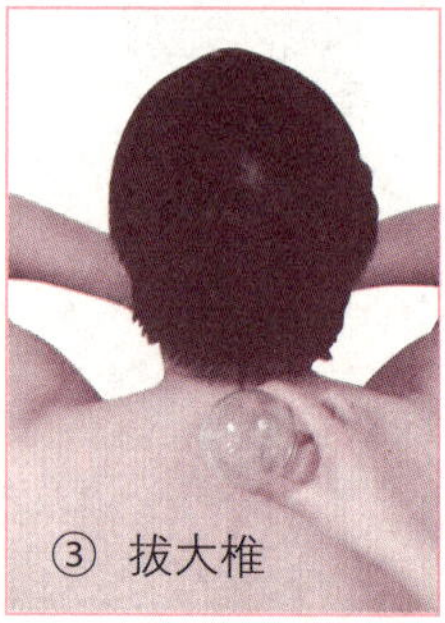
③ 拔大椎

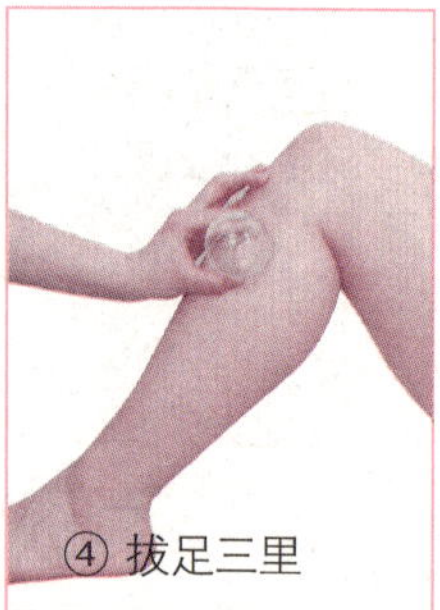
④ 拔足三里

# 男科

## 阳痿

阳痿是指阴茎不能勃起或勃起不坚，或虽然勃起但不能持久的病症。引起阳痿的原因有很多，多与精神与心理因素有关，如夫妻间感情冷漠、生活压力过大、情绪紧张等。刮痧、拔罐可通过持久而温和的刺激调整相关脏腑的功能。

### 刮痧疗法

**正确取穴**　**主穴：**心俞至肾俞、关元、三阴交。

**配穴：**精神紧张者，加太冲、期门；兼肾阳不足、腰膝酸软者，加腰阳关、命门。

**适宜体位**　仰卧位、坐位。

**选择器具**　刮痧板、艾条。

**操作方法**　用常规方法刮心俞至肾俞、关元、三阴交（图①、图②），直至皮肤发红。也可以配合艾条温灸关元，平时也可以经常按摩三阴交。

**名医解读**　刮肾俞、关元可以温补肾精，刮心俞、肝俞能调理情志，配合三阴交施术能补益肝、脾、肾三脏，可以较好地改善阳痿症状。

### 拔罐疗法

**正确取穴**　**主穴：**中极、神阙、肾俞、命门、腰阳关、心俞、脾俞。

**配穴：**失眠、神志不安者，加神门、通里；腰膝酸软者，加阴陵泉、腰眼。

**适宜体位**　仰卧位、坐位。

**选择器具**　火罐、艾条。

**操作方法**　拔神阙和中极时使用排罐法，使用中号罐。拔神阙时可使用艾条温灸。拔命门、腰阳关、肾俞等主穴时要选用大号的玻璃罐，使用闪火法或投火法，留罐10～15分钟（图③、图④）。

**名医解读**　拔中极、神阙、腰阳关、命门、肾俞属于前后配穴，有助于增强肾精的功能，达到治病的目的。

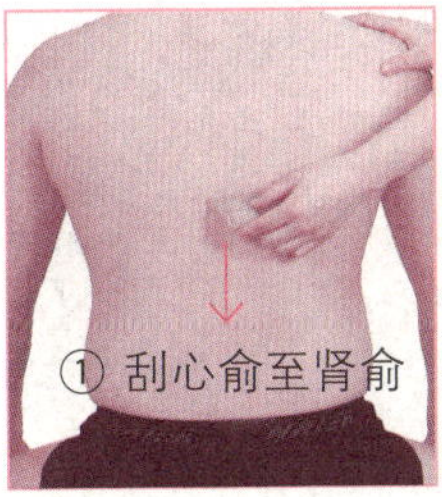
① 刮心俞至肾俞

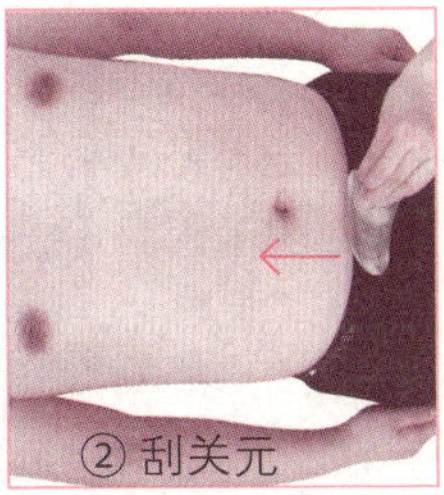
② 刮关元

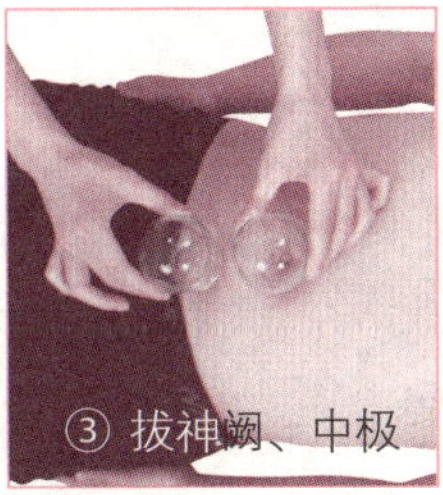
③ 拔神阙、中极

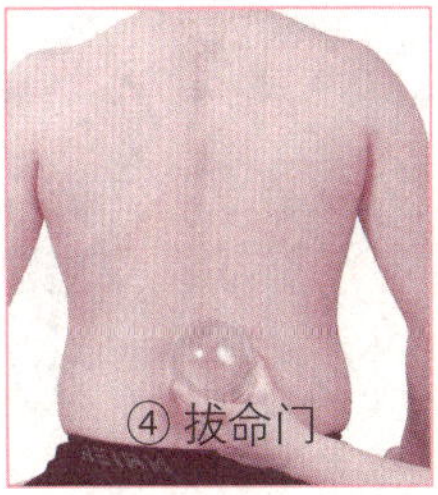
④ 拔命门

# 遗精

遗精可分为生理性遗精与病理性遗精。有梦而遗者称为梦遗，无梦而遗，甚至清醒时精液自行滑出者称为滑精。遗精多由肾虚、精关不固、心肾不交、湿热下注导致。刮痧、拔罐可以通过对经脉的刺激调理脏腑，对治疗遗精非常有益。

## 刮痧疗法

**正确取穴**　**主穴：**肾俞、关元、内关、神门、三阴交。

**配穴：**心肾不交者，加心俞、太溪；脾气不摄者，加脾俞、足三里。

**适宜体位**　仰卧位、坐位。

**选择器具**　刮痧板。

**操作方法**　对关元、神门等主穴进行刮痧（图①、图②），直到皮肤发红为止，并可根据相应的不适症状对相应的配穴进行刮痧。

**名医解读**　遗精常与心肾不交有关，因此刮心俞、神门、肾俞能交通心肾，增强人对肾精的约束能力，改善遗精。

## 拔罐疗法

**正确取穴**　**主穴：**肾俞、关元、大赫、内关、神门、足三里、三阴交、太溪、中极、气海。

**配穴：**因湿热下注导致口苦黄腻者，加阳陵泉、曲池。

**适宜体位**　仰卧位、俯卧位。

**选择器具**　火罐、三棱针。

**操作方法**　先对肾俞、大赫等主穴进行消毒，用三棱针对各穴位进行点刺，放血1～2毫升，再用闪火法拔罐（图③、图④），留罐10～15分钟，每日1～2次，以皮肤出现紫红色瘀血为度。也可用三棱针点刺曲池，放血1～2毫升即可。

**名医解读**　气海、关元、中极是足太阳膀胱经的募穴，肾与膀胱相表里，对这些穴位进行拔罐可有效治疗遗精。

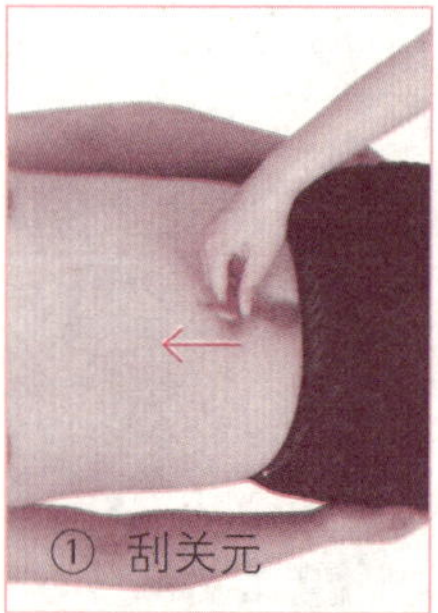
① 刮关元

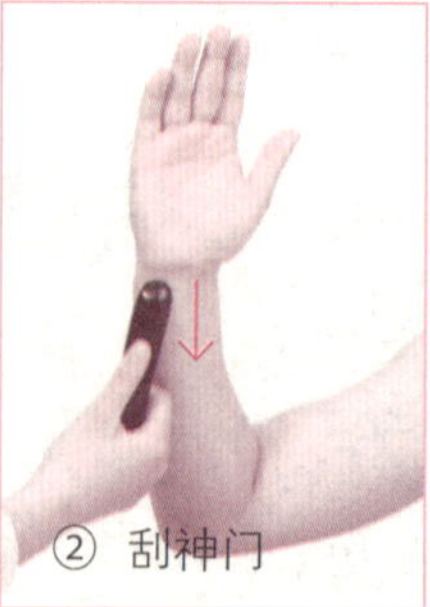
② 刮神门

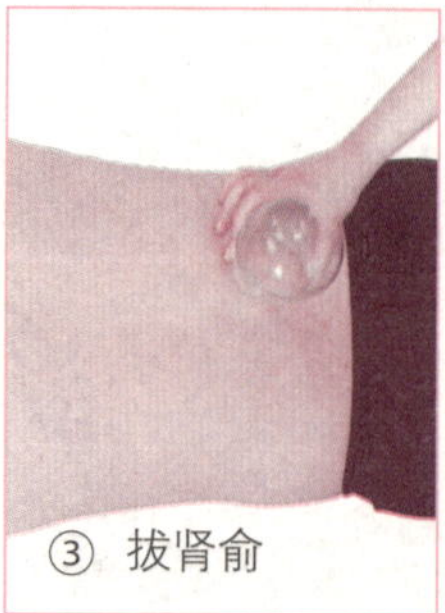
③ 拔肾俞

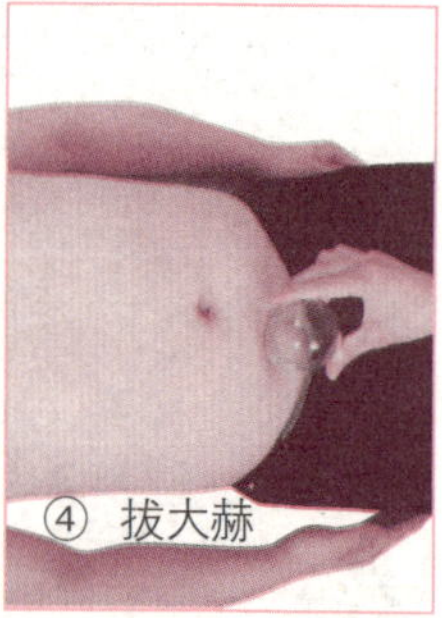
④ 拔大赫

# 早泄

早泄是指性交时间低于2分钟，即不足2分钟便发生射精，不能完成正常性生活的一种男性性功能障碍。刮痧、拔罐的作用持续而且缓和，又无副作用，是治疗早泄的常用方法。

## 刮痧疗法

**正确取穴**　**主穴：**内关、膻中、太溪、太冲、关元、三阴交。

**配穴：**伴失眠健忘者，兼按揉头部百会、四神聪，或刮背部心俞至胆俞。

**适宜体位**　仰卧位、坐位。

**选择器具**　刮痧板。

**操作方法**　先刮胸腹部的膻中（图①）、关元，再刮前臂的内关，然后刮下肢内侧的三阴交，最后从太溪刮至太冲。刮心俞至胆俞时则顺着足太阳膀胱经的循行路线由上至下进行（图②）。

**名医解读**　刺激内关和膻中，可调理气的运行；刺激关元，可补充和增强肾功能，从而控制和保持精液；刺激太溪、三阴交，可滋补肾阳，为身体补充精华、巩固根基。

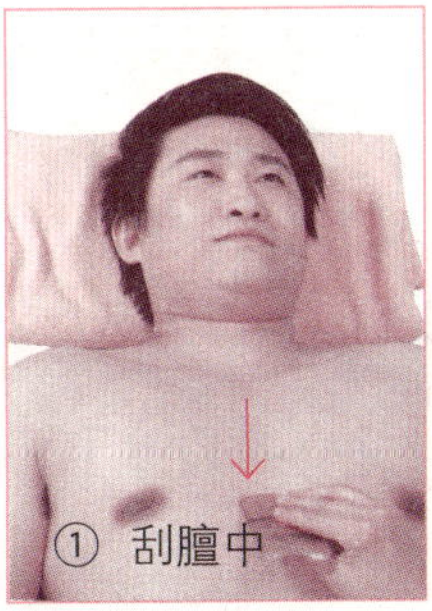
① 刮膻中

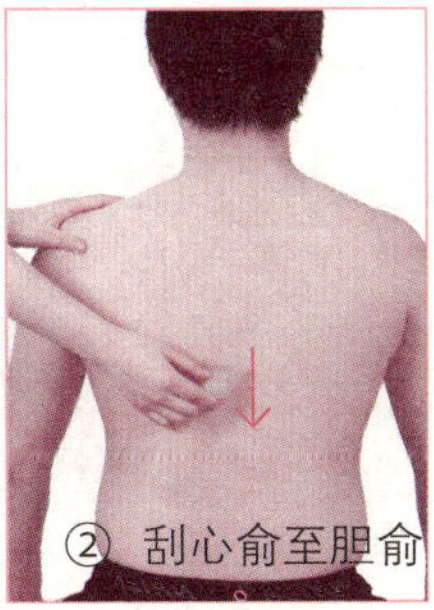
② 刮心俞至胆俞

## 拔罐疗法

**正确取穴**　**主穴：**肾俞、命门、志室、太溪、中极、膀胱俞。

**配穴：**失眠健忘者，加神门、膻中、心俞；兼腰膝酸软者，加腰阳关、腰眼；精神紧张者，加太冲、脾俞、足三里。

**适宜体位**　仰卧位、俯卧位。

**选择器具**　火罐。

**操作方法**　对志室、中极等主穴采用闪火法拔罐（图③、图④），留罐15～20分钟，每日2～3次，10～15日为1个疗程。

**名医解读**　拔肾俞、命门、志室能补肾气，壮肾阳，固摄精液；拔关元能温壮元气，振奋肾气。

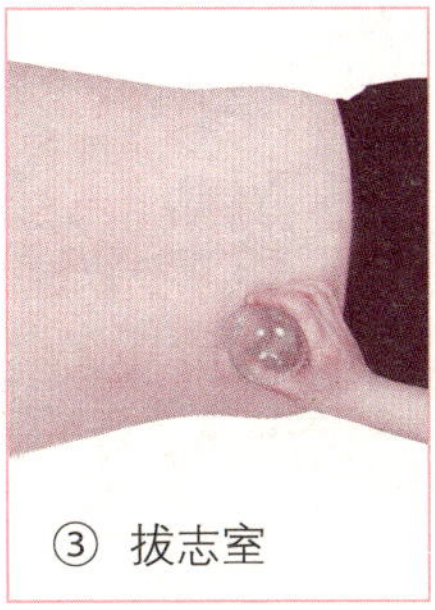
③ 拔志室

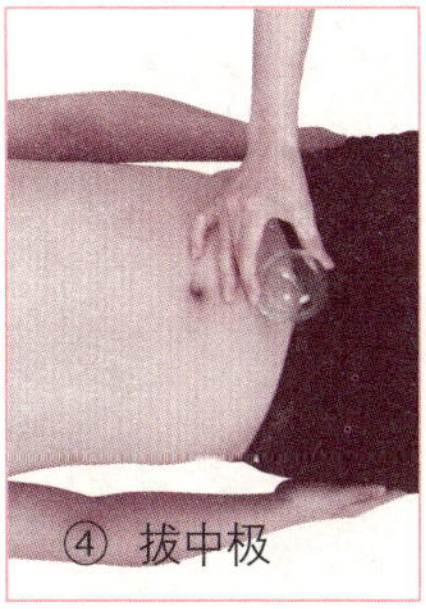
④ 拔中极

# 慢性前列腺炎

慢性前列腺炎常表现为尿频、尿急、尿道灼痛等膀胱刺激症状，或大小便后尿道口有白色分泌物，可伴有射精痛、早泄、阳痿及乏力、头晕、失眠等自主神经功能紊乱的症状。刮痧、拔罐对其有良好的调整作用。

## 刮痧疗法

**正确取穴** **主穴：**肾俞、膀胱俞、中极、关元、三阴交。

**配穴：**小便不利者，加阴陵泉；尿道疼痛者，加地机。

**适宜体位** 仰卧位、俯卧位、坐位。

**选择器具** 刮痧板。

**操作方法** 对三阴交等主穴进行刮痧（图①），直到皮肤发红为止，并可根据自身的不适症状选择地机等配穴进行刮痧（图②）。

**名医解读** 中极为膀胱的募穴，配合膀胱俞施术有调理膀胱气机、增强膀胱气化能力的作用。刮肾俞、关元也符合前后配穴的原则，有补益肾精、增强膀胱气化作用的能力。

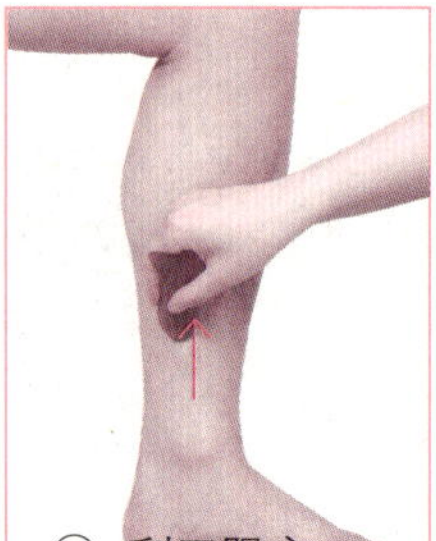
① 刮三阴交

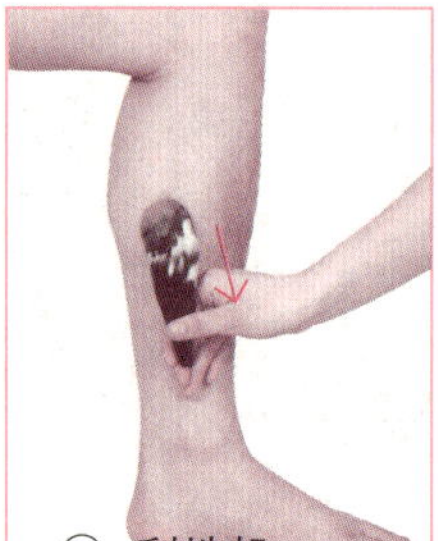
② 刮地机

## 拔罐疗法

**正确取穴** **主穴：**肾俞、关元、三阴交、膀胱俞。

**配穴：**兼脾胃不适者，加足三里、合谷、中极。

**适宜体位** 仰卧位、坐位、俯卧位。

**选择器具** 火罐。

**操作方法** 对以上主穴如肾俞、关元等，采用闪火法拔罐（图③），留罐15分钟，以局部皮肤发红为度。如果脾胃不适，可搭配合谷等穴进行拔罐（图④）。

**名医解读** 中极和膀胱俞配合施术，能增强膀胱的气化能力。脾胃虚弱者加足三里，有补虚扶正的作用。

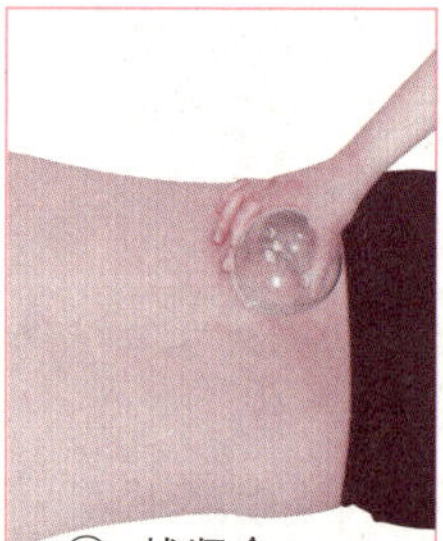
③ 拔肾俞

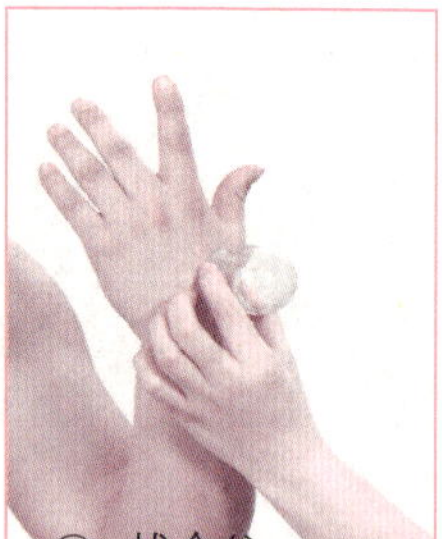
④ 拔合谷

# 妇科

## 月经不调

月经不调是妇科常见病，主要表现为月经周期或出血量的异常，常伴有月经前或经期时的腹痛及全身不适症状。病因可能是器质性病变或功能性失常。刮痧、拔罐主要适用于功能性失常引起的月经不调。

### 刮痧疗法

**正确取穴**　**主穴：**地机、血海、三阴交、行间、肝俞。

**配穴：**肝气郁滞，与情志相关者，加太冲、期门；兼痛经者，加膈俞。

**适宜体位**　俯卧位、坐位。

**选择器具**　刮痧板、三棱针。

**操作方法**　对以上穴位进行刮痧，直至皮肤变红，应根据病症的不同配合相应的穴位施术。其中，需要用刮痧板的厚缘沿着由近至远的方向刮地机、血海（图①）。既可用刮痧板的厚缘刮行间，也可用刮痧板的角端点按行间，一般在刮行间后用三棱针点刺放血（图②）。

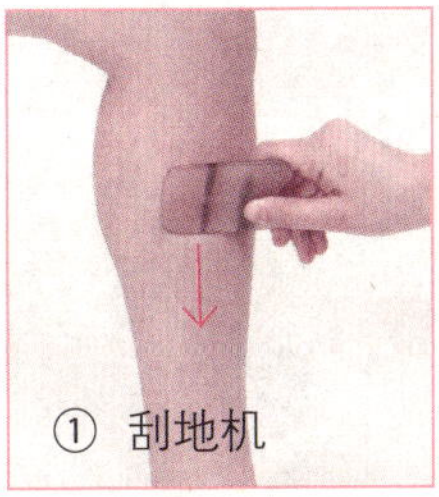

① 刮地机

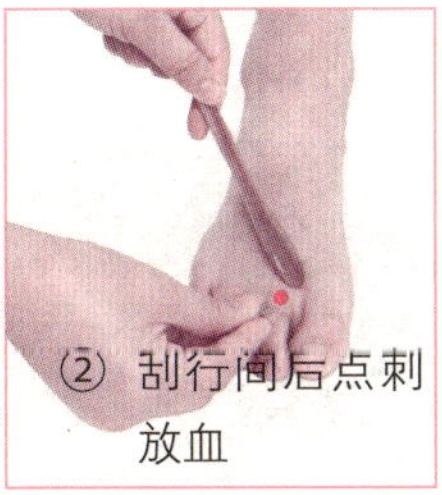

② 刮行间后点刺放血

### 拔罐疗法

**正确取穴**　**主穴：**承浆、大椎。

**配穴：**肾虚腰腹疼痛者，加腰眼、肾俞、命门、大杼；月经忽前忽后者，加关元、肾俞、三阴交。

**适宜体位**　坐位。

**选择器具**　火罐、抽气罐。

**操作方法**　点刺大椎出血后用小号罐拔罐（图③），拔罐时间在3分钟以内。随症加用配穴，如用闪火法拔三阴交（图④），留罐10分钟。

**名医解读**　任脉的阴血滋养子宫，与冲脉互为滋养，才能保证女性正常的月经来潮。大椎为督脉上的穴位，与任脉上的承浆阴阳相和，配合施术有助于调理气血。

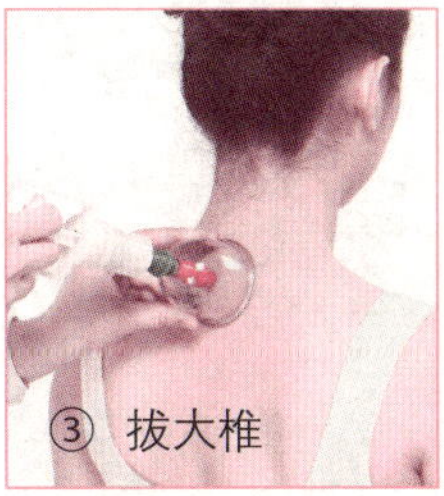

③ 拔大椎

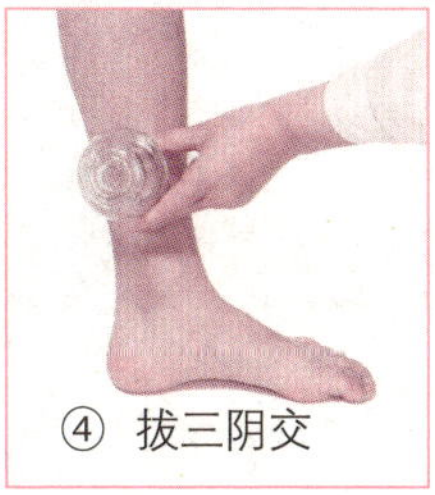

④ 拔三阴交

# 痛经

痛经是指女性在经期或经期前后，出现小腹或腰部的疼痛，甚至痛及腰骶。痛经可由器质性病变及功能性失常引起，每随月经周期而发，严重者可致恶心、呕吐、冷汗淋漓、手足厥冷，甚至昏厥。刮痧、拔罐对调理功能性失常的痛经有很好的效果。

## 刮痧疗法

**正确取穴** **主穴：**气海、天枢、足三里。

**配穴：**血块较多、颜色紫暗者，加血海、地机；与情志不节相关者，加太冲、期门；伴有寒湿凝滞者，加带脉、关元。

**适宜体位** 仰卧位、坐位。

**选择器具** 刮痧板。

**操作方法** 刮天枢、气海时用力宜轻，逆着足阳明胃经、任脉的循行路线操作（图①），采用平补平泻的方法。刮足三里时应由上至下（图②），采用补法。

**名医解读** 刮气海有回生气、温下元、振肾阳的作用。刮天枢能清导一切滞浊，与气海配合施术，有利于调理气机。

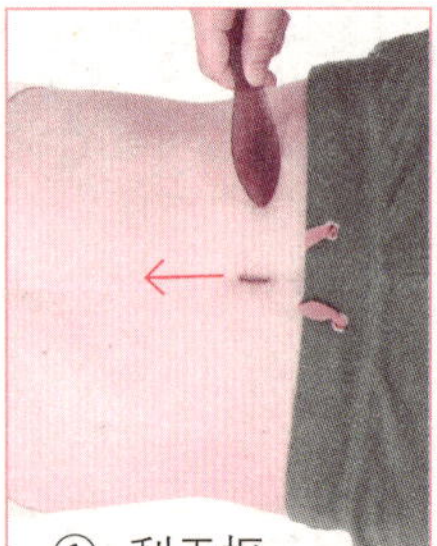

① 刮天枢

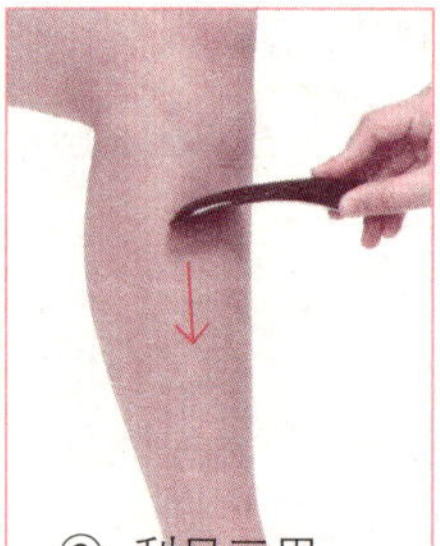

② 刮足三里

## 拔罐疗法

**正确取穴** **主穴：**血海、肾俞、气海。

**配穴：**气滞血瘀者，加中极、三阴交；寒湿凝滞者，加命门、带脉、关元；气血两虚者，加足三里、关元；肝肾亏损者，加关元、太冲。

**适宜体位** 坐位。

**选择器具** 火罐、三棱针。

**操作方法** 先对主穴进行拔罐，如采用闪火法拔气海后留罐10～15分钟（图③），也可配合刺络拔罐法拔血海后放血，以血由紫黑色变红为度。拔带脉、太冲时可以采用闪罐法（图④）。

**名医解读** 痛经的病因多见于虚寒，本病为气滞血瘀型，需要温经散寒，化瘀止痛。

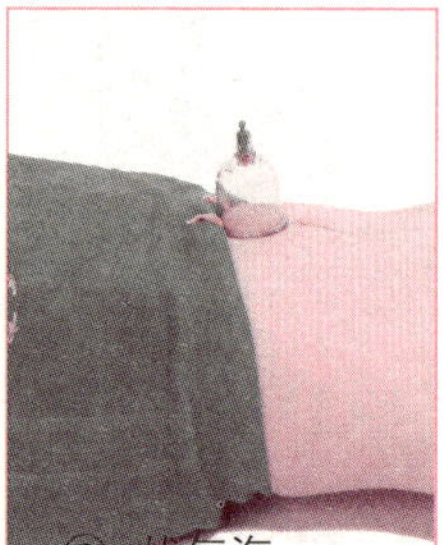

③ 拔气海

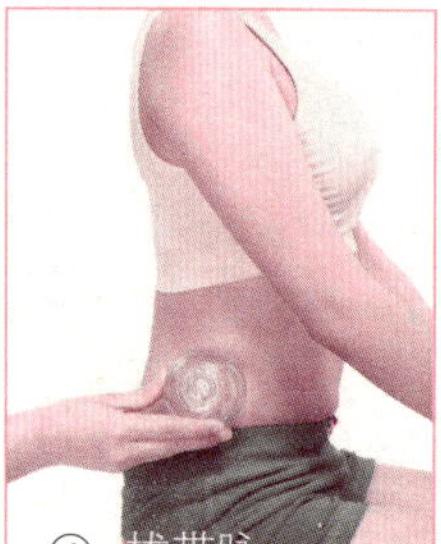

④ 拔带脉

# 崩漏

崩漏是指女性非周期性子宫出血，来势凶猛、子宫大量出血者称崩；来势缓慢、经量较少且淋漓不断者称漏。崩和漏可以互相转化。崩漏主要与肝、脾、肾三脏有关，刮痧、拔罐可以调理脏腑气机，改善病情。

## 刮痧疗法

**正确取穴**　**主穴：**公孙、列缺、中极、太冲。

**配穴：**血色鲜红者，加曲池、阳池、大椎；血色紫暗者，加血海、地机；伴有疼痛者，加次髎。

**适宜体位**　仰卧位、坐位。

**选择器具**　刮痧板、瓷勺。

**操作方法**　对以上穴位进行刮痧，直到皮肤变红。比如刮公孙时应顺着经脉的方向进行，以皮肤颜色变成紫红色或出现痧点为度（图①）；刮太冲时应顺着脾经的方向进行，以补法为主（图②）。

**名医解读**　此法可以疏肝解郁，调理气血。

## 拔罐疗法

**正确取穴**　**主穴：**气海、脾俞、命门、血海、足三里。

**配穴：**脾气不足，统血无力所致者，加三阴交、公孙；肾精方虚者，加肾俞、太溪、大杼。

**适宜体位**　仰卧位、坐位。

**选择器具**　火罐、抽气罐。

**操作方法**　使用闪火法拔气海、脾俞等主穴（图③、图④），留罐10～15分钟，直至皮肤变成紫红色或罐内出现水汽。

**名医解读**　要选用具有补肾、调和气血作用的穴位进行治疗。所用的气海、命门是补虚扶弱的要穴，命门属督脉，气海属任脉，配合施术能调和阴阳。

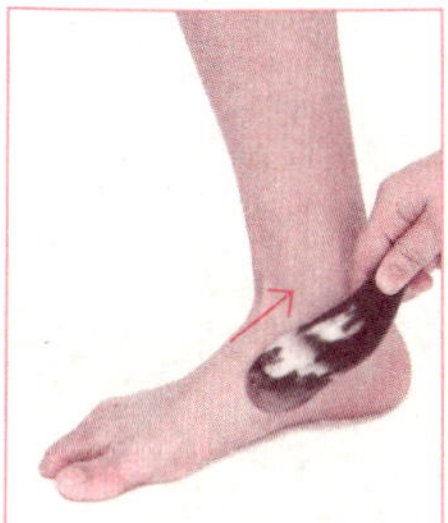
① 刮公孙

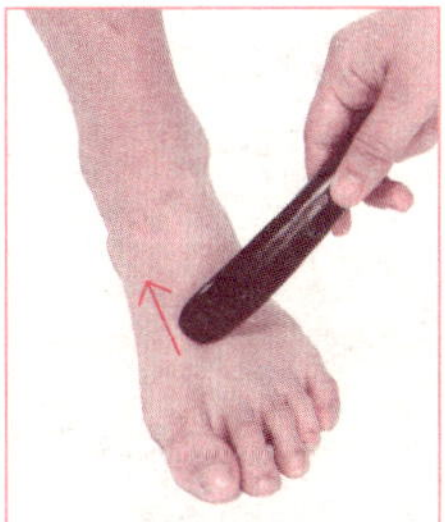
② 刮太冲

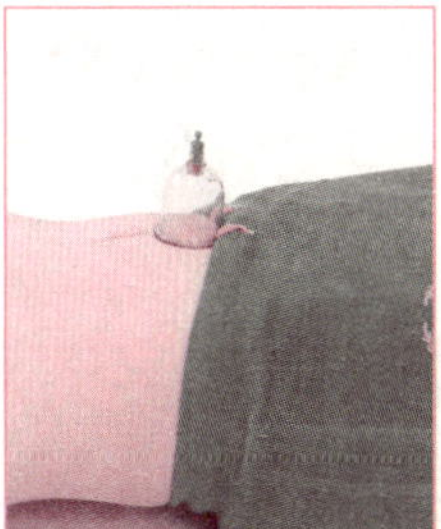
③ 拔气海

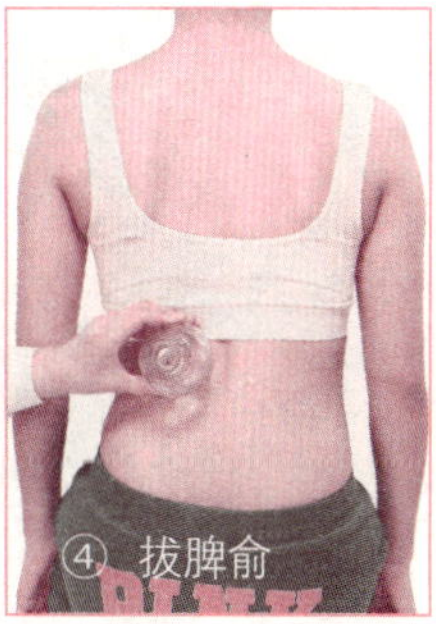
④ 拔脾俞

# 闭经

闭经多由先天不足、体弱多病，或后天肾气不足、精亏血少，或情志失调、精神过度紧张等引起。常见证型有肾虚精亏型、气血虚弱型、气滞血瘀型、痰湿凝滞型等。刮痧、拔罐可调理肾脏功能，增强人体抵抗力，有效缓解病情。

## 刮痧疗法

**正确取穴** **主穴**：气海至关元、三阴交。

**配穴**：脾肾不足者，加脾俞、肾俞、足三里；血瘀引起者，加地机；兼情绪异常者，加太冲、期门。

**适宜体位** 仰卧位、坐位。

**选择器具** 刮痧板、瓷勺。

**操作方法** 首先沿着任脉的方向，由气海刮至关元（图①），以皮肤变红或者出现痧点为度；然后沿着足太阴脾经的循行路线刮三阴交（图②）。

**名医解读** 刺激气海能调理冲脉和任脉，使气血流动更加顺畅，犹如堵塞的管道被疏通；刺激关元可补充能量，驱散寒气，促进血液流动；配合三阴交施术，可调节肝、脾、肾功能，促进血液流动，改善月经不规律。

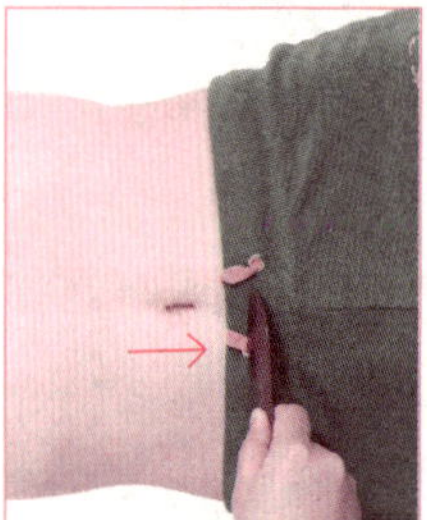
① 刮气海至关元

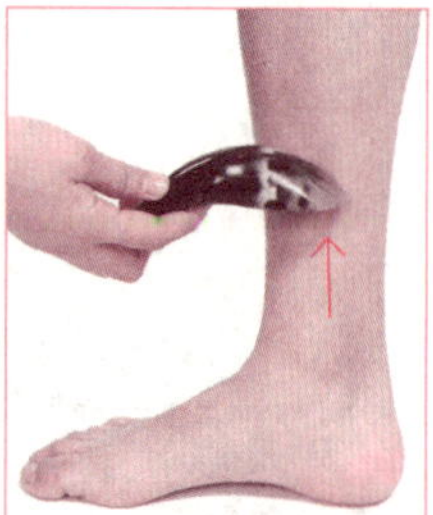
② 刮三阴交

## 拔罐疗法

**正确取穴** **主穴**：十七椎、三阴交、气海。

**配穴**：情志抑郁者，加太冲、足三里、脾俞；属血瘀经闭者，加血海、地机；伴有腹痛者，加次髎。

**适宜体位** 坐位、俯卧位。

**选择器具** 火罐。

**操作方法** 先用闪火法对十七椎、三阴交、气海进行拔罐（图③），再留罐10～15分钟。腹痛者再吸拔次髎10～15分钟即可（图④）。

**名医解读** 十七椎为经外奇穴，对其施术有治血调经的作用。气海为任脉穴，与十七椎配合施术，可以调理一身的阴阳经气。

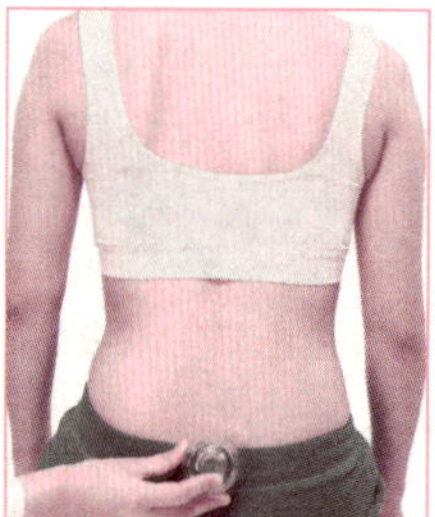
③ 拔十七椎下

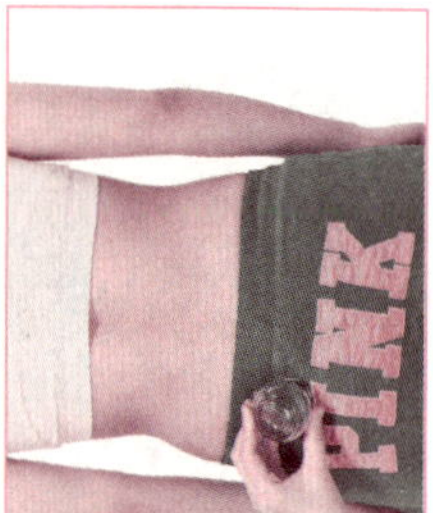
④ 拔次髎

# 带下病

带下病是以带下量多，或其色、质、味发生异常变化为主要表现的妇科病症，常见白带、黄带、赤白带，伴有全身或局部不适症状。其与饮食不节、劳累过度等因素密切相关。刮痧、拔罐能调理阴阳和人体气机，对带下病有很好的疗效。

## 刮痧疗法

**正确取穴**　**主穴：**带脉、三阴交。

**配穴：**脾虚湿困者，加气海、脾俞、阴陵泉、足三里；阴虚夹湿者，加肾俞、太溪、次髎、阴陵泉；湿热下注者，加中极、阴陵泉、下髎。

**适宜体位**　仰卧位、俯卧位、站位。

**选择器具**　刮痧板、瓷勺。

**操作方法**　刮带脉的时候沿着由上到下的方向进行（图①），以补法为主。刮三阴交时顺着足太阴脾经的循行路线从远至近进行，也以补法为主（图②）。

**名医解读**　带脉是治疗带下病的要穴，三阴交是肝、脾、肾三脏经脉的交会穴，对它施术有补益肝、肾、脾的作用。

## 拔罐疗法

**正确取穴**　**主穴：**气海、三阴交、肝俞、脾俞、肾俞。

**配穴：**肾阴亏虚者，加太溪、照海；肾阳不足者，加关元、命门；肝阳上亢者，加百会、风池、太冲；痰气郁结者，加中脘、阴陵泉、丰隆。

**适宜体位**　俯卧位、坐位。

**选择器具**　火罐。

**操作方法**　先对主穴进行拔罐，比如用闪火法吸拔三阴交后留罐15分钟（图③）。随证选用配穴，比如用小号罐吸拔百会（图④）。

**名医解读**　气海为任脉穴，对它施术可补益精气，调理冲任。三阴交与肝俞、脾俞、肾俞配合施术，可调补肝、脾、肾三脏。

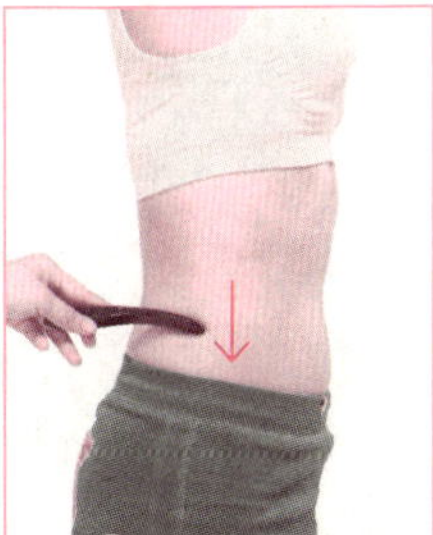
① 刮带脉

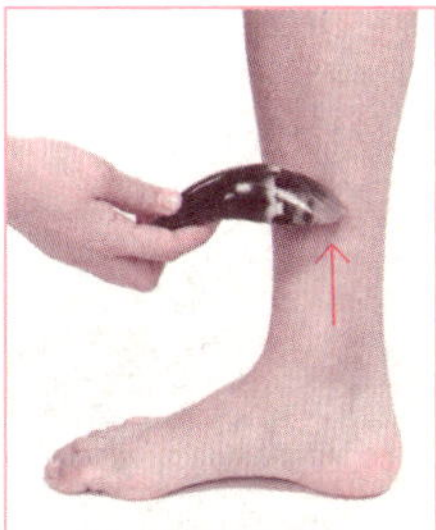
② 刮三阴交

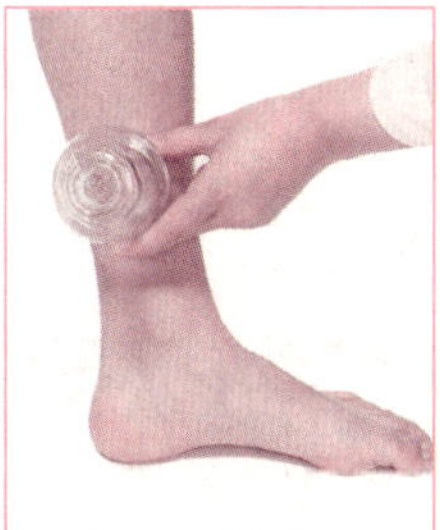
③ 拔三阴交

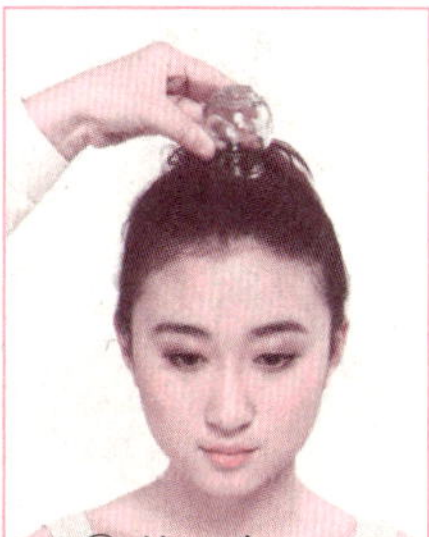
④ 拔百会

# 更年期综合征

更年期综合征（即围绝经期综合征）是指卵巢功能减退，垂体功能亢进，引起自主神经功能紊乱，从而出现一系列症状的疾病。具体表现为月经不调、闭经、心悸、失眠、情绪不稳定等。刮痧、拔罐能调整自主神经紊乱的状态，从而治疗此病。

## 刮痧疗法

**正确取穴**　**主穴：**肾俞、三阴交、神门、足三里、大椎。

**配穴：**烦躁易怒者，加太冲；精神疲乏者，加关元；头晕耳鸣者，加风池、听会；五心烦热者，加太溪；自汗盗汗者，加合谷、复溜、后溪。

**适宜体位**　仰卧位、坐位。

**选择器具**　刮痧板。

**操作方法**　用刮痧板顺着经脉循行路线刮以上主穴，用力宜重，尤其是大椎，以皮肤变成紫红色或者出现痧痕为度（图①）。刮后溪时可以沿着手太阳小肠经的循行路线进行，用力可轻一些，采用平补平泻的方法（图②）。

## 拔罐疗法

**正确取穴**　**主穴：**肾俞、肝俞、心俞、三阴交、足三里。

**配穴：**兼情绪不稳定者，加太冲、期门、太溪；兼心悸失眠者，加神门、内关；兼汗出多者，加复溜、后溪。

**适宜体位**　坐位。

**选择器具**　火罐。

**操作方法**　心俞、肝俞、肾俞都是足太阳膀胱经的穴位，位于背部，对它们施术可采用走罐法，即在施术部位涂抹润滑油，从心俞开始，将火罐推至肾俞（图③），再推回来，如此3~5次，以皮肤变成紫红为度。用常规的拔罐疗法拔三阴交即可（图④）。

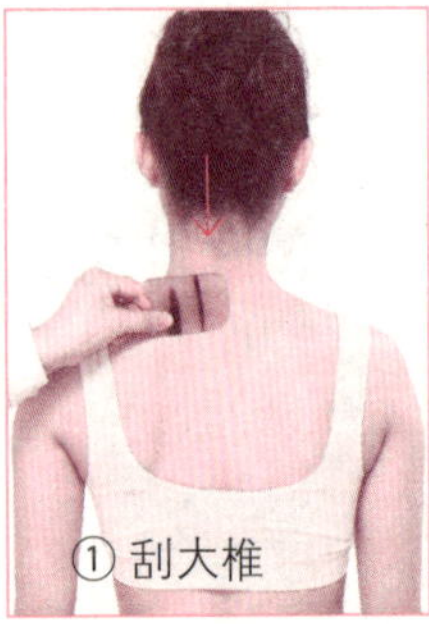
① 刮大椎

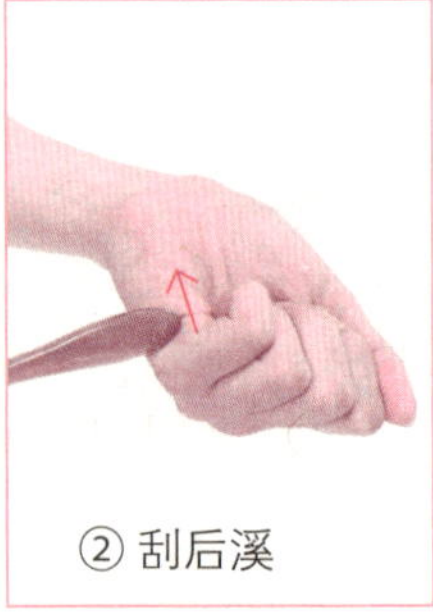
② 刮后溪

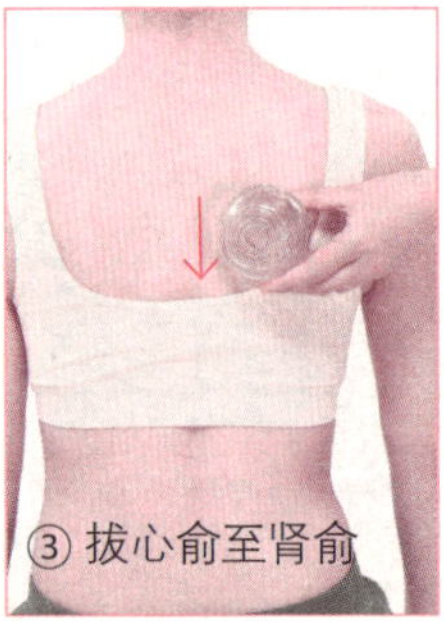
③ 拔心俞至肾俞

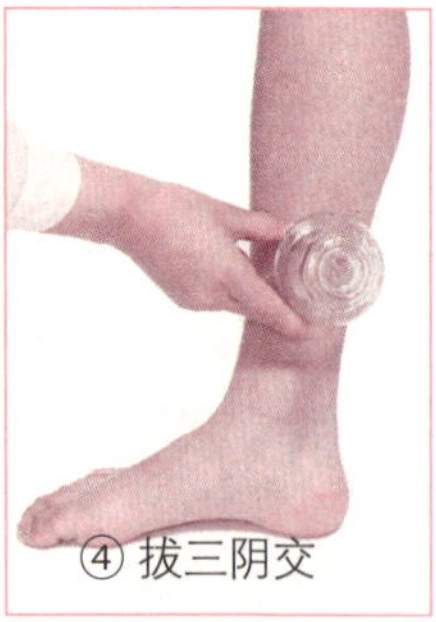
④ 拔三阴交